高等职业教育药品类专业活页式教材

药事管理实务

（第二版）

段立华 主编

李素霞 郭位先 祁秀玲 副主编

王 刚 主审

化学工业出版社

·北京·

内容简介

本教材共分七个项目，分别是药品与药品安全、药品监督管理体制与法律体系、药品研制与药品生产、药品经营与分类管理、药品使用管理、特殊管理的药品管理和中药管理。每个项目由若干任务组成，任务包括"基本知识""能力训练"和"课后练习"三个模块，旨在要求学生熟悉有关法律法规的条款、规定，更重要的是在今后工作中学会应用这些法律法规，指导工作，合规从业。

本教材不仅可以作为高职高专药学、中药学、药品生产、药品经营与管理等专业的教学用书，也可以作为执业药师考试、药学专业技术人员培训用书。

图书在版编目（CIP）数据

药事管理实务／段立华主编. — 2版. — 北京：化学工业出版社，2023.7
ISBN 978-7-122-43204-9

Ⅰ．①药…　Ⅱ．①段…　Ⅲ．①药政管理-高等职业教育-教材　Ⅳ．①R95

中国国家版本馆 CIP 数据核字（2023）第 054642 号

责任编辑：蔡洪伟　　　文字编辑：张瑞霞
责任校对：边　涛　　　装帧设计：关　飞

出版发行：化学工业出版社
　　　　　（北京市东城区青年湖南街 13 号　邮政编码 100011）
印　　装：中煤（北京）印务有限公司
787mm×1092mm　1/16　印张 19¾　字数 573 千字
2023 年 10 月北京第 2 版第 1 次印刷

购书咨询：010-64518888　　售后服务：010-64518899
网　　址：http://www.cip.com.cn
凡购买本书，如有缺损质量问题，本社销售中心负责调换。

定　　价：68.00 元　　　　　　　　　版权所有　违者必究

前言

"药事管理实务"是政策性、时效性极强的一门课程。尤其是2019年《中华人民共和国药品管理法》进行了较大程度的修改后，药事管理法规、规章随之进行了一系列变动。一些新的规定也随之出台，"药事管理实务"课程教学内容急需及时更新，以便更好地适应行业发展需要。

"药事管理实务"是高职高专药品类专业的主干课程之一，同时也是执业药师考试必考课程之一。专业人干专业事，执业药师岗位对药事法规的要求极高，直接关系到药品研发、生产、经营、使用的质量。本教材结合药品研发、生产、经营、使用的不同岗位执业药师所需要的法律法规，将教材编写为活页式、工作手册式，更能满足不同岗位执业药师所需。

此次修订《药事管理实务》设置了"基本知识"模块，主要针对药品、《中华人民共和国药品管理法》有关内容、医疗保险药品有关政策、药品注册管理办法、药品上市许可持有人制度、药物警戒制度、药品监督管理部门及有关职责、疫苗管理、中医药法、药品生产、经营质量管理等内容进行更新。更重要的是，编写过程中注重思政元素提炼，有机融入党的二十大精神，注重学生能力训练和道德培养。增加"能力训练"模块，结合"背景资料"，按照"操作步骤或操作要求"进行实训，最后结合"评价标准"对学生能力进行综合评价。

本教材由河北化工医药职业技术学院段立华主编，河北化工医药职业技术学院李素霞、郭位先，沧州医学高等专科学院祁秀玲老师为副主编，廊坊卫生职业技术学院王金凤参编，以岭药业王刚总工程师主审。具体分工为：段立华老师编写项目一中的任务一、二、四，项目二；李素霞老师编写项目一的任务三、五，项目三；王金凤老师编写项目四中的任务一和项目五；祁秀玲老师编写项目四中的任务二、三、四；郭位先老师编写项目六和项目七。参与编写的教师都具有较为丰富的授课经验，编写过程中融入了编者多年的教学经验和教学成果。

本书可作为医药类专业高职高专教育、专科、函授及自学考试等相同层次不同办学形式的教学使用，也可作为执业药师考试、药学技术人员培训用书。使用过程中，可根据专业不同、培训要求不同、培训工种不同，选取适当内容，构建具有职业特色的课程体系。

由于编者水平有限，对药事法规的政策理解难免有不透彻之处，对许多问题的解释还存在许多不同的见解。本书难免有不当之处，敬请专家、学者不吝赐教。

编者
2023年6月

第一版前言

药事管理实务是20世纪80年代初在我国兴起的一门介于药学与管理学之间的边缘学科，至今已有20多年历史。它是一门新近发展起来的边缘学科，是与药学、法学、管理学、经济学、社会学等都有交叉的学科。涉及药品的研发、生产、经营、使用以及行政监督等环节。已经作为高职高专药品类专业的主干课程之一，同时也是执业药师考试必考课程之一。

本教材在编写过程中，一方面针对职业院校学生情况，以够用、适用为度；另一方面又考虑学生考取执业药师的要求，精心选取"导入案例"引入教学内容，设计"技能实训"增强学生应用知识的能力，通过"考考你"加深学生对知识的理解，增加"知识拓展"扩展学生思维。

本教材由河北化工医药职业技术学院段立华主编，长春职业技术学院李群副主编，河北化工医药职业技术学院王芳、江苏食品药品职业学院张二飞参编。具体分工为：段立华编写第一、二、三章；王芳第四章；李群第五章；张二飞第六章。参与编写的教师都具有较为丰富的授课经验，编写过程中融入了编者多年的教学经验和教学成果。

本书适合医药高职高专教育和专科、函授及自学考试等相同层次不同办学形式的教学使用，尤其可作为执业药师考试、药学技术人员培训用书。各学院可根据专业不同、培训要求不同、培训工种不同，选取适当内容，构建具有职业特色的课程体系。

由于药事管理实务在我国的历史不长，有许多理论和实践问题还有待研究和探讨。药事法规的政策性、时效性极强，对许多问题的处理还存在许多不同的见解。加上编者水平有限，本书难免有不当之处，敬请专家、学者不吝赐教。

编者
2016年9月

目录

项目一　药品与药品安全 / 1

【学习目标】/ 1
【知识导图】/ 1

任务一
认知药品及相关产品 / 2

【基本知识】/ 2
一、药品、医疗器械、保健食品 / 2
二、药品的分类 / 5
三、国家基本药物与国家基本药物制度 / 6
四、医疗保险药品与基本医疗保障制度 / 7
【能力训练】/ 9
能力训练一　药品特殊性实训 / 9
能力训练二　药品批准文号实训 / 10
能力训练三　医疗器械实训 / 11
能力训练四　保健食品实训 / 12
能力训练五　国家基本医疗保险政策实训 / 13
【课后练习】/ 14

任务二
保证药品质量与药品质量监督
检验 / 17

【基本知识】/ 17
一、药品质量 / 17
二、药品标准 / 17
三、药品质量监督检验 / 18
【能力训练】/ 21
能力训练　合格药品的证明文件 / 21
【课后练习】/ 24

任务三
解读药品包装、标签和说明书 / 25

【基本知识】/ 25
一、药品包装 / 25

二、药品标签 / 27
三、药品说明书 / 28
【能力训练】/ 31
能力训练一　药品包装材料的认知 / 31
能力训练二　药品内标签和外标签识别1 / 32
能力训练三　药品内标签和外标签识别2 / 33
【课后练习】/ 34

任务四
保障药品安全 / 37

【基本知识】/ 37
一、药品安全与药品风险 / 37
二、假劣药与生产销售假劣药的法律责任 / 38
三、药物警戒与药品不良反应 / 40
四、药品召回 / 43
五、实施药品信息化追溯 / 45
【能力训练】/ 47
能力训练一　假劣药判断及相关处理决定
　　　　　　实训 / 47
能力训练二　药品不良反应实训 / 48
能力训练三　药品召回实训 / 49
能力训练四　药品追溯实训 / 50
【课后练习】/ 51

任务五
管理执业药师 / 53

【基本知识】/ 53
一、执业药师职业资格制度 / 53
二、执业药师职业资格考试与注册管理 / 54
三、执业药师执业活动的监督管理 / 58
【能力训练】/ 60
能力训练一　执业药师网上报名 / 60
能力训练二　执业药师网上注册 / 61
【课后练习】/ 62

项目二　药品监督管理体制与法律体系 / 65

【学习目标】/ 65
【知识导图】/ 65

任务一
认识药事组织与药品监督管理机构 / 66

【基本知识】/ 66
一、药事、药事管理、药事组织 / 66
二、我国药品监督管理的历史沿革 / 67
三、药品监督管理部门 / 68
四、药品监督管理相关部门 / 68
【能力训练】/ 72
能力训练　熟悉药品监督管理机构的职责 / 72
【课后练习】/ 73

任务二
认识药品监督管理技术支撑机构 / 75

【基本知识】/ 75
一、中国食品药品检定研究院（国家药品监督管理局医疗器械标准管理中心，中国药品检验总所）/ 75
二、国家药典委员会 / 75

三、国家药品监督管理局药品审评中心 / 75
四、国家药品监督管理局食品药品审核查验中心 / 76
五、国家药品监督管理局药品评价中心（国家药品不良反应监测中心）/ 76
六、国家药品监督管理局行政事项受理服务和投诉举报中心 / 76
七、国家药品监督管理局执业药师资格认证中心 / 77
八、国家药品监督管理局高级研修学院（国家药品监督管理局安全应急演练中心）/ 77
【能力训练】/ 78
能力训练　认识药品监督管理技术支撑机构职责 / 78
【课后练习】/ 79

任务三
药品管理立法 / 81

【基本知识】/ 81
一、法的基本知识 / 81
二、我国药品管理法律体系 / 83
【能力训练】/ 86
能力训练　判断法律效力 / 86
【课后练习】/ 87

项目三　药品研制与药品生产 / 89

【学习目标】/ 89
【知识导图】/ 89

任务一
研制与注册药品 / 90

【基本知识】/ 90
一、药品研制 / 90
二、药品注册 / 93
三、药品研制与注册法律责任 / 100
【能力训练】/ 101

能力训练一　注册申请连连（练练）看 / 101
能力训练二　药品注册批件识别 / 102
【课后练习】/ 103

任务二
上市许可持有药品 / 105

【基本知识】/ 105
一、药品上市许可持有人 / 105
二、药品上市许可持有人制度 / 105
三、持有人变更 / 106
【课后练习】/ 108

任务三
生产药品 / 109

【基本知识】 / 109
　一、药品生产与药品生产许可 / 109
　二、药品生产质量管理 / 111
　三、《药品生产质量管理规范》的主要内容 / 113

四、药品生产监督检查 / 123
五、药品生产法律责任（药品管理法有关违反药品生产的法律责任） / 124

【能力训练】 / 125
　能力训练一　完成药品委托生产 / 125
　能力训练二　如何做好药品生产人员卫生 / 126
【课后练习】 / 127

项目四　药品经营与分类管理 / 129

【学习目标】 / 129
【知识导图】 / 129

任务一
经营药品 / 130

【基本知识】 / 130
　一、药品经营与药品经营许可 / 130
　二、药品经营质量管理规范 / 133
　三、药品经营行为管理 / 146
　四、网络药品经营管理 / 153
　五、药品经营法律责任 / 157

【能力训练】 / 160
　能力训练一　药品批发企业《药品经营许可证》核发 / 160
　能力训练二　首营企业审核 / 161
　能力训练三　首营品种审核 / 162
　能力训练四　药品的收货与储存 / 163
　能力训练五　药品经营行为判断分析 / 166
　能力训练六　网络药品经营管理 / 167
　能力训练七　药品经营法律责任 / 168
【课后练习】 / 169

任务二
药品分类管理 / 171

【基本知识】 / 171

一、处方药与非处方药分类管理 / 171
二、非处方药遴选与转换 / 172
三、处方药与非处方药经营管理 / 173

【能力训练】 / 175
　能力训练　识别处方药与非处方药 / 175
【课后练习】 / 176

任务三
制定药品价格 / 177

【基本知识】 / 177
　一、药品价格管理的模式 / 177
　二、药品价格管理规定 / 178
【课后练习】 / 181

任务四
发布药品广告 / 183

【基本知识】 / 183
　一、药品广告 / 183
　二、药品广告的审批 / 183
　三、药品广告的内容 / 184
　四、药品广告的检查 / 185

【能力训练】 / 187
　能力训练　审核广告合法性 / 187
【课后练习】 / 188

项目五　药品使用管理 / 189

【学习目标】 / 189

【知识导图】 / 189

任务一
医疗机构药事管理相关内容 / 190

【基本知识】/ 190

一、医疗机构药事管理 / 190

二、医疗机构药事管理机构和职责 / 191

三、医疗机构药品配备、购进、储存管理 / 193

四、药品购进渠道与质量管理 / 195

五、医疗机构药品库存管理 / 196

六、法律责任 / 196

【能力训练】/ 198

能力训练 医疗机构药事管理 / 198

任务二
处方审核与调配管理 / 199

【基本知识】/ 199

一、处方和处方标准 / 199

二、处方权和处方的开具要求 / 200

三、处方调剂和审核 / 201

【能力训练】/ 205

能力训练 处方审核与调配 / 205

任务三
医疗机构制剂管理 / 207

【基本知识】/ 207

一、医疗机构制剂和制剂室设立 / 207

二、医疗机构制剂注册管理 / 208

【能力训练】/ 210

能力训练 医疗机构制剂管理 / 210

任务四
药物临床应用管理 / 211

【基本知识】/ 211

一、临床应用管理 / 211

二、抗菌药物临床应用管理 / 211

【课后练习】/ 215

项目六　特殊管理的药品管理 / 217

【学习目标】/ 217

【知识导图】/ 217

任务一
管理麻醉药品和精神药品 / 219

【基本知识】/ 219

一、麻醉药品和精神药品的界定及主管
部门 / 219

二、麻醉药品和精神药品的生产 / 222

三、麻醉药品和精神药品的经营 / 222

四、麻醉药品和精神药品的使用 / 224

五、麻醉药品和精神药品的储存与运输 / 227

【能力训练】/ 229

能力训练 识别麻醉药品与精神药品 / 229

【课后练习】/ 230

任务二
管理医疗用毒性药品 / 233

【基本知识】/ 233

一、医疗用毒性药品的界定、品种和分类 / 233

二、医疗用毒性药品生产、经营管理 / 234

三、医疗用毒性药品使用管理 / 235

【能力训练】/ 236

能力训练 识别医疗用毒性药品 / 236

【课后练习】/ 237

任务三
管理药品类易制毒化学品 / 239

【基本知识】/ 239

一、药品类易制毒化学品的界定和管理
部门 / 239

二、药品类易制毒化学品的管理 / 240

【能力训练】/ 242

能力训练 识别药品类易制毒化学品 / 242

【课后练习】/ 243

任务四
管理含特殊药品复方制剂 / 245

【基本知识】/ 245
一、含特殊药品复方制剂的界定 / 245
二、含特殊药品复方制剂的管理 / 246
三、含麻黄碱类复方制剂的管理 / 247

【能力训练】/ 249
能力训练 含特殊药品复方制剂管理 / 249

【课后练习】/ 250

任务五
管理兴奋剂 / 251

【基本知识】/ 251
一、兴奋剂 / 251
二、含兴奋剂药品的管理 / 253

【能力训练】/ 255
能力训练 兴奋剂的管理 / 255

【课后练习】/ 256

任务六
管理疫苗 / 257

【基本知识】/ 258
一、疫苗分类与免疫规划制度 / 258
二、疫苗研制与生产管理 / 259
三、疫苗上市后管理 / 261

【能力训练】/ 263
能力训练 疫苗管理 / 263

【课后练习】/ 264

任务七
管理血液制品 / 265

【基本知识】/ 265
一、血液制品的界定 / 265
二、血液制品管理 / 265

【能力训练】/ 267
能力训练 血液制品管理 / 267

【课后练习】/ 268

项目七 中药管理 / 269

【学习目标】/ 269
【知识导图】/ 269

任务一
认识中药 / 270

【基本知识】/ 270
一、中药 / 270
二、中药的分类 / 270
三、中医药立法 / 271
四、违反中医药法相关规定的法律责任 / 271

【能力训练】/ 272
能力训练 识别中药材、中药饮片和中成药 / 272

【课后练习】/ 275

任务二
管理中药材 / 277

【基本知识】/ 277
一、中药材自种、自采、自用的管理规定 / 277

二、中药材产地初加工管理 / 277
三、中药材专业市场管理 / 278
四、进口药材的规定 / 279
五、野生药材资源保护 / 280

【能力训练】/ 282
能力训练 野生药材资源保护分级管理 / 282

【课后练习】/ 283

任务三
管理中药饮片 / 285

【基本知识】/ 286
一、中药饮片生产、经营管理 / 286
二、毒性中药饮片管理 / 291

【能力训练】/ 292
能力训练 中药饮片经营人员管理 / 292

【课后练习】/ 293

任务四
管理中成药 / 295

【基本知识】 / 295
一、中成药通用名称管理 / 295
二、中药品种保护 / 295
三、中药注射剂管理 / 298

四、医疗机构中药制剂管理 / 300
【能力训练】 / 301
　　能力训练　中药品种保护管理 / 301
【课后练习】 / 302

参考文献 / 303

二维码目录

序号	资源名称	文件类型	页码
1	药盒图片	word	9
2	标注后的药盒图片	word	9
3	参考答案	word	10
4	医疗器械批准文号解读	word	11
5	保健食品和药品包装标签	word	12
6	参考答案	word	101
7	药品注册批件	word	102
8	药品经营许可申请材料	word	160
9	首营企业资料	word	161
10	首营品种资料	word	162
11	收货验收	word	163
12	医疗机构制剂许可证申报资料	word	210
13	参考答案	word	229
14	参考答案	word	236
15	参考答案	word	242
16	参考答案	word	249
17	参考答案	word	255
18	参考答案	word	263
19	参考答案	word	267
20	参考答案	word	282
21	参考答案	word	292
22	参考答案	word	301
23	中华人民共和国药品管理法	word	303
24	药品 GSP 附录	PDF	303

项目一　药品与药品安全

【学习目标】

知识目标：掌握药品的定义、质量特征；掌握药品的批准文号；熟悉药品不良反应；熟悉执业药师考试注册的有关规定；了解药品的特殊性。

技能目标：根据药品的定义、药品包装标签说明书有关规定，分析药品包装标签说明书上的有关项目，判断是药品、医疗器械还是保健食品。根据药品标准、药品包装标签说明书有关规定、《中华人民共和国药品管理法》（以下简称《药品管理法》）有关规定，判断是合格药品还是假劣药，熟悉生产经营假劣药行为处理规定。能配合完成药品不良反应报告、药品召回。

素质目标：培养学生认真、科学的从业精神，对于药品，要培养学生从国家官方网站，如国家药品监督管理局官网获得有关信息的习惯，且查阅的信息应是国家最新规定。要主动承担不同岗位执业药师的相应职责，按照国家有关药品的规定规范从业，生产经营的药品必须是合格品。能合理使用药品，尤其不能介绍药品能包治百病、没有毒副作用等超出适应症或者功能主治规定范围的内容。培养学生药学职业道德。

【知识导图】

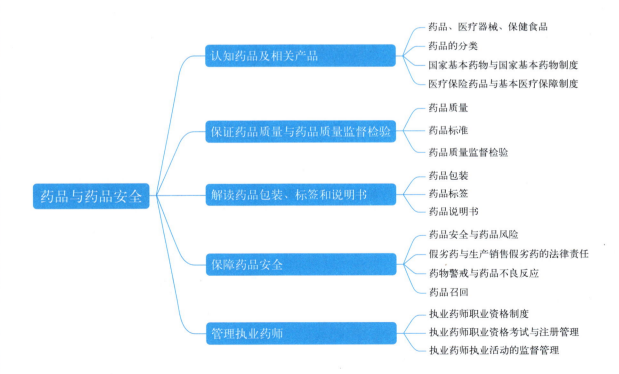

任务一　认知药品及相关产品

【基本知识】

一、药品、医疗器械、保健食品

（一）药品

1. 药品

《中华人民共和国药品管理法》（以下简称《药品管理法》）第二条规定：药品，是指用于预防、治疗、诊断人的疾病，有目的地调节人的生理机能并规定有适应症或者功能主治、用法和用量的物质，包括中药、化学药和生物制品等。

2. 药品是一种特殊的商品

药品的特殊性表现在以下4个方面。

（1）专属性：药品的专属性表现在对症治疗，患什么病用什么药。

（2）两重性：药品的两重性是指药品有防病治病的一面，也有不良反应的另一面。

（3）质量的重要性：由于药品与人们的生命有直接关系，确保药品质量尤为重要。药品没有合格率，上市销售的药品要求必须100％合格，这也是药品作为特殊商品的体现。

（4）时限性：人们只有防病治病时才用药，一旦生病，只能药等病，不能病等药。另外，药品均有有效期。

3. 药品批准文号

《药品管理法》第二十四条规定：在中国境内上市的药品，应当经国务院药品监督管理部门批准，取得药品注册证书；但是，未实施审批管理的中药材和中药饮片除外。

《药品注册管理办法》（2020）第一百二十三条规定如下。

境内生产药品批准文号格式为：国药准字 H（Z、S）＋四位年号＋四位顺序号。

中国香港、澳门和台湾地区生产药品批准文号格式为：国药准字 H（Z、S）C＋四位年号＋四位顺序号。

境外生产药品批准文号格式为：国药准字 H（Z、S）J＋四位年号＋四位顺序号。

其中，H 代表化学药，Z 代表中药，S 代表生物制品。

药品批准文号，不因上市后的注册事项的变更而改变。

药品注册证书有效期为五年，药品注册证书有效期内持有人应当持续保证上市药品的安全性、有效性和质量可控性，并在有效期届满前六个月申请药品再注册。

（二）医疗器械

1. 医疗器械

医疗器械是指直接或者间接用于人体的仪器、设备、器具、体外诊断试剂及校准物、材料以及其他类似相关的物品，包括所需要的计算机软件。其效用主要通过物理等方式获得，不是通过药理学、免疫学或者代谢的方式获得，或者虽然有这些方式参与但是只起辅助作用，其目的如下。

（1）疾病的诊断、预防、监护、治疗或者缓解；

（2）损伤的诊断、监护、治疗、缓解或者功能补偿；

（3）生理结构或者生理过程的检验、替代、调节或者支持；

（4）生命的支持或者维持；

（5）妊娠控制；

（6）通过对来自人体的样本进行检查，为医疗或者诊断目的提供信息。

2. 医疗器械的分类

为了有效地监督管理医疗器械产品，国家对医疗器械实行一、二、三类的分类管理。

第一类：为通过常规管理足以保证其安全性、有效性的医疗器械。如大部分手术器械、听诊器、医用 X 射线胶片、医用 X 射线防护装置、全自动电泳仪、医用离心机、切片机、牙科椅、煮沸消毒器、纱布绷带、弹力绷带、橡皮膏、创可贴、拔罐器、手术衣、手术帽、口罩、集尿袋等。

第二类：为对其安全性、有效性应当加以控制的医疗器械。如体温计、血压计、助听器、制氧机、避孕套、针灸针、心电诊断仪器、无创监护仪器、光学内窥镜、便携式超声诊断仪、全自动生化分析仪、恒温培养箱、牙科综合治疗仪、医用脱脂棉、医用脱脂纱布等。

第三类：用于植入人体或支持维持生命，对人体具有潜在危险，对其安全性、有效性必须严格控制的医疗器械。如植入式心脏起搏器、体外震波碎石机、病人有创监护系统、人工晶体、有创内窥镜、超声手术刀、彩色超声成像设备、激光手术设备、微波治疗仪、医用核磁共振成像设备、X 射线治疗设备、医用高能设备、人工心肺机、内固定器材、人工心脏瓣膜、人工肾、呼吸麻醉设备、一次性使用无菌注射器、一次性使用输液器、输血器、CT 设备等。

3. 医疗器械注册与备案管理

第一类医疗器械实行备案管理。第二类、第三类医疗器械实行注册管理。

境内第一类医疗器械备案，备案人向设区的市级药品监督管理部门提交备案资料。境内第二类医疗器械由省级药品监督管理部门审查，批准后发给医疗器械注册证，境内第三类医疗器械由国家药品监督管理部门审查，批准后发给医疗器械注册证。

进口第一类医疗器械备案，备案人向国家药品监督管理部门提交备案资料。进口第二类、第三类医疗器械由国家药品监督管理部门审查，批准后发给医疗器械注册证。我国香港、澳门、台湾地区医疗器械的注册、备案，参照进口医疗器械办理。

第一类医疗器械备案凭证编号的编排方式为：

×1械备××××2××××3号。

其中：

×1为备案部门所在地的简称；

进口第一类医疗器械为"国"字；

境内第一类医疗器械为备案部门所在地省、自治区、直辖市简称加所在地设区的市级行政区域的简称（无相应设区的市级行政区域时，仅为省、自治区、直辖市的简称）；

××××2为备案年份；

××××3为备案流水号。

医疗器械注册证格式由国家药品监督管理部门统一制定。

注册证编号的编排方式为：

×1械注×2××××3×4××5××××6。其中：

×1为注册审批部门所在地的简称；

境内第三类医疗器械、进口第二类、第三类医疗器械为"国"字；

境内第二类医疗器械为注册审批部门所在地省、自治区、直辖市简称；

×2为注册形式；

"准"字适用于境内医疗器械；

"进"字适用于进口医疗器械；

"许"字适用于我国香港、澳门、台湾地区的医疗器械；

××××3为首次注册年份；

××4为产品管理类别；

××5为产品分类编码；

××××6为首次注册流水号。

延续注册的，××××3和××××6数字不变。产品管理类别调整的，应当重新编号。

4. 医疗器械经营管理

按照医疗器械风险程度，医疗器械经营实施分类管理。

经营第一类医疗器械不需许可和备案，经营第二类医疗器械实行备案管理，经营第三类医疗器械实行许可管理。

从事医疗器械经营，应当具备以下条件：

（1）有与经营范围和经营规模相适应的质量管理机构或者质量管理人员，质量管理人员应当具有国家认可的相关专业学历或者职称；

（2）具有与经营范围和经营规模相适应的经营、贮存场所；

（3）具有与经营范围和经营规模相适应的贮存条件，全部委托其他医疗器械经营企业贮存的可以不设立库房；

（4）具有与经营的医疗器械相适应的质量管理制度；

（5）具备与经营的医疗器械相适应的专业指导、技术培训和售后服务的能力，或者约定由相关机构提供技术支持。从事第三类医疗器械经营的企业还应当具有符合医疗器械经营质量管理要求的计算机信息管理系统，保证经营的产品可追溯。鼓励从事第一类、第二类医疗器械经营的企业建立符合医疗器械经营质量管理要求的计算机信息管理系统。

从事第二类医疗器械经营的，由经营企业所在地设区的市级人民政府药品监督管理部门备案。从事第三类医疗器械经营的，经营企业应当向所在地设区的市级人民政府药品监督管理部门申请经营许可；受理经营许可申请的药品监督管理部门应当自受理之日起30个工作日内进行审核，并按照医疗器械经营质量管理规范的要求开展现场核查。对符合规定条件的，准予许可并发给医疗器械经营许可证；对不符合规定条件的，不予许可并书面说明理由。

（三）保健食品

1. 保健食品

根据《中华人民共和国食品安全法》（以下简称《食品安全法》）规定，保健食品属于特殊食品。保健食品是指声称具有特定保健功能或者以补充维生素、矿物质为目的的食品。即适用于特定人群食用，具有调节机体功能，不以治疗疾病为目的，并且对人体不产生任何急性、亚急性或者慢性危害的食品。

按照《食品安全法》第七十八条规定：保健食品的标签、说明书不得涉及疾病预防、治疗功能，内容应当真实，与注册或者备案的内容相一致，载明适宜人群、不适宜人群、功效成分或者标志性成分及其含量等，并声明"本品不能代替药物"。保健食品的功能和成分应当与标签、说明书相一致。

保健食品不等同于保健品，保健品包括的范围更大。

2. 保健食品备案与注册管理

生产和进口下列保健食品应当依法备案：

（1）使用的原料已经列入保健食品原料目录的保健食品。保健食品原料目录和允许保健食品声称的保健功能目录，由国务院食品安全监督管理部门会同国务院卫生行政部门、国家中医药管理部门制定、调整并公布。列入保健食品原料目录的原料只能用于保健食品生产，不得用于其他食品生产。

对按照传统既是食品又是中药材的物质目录，国务院卫生行政部门会同国务院食品安全监督管理部门应当及时更新。

(2) 首次进口的属于补充维生素、矿物质等营养物质的保健食品。

国产保健食品备案号格式为：食健备 G＋4 位年代号＋2 位省级行政区域代码＋6 位顺序编号；进口保健食品备案号格式为：食健备 J＋4 位年代号＋00＋6 位顺序编号。

生产和进口下列产品应当申请保健食品注册：

(1) 使用保健食品原料目录以外原料（以下简称目录外原料）的保健食品；

(2) 首次进口的保健食品（属于补充维生素、矿物质等营养物质的保健食品除外）。

国产保健食品注册号格式为：国食健注 G＋4 位年代号＋4 位顺序号；进口保健食品注册号格式为：国食健注 J＋4 位年代号＋4 位顺序号。

保健食品注册证书有效期为 5 年。

保健食品的标签、说明书主要内容不得涉及疾病预防、治疗功能，并声明"本品不能代替药物"。

3. 保健食品标识

保健食品标识如图 1-1 所示。

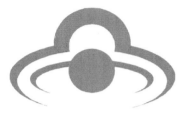

图 1-1 保健食品标识

二、药品的分类

（一）处方药与非处方药

药品分类管理是国际通行的管理办法。它是根据药品的安全性、有效性原则，依其品种、规格、适应症、剂量及给药途径等的不同，将药品分为处方药和非处方药，并作出相应的管理规定。

处方药就是必须凭执业医师或执业助理医师处方才可调配、购买和使用的药品。

非处方药是指为方便公众用药，在保证用药安全的前提下，经国家卫生行政部门规定或审定后，不需要医师或其他医疗专业人员开写处方即可购买的药品。一般公众凭自我判断，按照药品标签及使用说明就可自行使用。

（二）创新药、改良型新药和仿制药

根据《国务院关于改革药品医疗器械审评审批制度的意见》（国发〔2015〕44 号），将药品分为新药和仿制药。新药，未在中国境内外上市销售的药品。根据物质基础的原创性和新颖性，将新药分为创新药和改良型新药。

创新药，有时也称原研药。一般来说，原研药有专利，专利具有有效期，在专利有效期内，其他企业未经许可不得生产。

改良型新药，在已知活性成分的基础上，对其结构、剂型、给药途径、适应症、用法、用量、规格等进行优化，且具有明显临床优势的药品。

仿制药，仿与原研药品质量和疗效一致的药品。2015 年 8 月，国务院启动推进仿制药质量和疗效一致性评价。通过一致性评价的仿制药，其质量跟原研药一样。临床上优先使用这些"可替代"的仿制药，能够大大降低百姓的用药负担，减少医保支出，提高医保基金的使用效率。

（三）特殊管理药品与普通药品

狭义的特殊药品，是指麻精毒放，即麻醉药品、精神药品、毒性药品、放射性药品。

广义的特殊药品，即特殊管理的药品。则除上面的 4 类药品外，还包括疫苗、血液制品、药品类易制毒化学品等。

除此以外的药品属于普通药品，不需要进行特殊管理。

三、国家基本药物与国家基本药物制度

《中华人民共和国基本医疗卫生与健康促进法》规定：基本药物，是指满足疾病防治基本用药需求，适应现阶段基本国情和保障能力，剂型适宜，价格合理，能够保障供应，可公平获得的药品。

（一）国家基本药物管理机构与职能

国家基本药物工作委员会负责协调解决制定和实施国家基本药物制度过程中各个环节的相关政策问题，确定国家基本药物制度框架，确定国家基本药物目录遴选和调整的原则、范围、程序和工作方案，审核国家基本药物目录，各有关部门在职责范围内做好国家基本药物遴选调整工作。委员会由国家卫生健康委员会、国家发展改革委、工业和信息化部、财政部、人力资源和社会保障部、商务部、国家药品监督管理局、国家中医药管理局组成。办公室设在国家卫生健康委员会，承担国家基本药物工作委员会的日常工作。

（二）国家基本药物遴选原则

国家基本药物遴选应当按照防治必需、安全有效、价格合理、使用方便、中西药并重、基本保障、临床首选和基层能够配备的原则，结合我国用药特点，参照国际经验，合理确定品种（剂型）和数量。

（三）国家基本药物目录

国家基本药物目录中的化学药品、生物制品、中成药，应当是《中华人民共和国药典》收载的，国家药品监管部门、原卫生部公布药品标准的品种。除急救、抢救用药外，独家生产品种纳入国家基本药物目录应当经过单独论证。

下列药品不纳入国家基本药物目录遴选范围：

（1）含有国家濒危野生动植物药材的；

（2）主要用于滋补保健作用，易滥用的；

（3）非临床治疗首选的；

（4）因严重不良反应，国家药品监管部门明确规定暂停生产、销售或使用的；

（5）违背国家法律、法规，或不符合伦理要求的；

（6）国家基本药物工作委员会规定的其他情况。

（7）国家基本药物目录的调整。

国家基本药物目录在保持数量相对稳定的基础上，实行动态管理，原则上3年调整一次。必要时，经国家基本药物工作委员会审核同意，可适时组织调整。调整的品种和数量应当根据以下因素确定：

（1）我国基本医疗卫生需求和基本医疗保障水平变化；

（2）我国疾病谱变化；

（3）药品不良反应监测评价；

（4）国家基本药物应用情况监测和评估；

（5）已上市药品循证医学、药物经济学评价；

（6）国家基本药物工作委员会规定的其他情况。

属于下列情形之一的品种，应当从国家基本药物目录中调出：

（1）药品标准被取消的；

（2）国家药品监管部门撤销其药品批准证明文件的；

（3）发生严重不良反应，经评估不宜再作为国家基本药物使用的；

（4）根据药物经济学评价，可被风险效益比或成本效益比更优的品种所替代的；

(5) 国家基本药物工作委员会认为应当调出的其他情形。

（四）国家基本药物有关规定

坚持基本药物主导地位，强化医疗机构基本药物使用管理，以省为单位明确公立医疗机构基本药物使用比例（逐步实现政府办基层医疗卫生机构、二级公立医院、三级公立医院基本药物配备品种数量占比原则上分别不低于90%、80%、60%），不断提高医疗机构基本药物使用量。公立医疗机构根据功能定位和诊疗范围，合理配备基本药物，保障临床基本用药需求。药品集中采购平台和医疗机构信息系统应对基本药物进行标注，提示医疗机构优先采购、医生优先使用。将基本药物使用情况作为处方点评的重点内容，对无正当理由不首选基本药物的予以通报。对医师、药师和管理人员加大基本药物制度和基本药物临床应用指南、处方集培训力度，提高基本药物合理使用和管理水平。鼓励其他医疗机构配备使用基本药物，推动各级医疗机构形成以基本药物为主导的"1+X"（"1"为国家基本药物目录、"X"为非基本药物，由各地根据实际确定）用药模式，优化和规范用药结构。

四、医疗保险药品与基本医疗保障制度

（一）基本医疗保障制度

中共中央国务院《关于深化医疗保障制度改革的意见》明确提出"1+4+2"总体改革框架：其中"1"是，到2030年，全面建成以基本医疗保险为主体，医疗救助为托底，补充医疗保险、商业健康保险、慈善捐赠、医疗互助共同发展的医疗保障制度体系；"4"是，到2025年，医疗保障制度更加成熟定型，基本完成待遇保障、筹资运行、医保支付、基金监管等重要机制；"2"是医药服务供给、医保管理服务等关键领域的改革任务。

（二）基本医疗保险

包括城镇职工基本医疗保险和城乡居民基本医疗保险。城乡居民基本医疗保险的保障对象主要是农村居民、城镇非从业居民；职工基本医疗保险的保障对象主要是城镇从业的人群。

 知识拓展

多层次医疗保障体系

我国多层次医疗保障体系，包括基本医疗保险、补充医疗保险、医疗救助和商业健康保险、慈善捐赠、医疗互助。基本医疗保险、补充医疗保险与医疗救助具有保障功能，基本医疗保险是保障体系的主体，医疗救助在保障体系中发挥托底作用，补充医疗保险、商业健康保险、慈善捐赠等是重要组成部分。各类医疗保障互补衔接，共同发展，更好地满足多元医疗需求，实现更好地保障病有所医的目标。

1. 基本医疗保险

覆盖城乡全体居民，公平普惠保障人民群众基本医疗需求。城镇职工基本医疗保险覆盖就业人口；城乡居民基本医疗保险覆盖除职工医保应参保人员以外的其他所有城乡居民。各类人群参保均不存在政策障碍，均可按规定参保并享受相应待遇。职工和城乡居民分类保障，待遇与缴费挂钩，基金分别建账、分账核算。

2. 补充医疗保险

国家保障参保群众基本医疗保险之外，鼓励发展商业健康保险，满足人民群众多样化健康保障需求。兼顾群众多样化医疗保障需求，支持补充医疗保险和商业健康保险全面发展，普遍开展职工大额医疗费用补助和城乡居民大病保险。企业为职工建立补充医疗保险可按规定享受

财税优惠政策。通过完善政策，鼓励发展多种形式的商业健康保险，通过财税、产业等政策引导，鼓励商业保险机构不断增加健康保障供给，提高服务质量和效率，满足群众更高的保障需求。

3. 医疗救助

国家完善医疗救助制度，保障符合条件的困难群众获得基本医疗服务，是帮助困难群众获得基本医疗保险服务并减轻其医疗费用负担的制度安排。国家整合完善城乡医疗救助，不断加大财政投入力度，提高托底保障能力，制度受益人群逐步扩展，确保困难群众公平地获得基本医疗服务。

（三）医疗保险药品目录

国家医疗保障局、人力资源和社会保障部组织专家调整制定了《国家基本医疗保险、工伤保险和生育保险药品目录》（以下简称《药品目录》）。《药品目录》分为凡例、西药、中成药、协议期内谈判药品、中药饮片五部分。凡例是对《药品目录》的编排格式、名称剂型规范、限定支付范围等内容的解释和说明；西药部分包括化学药品和生物制品；中成药部分包含中成药和民族药；协议期内谈判药品部分包括尚处于谈判协议有效期内的药品；中药饮片部分包括医保基金予以支付的饮片范围以及地方不得调整纳入医保基金支付的饮片范围。

《药品目录》中的西药和中成药在《国家基本药物目录》的基础上遴选，并分"甲类目录"和"乙类目录"。"甲类目录"药品是临床治疗必需的，使用广泛，疗效好，同类药品中价格低的药品。"乙类目录"药品是可供临床治疗选择使用的，疗效好，同类药品中比"甲类目录"药品价格略高的药品。"甲类目录"由国家统一制定，各地不得调整。"乙类目录"由国家制定，各省、自治区、直辖市可根据当地经济水平、医疗需求和用药习惯，适当进行调整，增加和减少的品种数之和不得超过国家制定的"乙类目录"药品总数的15%。

（四）《基本医疗保险药品目录》的制定

纳入国家《基本医疗保险药品目录》的药品应当是经国家药品监管部门批准，取得药品注册证书的化学药、生物制品、中成药（民族药），以及按国家标准炮制的中药饮片，并符合临床必需、安全有效、价格合理等基本条件。

以下药品不能纳入基本医疗保险用药范围：

1. 主要起滋补作用的药品；

2. 含国家珍贵、濒危野生动植物药材的药品；

3. 保健药品；

4. 预防性疫苗和避孕药品；

5. 主要起增强性功能、治疗脱发、减肥、美容、戒烟、戒酒等作用的药品；

6. 因被纳入诊疗项目等原因，无法单独收费的药品；

7. 酒制剂、茶制剂，各类果味制剂（特别情况下的儿童用药除外），口腔含服剂和口服泡腾剂（特别规定情形的除外）等；

8. 其他不符合基本医疗保险用药规定的药品。

【能力训练】

能力训练一　药品特殊性实训

（一）材料准备或背景资料

课前准备药品的包装或药品的包装展开平面图片，扫描二维码看图。要求学生在药品包装展开平面图上标注药品与其他商品的不同之处，即药品的特征，让学生对药品这一商品有更直观和更深刻的认识。

药盒图片

（二）操作步骤或操作要求

序号	步骤	操作要求
1	药品特征一：药品批准文号	即国药准字1位字母或2位字母＋四位年号＋四位顺序号。注意与批号相区别
2	药品特征二：药品专属性	即适应症或功能主治。药品有治疗疾病的作用，但治疗疾病有范围，不能包治百病
3	药品特征三：作用两重性	既有治疗疾病的作用，即适应症或功能主治，也有不良反应和禁忌、注意事项
4	药品特征四：时限性	体现在药品包装上，就是药品的生产日期、有效期、生产批号。注意是有效期，不是保质期
5	药品特征五：科学的用法用量	即用法用量

标注后的药盒图片请扫描二维码。

（三）注意事项或常见问题

（1）遵纪守法。能按照《药品管理法》等相应法律法规的规定分析问题，解决问题。

（2）工匠精神。能举一反三，精益求精。对常见类似药事问题、药事分析处理技能反复练习，熟练掌握。能对一些细节问题保持敏感度。

（3）团队协作。能与小组成员分工合作，完成药事活动实训任务。

（4）选择产品、案例或文献数据时，要注意这些信息来源的可靠性、时效性，尽量利用知名度高、认可度高的数据库，如国家药品监督管理局、中国知网等网站信息。

标注后的药盒图片

（四）评价标准

序号	药品特征	分值	得分
1	药品批准文号	20	
2	药品的专属性	20	
3	药品作用两重性	20	
4	药品时效性	20	
5	药品用法用量	20	
合计		100	

能力训练二　药品批准文号实训

（一）材料准备或背景资料

结合以下药品批准文号，进行药品属性连连看，答案请扫描二维码。

药品批准文号	药品属性
国药准字 H20040510	国产中药
国药准字 Z45020262	国产化学药
国药准字 J20171096	国产生物制品
国药准字 S10970007	进口分包装药品
国药准字 ZC20160014	进口生物制品
国药准字 SJ20200029	港澳台地区生产中药

参考答案

（二）操作步骤或操作要求

序号	步骤	操作说明
1	判断是国产药还是进口药	如果是1位字母，为国产；如果是2位字母，为进口
2	判断中药、化学药、生物制品	字母是"Z"，代表中药；"H"，代表化学药；"S"，代表生物制品；"J"，代表进口分包装
3	判断何处进口	第2位字母"C"，代表港澳台生产；"J"，代表其他国家生产

（三）注意事项或常见问题

（1）注意新旧药品批准文号格式比较，能说明区别。
（2）目前，旧格式药品批准文号的药品仍然流通，能说明理由。

（四）评价标准

序号	评分标准	分值	得分
1	药品批准文号6个，能根据药品批准文号格式准确判断药品属性，每判断对一个，计10分	60	
2	规定时间为3分钟，超过规定时间，没有完成一种，扣10分，全部完成，计40分	40	
合计		100	

能力训练三　医疗器械实训

（一）材料准备或背景资料

课前准备医疗器械批准文号，如下所示。要求学生解读医疗器械批准文号，判断医疗器械是进口还是国产，分析出是第几类医疗器械，让学生对医疗器械这一商品有更直观和更深刻的认识。详细解读请扫描二维码。

浙械注准 20152140996
国械注许 20152400019
国械注进 20152403492
国械备 20151919 号
鄂黄冈械备 20210014 号

医疗器械批准
文号解读

（二）操作步骤或操作要求。

序号	步骤	操作说明
1	判断国内一类医疗器械	"省、市简称"且有"备"字，代表一类医疗器械，实施备案制
2	判断国内二类医疗器械	"省、市简称"且有"注准"字，代表是国内二类医疗器械
3	判断国内三类医疗器械	"国"字且有"注准"字，代表是国内三类医疗器械
4	判断进口一类医疗器械	"国"字且是"备"字，代表进口一类医疗器械
5	判断进口二类医疗器械	"国"字且有"注许"字，代表是港澳台生产二类医疗器械。第5位数字是"2" "国"字且且"注进"字，代表是国外生产二类医疗器械。第5位数字是"2"
6	判断进口三类医疗器械	"国"字且有"注许"字，代表是港澳台生产三类医疗器械。第5位数字是"3" "国"字且且"注进"字，代表是国外生产三类医疗器械。第5位数字是"3"

（三）注意事项或常见问题

登录国家药品监督管理局网站，查询相关医疗器械，加强对不同类别医疗器械的认识。

（四）评价标准

序号	评分标准	分值	得分
1	医疗器械批准文号6个，能根据医疗器械批准文号格式准确判断医疗器械是进口还是国产？分析出是第几类医疗器械，每判断对一个，计10分	60	
2	规定时间为5分钟，超过规定时间，没有完成一种，扣10分，全部完成，计40分	40	
合计		100	

能力训练四　保健食品实训

（一）材料准备或背景资料

准备保健食品和药品批准文号或包装标签，扫描二维码。让学生判断什么是药品，什么是保健食品。通过实操，使学生对保健食品和药品的区别理解更深更透。

保健食品和
药品包装标签

（二）操作步骤或操作要求

序号	步骤	操作说明
1	列举药品的特征	能列出药品批准文号、适应症、不良反应、有效期等特征
2	列举保健食品的特征	能列出保健食品批准文号、保健功能、适宜人群、保质期、保健食品法定标识、过度包装（空隙率高）等特征
3	区别药品和保健食品	能对药品和保健食品进行比较分析，说明区别

（三）注意事项或常见问题

保健食品和普通食品、保健用品、保健品等不同。

（四）评价标准

序号	评分标准	分值	得分
1	给出 5 种药品和保健食品，能根据药品和保健食品的特征准确判断是药品还是保健食品。每判断对一个，计 2 分	10	
2	能准确指出药品和保健食品的特征，每指出一项，计 10 分。满分 50 分	50	
3	规定时间为 3 分钟，超过规定时间，没有完成一种，按照 1 和 2 的计分规定相应扣分	40	
合计		100	

能力训练五　国家基本医疗保险政策实训

（一）材料准备或背景资料

×××大药房有限公司店内陈列药品、医疗器械、保健品、化妆品。其医保药品实际销售情况、经营药品采购票据与上报进销存管理数据不一致，据查其通过虚记、多记药品，以药易药，以药易物，串换药品、物品等套取医保基金，诱导参保人员留存空刷社保卡等方式骗取医保基金，违规金额17700元。

医保部门依据《基本医疗保险定点零售药店服务协议》有关规定，作出如下处理：1.追回违规金额17700元；2.扣除违约金3770.01元；3.暂停联网结算1个月。

（二）操作步骤或操作要求

序号	步骤	操作说明
1	能根据背景材料分析违反规定的情形	能列出虚记、多记药品；以药易药，以药易物，串换药品、物品等套取医保基金；诱导参保人员留存空刷社保卡等方式
2	能知道查阅哪些证据资料发现违反规定的情形	能列出医保药品实际销售情况、经营药品采购票据与上报进销存管理数据不一致
3	能找到法律依据判断违反规定应承担的法律后果	依据《基本医疗保险定点零售药店服务协议》有关规定，作出如下处理：1.追回违规金额17700元；2.扣除违约金3770.01元；3.暂停联网结算1个月

（三）注意事项或常见问题

不同省份、地区，国家基本医疗保险政策不同，国家医疗保险品种目录也有区别。

（四）评价标准

序号	评分标准	分值	得分
1	能分析违反规定的情形，每分析对一个，计10分。满分50分	50	
2	能准确指出证据资料。每指出一处计10分，满分40分	40	
3	能准确说出法律依据，计10分。满分10分	10	
合计		100	

【课后练习】

一、结合以下药品批准文号，进行药品属性连连看。

药品批准文号	药品属性
国药准字 SJ20200026	国产中药
国药准字 J20180073	国产化学药
国药准字 HC20150030	国产生物制品
国药准字 Z33020627	进口分包装药品
国药准字 H11020914	进口生物制品
国药准字 S10820028	港澳台生产化学药

二、根据如下医疗器械注册号，判断医疗器械是进口还是国产，分析出是第几类医疗器械。

鲁济械备 20140111 号

国械备 20150685 号

国械注进 20203120516

国械注进 20202190041

国械注许 20143160182

沪械注准 20202070172

国械注准 20203120084

三、根据以下商品批准文号的格式，判断哪种是药品，哪种是保健食品。说明理由。

食健备 G201936000160

国食健注 G20110788

国药准字 H35020246

京械注准 20202010036

国食健注 J20100015

四、配伍选择题

A. 补充医疗保险

B. 医疗互助

C. 医疗救助

D. 基本医疗保险

1. 根据《中共中央 国务院关于深化医疗保障制度改革的意见》，力争到 2030 年全面建成多层次医疗保障制度体系，多层次医疗保障制度体系的主体是（　　）。

2. 根据《中共中央 国务院关于深化医疗保障制度改革的意见》，力争到 2030 年全面建成多层次医疗保障制度体系，多层次医疗保障制度体系中发挥托底作用的是（　　）。

3. 根据《中共中央 国务院关于深化医疗保障制度改革的意见》，力争到 2030 年全面建成多层次医疗保障制度体系，多层次医疗保障制度体系中发挥公平普惠保障作用的是（　　）。

【试题答案】D、C、D

A. 国药准字 S＋4 位年号＋4 位顺序号

B. 国药准字 H＋4 位年号＋4 位顺序号

C. J＋4 位年号＋4 位顺序号

D. 国药准字 HJ＋4 位年号＋4 位顺序号

4. 境内生产的生物制品的批准文号格式是（　　）

5. 境外生产的化学药品的批准文号格式是（　　）

【试题答案】A、D

14　　项目一　药品与药品安全

A. 根据药物经济学评价，可被成本效益比更优的品种所替代的药品

B. 有效性和安全性证据明确、成本效益比现有基本药物更优的药品

C. 除急救、抢救用药外的独家生产药品品种

D. 主要用于滋补保健作用、易滥用的药品

根据《国家基本药物目录管理办法》

6. 在国家基本药物目录遴选时应经过单独论证的是（　　）。

7. 不纳入国家基本药物目录遴选范围的是（　　）。

8. 应当从国家基本药物目录中调出的是（　　）。

【试题答案】C、D、A

五、综合分析题

结合以下案例分析违反规定的情形，依据哪些法律法规，给出违反规定的处理结果。

朱某等人在经营×××中医门诊部期间，通过返还医药费自费部分、给予现金好处费等方式，吸引社会医保参保人员持医保卡就诊，以不发放药品或回收药品的方式空刷医保卡以骗取医保基金。其通过为沈某等30余人虚开药物处方等方法骗取医保基金63万余元；朱某等人还通过被告人范某等人收集社会医保参保人员的医保卡（病历本），然后由朱某指使相关人员操作空刷医保卡，骗得医保基金42万余元。此外，被告人朱某等人还让挂靠在×××中医门诊部进行针灸、推拿医疗的被告人周某，以×××中医门诊部医保医师的名义虚开诊疗记录并空刷医保卡，骗取医保基金14万余元。

六、多选题

国家基本药物目录在保持数量相对稳定的基础上，实行动态管理。在此过程中调整品种和数量的因素包括（　　）。

A. 已上市药品循证医学、药物经济学评价

B. 药品不良反应监测评价

C. 我国疾病谱变化

D. 基本医疗卫生需求和基本医疗保障水平变化

【试题答案】ABCD

任务二　保证药品质量与药品质量监督检验

【基本知识】

一、药品质量

药品是一种特殊的商品，其质量关系到大众的生命安全和身心健康。药品质量特性主要表现在四个方面。

（1）有效性。药品的有效性是指在规定的适应症、用法和用量的条件下，能满足预防、治疗、诊断人的疾病，有目的地调节人的生理机能的要求。

（2）安全性。药品的安全性是指按规定的适应症和用法、用量使用药品后，人体产生毒副反应的程度。

（3）稳定性。药品的稳定性是指在规定的条件下保持其有效性和安全性的能力。所谓规定的条件是指在规定的有效期内，以及生产、贮存、运输和使用的条件。

（4）均一性。药品的均一性是指药物制剂的每一单位产品都符合有效性、安全性的规定要求。

二、药品标准

药品标准是鉴别药品真伪，控制药品质量的主要依据。

（一）药品标准

药品标准是指对药品的质量指标、生产工艺和检验方法等所作的技术要求和规范，内容包括药品的通用名称、成分或处方组成；含量及其检验方法；制剂的辅料规格；允许的杂质及其限量；以及药品的作用、用法、用量；注意事项；贮藏方法等。

药品标准也是对药品的各种检查项目、指标、限度、范围、方法和设备条件等所做的规定，这些规定把能够反映药品质量特性的各种技术参数和指标以技术文件的形式体现。为了保证药品标准的可靠、有效，所有药品标准的具体项目，比如药品的纯度、成分含量、组分、生物等效性、疗效、热原度、无菌度、物理化学性质以及杂质限量等指标的检测结果，都应当是可以识别，或能够定量的。

药品标准分为法定标准和非法定标准两种。法定标准是包括中国药典在内的国家药品标准和经国务院药品监督管理部门核准的药品质量标准；非法定标准有行业标准、团体标准、企业标准等。法定标准属于强制性标准，是药品质量的最低标准，拟上市销售的任何药品都必须达到这个标准；企业标准只能作为企业的内控标准，各项指标均不得低于国家药品标准。

但考虑到各地中药习惯用法不同和医疗机构制剂的特殊性，国家规定中药饮片和医疗机构制剂标准作为省级地方标准仍允许保留，可以作为有法律效力的药品标准。但对中药饮片，有国家药品标准的，必须按照国家药品标准炮制；国家药品标准没有规定的，才可以按照省级药品标准炮制。

（二）国家药品标准

国家药品标准是国家对药品质量要求和检验方法所做的技术规定，是药品生产、供应、使用、检验和管理共同遵循的法定依据。通常，国家药品标准由政府或政府授权的权威机构组织编撰，政府统一颁布。

国家药品标准包括国家药品监督管理部门颁布的《中华人民共和国药典》（简称《中国药典》）和药品标准，以及经国家药品监督管理部门批准的药品注册标准，其内容一般包含药品质量指标、生产工艺和检验方法等相关的技术指导原则和规范。

中药饮片必须按照国家药品标准炮制，国家药品标准没有规定的，必须按照省级药品监督管理部门制定的炮制规范炮制。省级药品监督管理部门制定的炮制规范应当报国家药品监督管理部门备案。

（三）国家药品标准的类别

（1）《中国药典》。国家药典委员会编纂，国家药品监督管理部门批准并颁布。《中国药典》是国家药品标准的核心，具有法律地位，拥有最高的权威性。《中国药典》于1953年编纂出版第一版以后，相继于1963年、1977年分别编纂出版。从1985年起每5年修订颁布新版药典。

（2）国家药品监督管理部门颁布的其他药品标准。为了促进药品生产，提高药品质量和保证用药安全，除《中国药典》外，尚有国家药品监督管理部门颁布的其他药品标准（简称"局颁药品标准"，或"局颁标准"）。局颁标准的性质与《中国药典》相似，也具有法律约束力，同样是检验药品质量的法定依据。

（3）药品注册标准。是指国家药品监督管理部门批准给申请人特定药品的标准，生产该药品的生产企业必须执行该注册标准。药品注册标准不得低于《中国药典》规定。

（四）药品标准的制定原则

药品标准的制定原则包括：

（1）坚持质量第一，体现"安全有效、技术先进、经济合理"的原则，尽可能与国际标准接轨，起到促进质量提高，择优发展的作用。

（2）充分考虑生产、流通、使用各环节对药品质量的影响因素，有针对性地制定检测项目，切实加强对药品内在质量的控制。

（3）根据"准确、灵敏、简便、迅速"的原则选择并规定检测、检验方法，既要考虑现阶段的实际水平和条件，又要体现新技术的应用和发展。

（4）标准规定的各种限量应结合实践，要保证药品在生产、储运、销售和使用过程中的质量。

三、药品质量监督检验

（一）药品质量监督检验

药品质量监督检验是指国家药品检验机构按照国家药品标准对需要进行质量监督的药品进行抽样、检查和验证，并发出相关质量结果报告的药品技术监督过程。

（二）药品质量监督检验的性质

药品监督检验具有第三方检验的公正性，因为它不涉及买卖双方的经济利益，不以营利为目的。药品监督检验是代表国家对研制、生产、经营、使用的药品质量进行的检验，具有比生产或验收检验更高的权威性。

（三）药品质量监督检验机构

药品检验所是执行国家对药品监督检验的法定技术监督机构，分为四级：

（1）中国食品药品检定研究院；

（2）省级药品检验院；

（3）市级药品检验所；

（4）县级药品检验所。

省和省以下各级药品检验所受同级药品监督管理部门领导，业务上受上一级药品检验所领导。

（四）药品质量监督检验的类型

药品质量监督检验根据其目的和处理方法不同，可以分为抽查检验、注册检验、指定检验和复验等类型。

1. 抽查检验

抽查检验是由国家的药品检验机构依法对生产、经营和使用的药品质量进行抽查检验。抽查检验分为评价抽验和监督抽验。

评价抽验是药品监督管理部门为掌握、了解辖区内药品质量总体水平与状态而进行的抽查检验工作。

监督抽验是药品监督管理部门在药品监督管理工作中，为保证人民群众用药安全而对监督检查中发现的质量可疑药品所进行的有评价性的抽验。

在开展药品抽样工作时，应当由药品监督管理部门派出2名以上药品抽样人员完成。药品抽查检验不向被抽样的企业或单位收取费用，所需费用由财政列支。

2. 注册检验

注册检验包括样品检验和药品标准复核。

样品检验是指药品检验所按照申请人申报或者国家药品监督管理部门核定的药品标准对样品进行的检验。

药品标准复核是指药品检验所对申报的药品标准中检验方法的可行性、科学性、设定的项目和指标能否控制药品质量等进行的实验室检验和审核工作。其目的是证明原检验数据和结果的可靠性和真实性，以确保药品的质量。

药品注册检验由中国食品药品检定研究院或者省、自治区、直辖市药品检验所承担。进口药品的注册检验由中国食品药品检定研究院组织实施。

3. 指定检验

指定检验是指国家法律或国务院药品监督管理部门规定某些药品在销售前或者进口时，指定药品检验机构进行检验。《药品管理法》规定下列药品在销售前或者进口时，必须经过指定药品检验机构进行检验，检验不合格的，不得销售或者进口：

（1）国务院药品监督管理部门规定的生物制品；

（2）首次在中国销售的药品；

（3）国务院规定的其他药品。

4. 复验

复验是指药品被抽检者对药品检验机构的检验结果有异议而向药品检验机构提出的复核检验。复验申请应向原药品检验机构或上一级药品监督管理部门设置或指定的药品检验机构提出，也可以直接向国务院药品监督管理部门设置或指定的药品检验机构提出。当事人对药品检验所的检验结果有异议的，可以自收到药品检验结果之日起7日内提出复验申请，逾期不再受理复验。

（五）药品质量公告

1. 药品质量公告定义

药品质量公告是指由国务院和省级药品监督管理部门向公众发布的有关药品质量抽样检验结果的通告。

2. 药品质量公告的作用

药品质量抽验是药品监督管理执法的重点，也是确保药品安全的基础；药品质量公告是药品质量抽验结果的反馈。通过药品质量公告，可以指导药品监督管理部门查处不合格药品，对不合格药品起到控制作用，防止已经出现质量问题尚未处理的药品再次流入市场，实施对药品质量的后续跟踪管理。

3. 质量公告的发布权限

国家药品质量公告应当根据药品质量状况及时或定期发布。对由于药品质量严重影响用药安全、有效的，应当及时发布；对药品的评价抽验应给出药品质量分析报告，定期在药品质量公告上予以发布。各省药品质量公告的发布由各省级药品监督管理部门自行规定，省级药品监督管理部门发布的药品质量公告，应当及时通过省级药品监督管理部门网站向社会公布，并在发布后 5 个工作日内向国家药品监督管理部门备案。

4. 质量公告的发布内容

药品质量公告应当包括抽验药品的品名、检品来源、药品标示的生产企业、生产批号、药品规格、检验机构、检验依据、检验结果、不合格项目等内容。从保障公众用药安全，对药品实行规范管理的角度出发，药品质量公告的重点是不符合国家药品标准的药品品种。

国家药品质量公告发布前，涉及内容的核实由省级监督管理部门组织省级药品检验机构具体落实。核实结果应当经省级药品监督管理部门加盖印章予以确认后按要求报中国食品药品检定研究院汇总。

在核实中，对企业反映的情况，应当查证其购销记录、生产记录等原始文件，必要时，应当进行进一步调查予以确认。对接到不合格报告书后已经立案调查的，核实工作可与立案调查结合进行。

省级药品质量公告发布前，由省级药品监督管理部门组织核实。涉及外省不合格药品的，应当及时通知相关的省级药品监督管理部门协助核实。公告不当的，必须在原公告范围内予以更正。

【能力训练】

能力训练　合格药品的证明文件

（一）材料准备或背景资料

小王是某医药公司刚入职的质量管理员，公司要采购一批对乙酰氨基酚片。作为公司的质量管理员，小王对如何保证对乙酰氨基酚片的质量陷入了深思。

（1）怎样保证对乙酰氨基酚片剂的质量？

（2）怎样判断对乙酰氨基酚片剂是合格的？

（3）怎样查阅对乙酰氨基酚片剂的药品标准？

（4）对乙酰氨基酚片剂的药品标准是什么？

（二）操作步骤或操作要求

序号	步骤	操作说明
1	保证对乙酰氨基酚片剂的合法性	登录国家药品监督管理局官网,检查对乙酰氨基酚片剂审批文件以及供应对乙酰氨基酚片剂企业的合法性
2	保证对乙酰氨基酚片剂合格	登录《中国药典》(2020版)电子版,检查对乙酰氨基酚片剂的质量标准和质检报告。(模板见以下附件)
3	线下核实对乙酰氨基酚片剂资料	结合电子材料,审核对乙酰氨基酚片剂的审批文件和药品标准及质检报告,着重对名称、生产或经营范围、印章、有效期、生产批号等关键项目进行审核。

附：对乙酰氨基酚片的质量标准（《中国药典》2020 版）

对乙酰氨基酚片
Duiyixian'anjifen Pian
Paracetamol Tablets

本品含对乙酰氨基酚（$C_8H_9NO_2$）应为标示量的 95.0%～105.0%。

【性状】本品为白色片、薄膜衣或明胶包衣片，除去包衣后显白色。

【鉴别】（1）取本品的细粉适量（约相当于对乙酰氨基酚 0.5g），用乙醇 20mL 分次研磨使对乙酰氨基酚溶解，滤过，合并滤液，蒸干，残渣照对乙酰氨基酚项下的鉴别（1）、（2）项试验，显相同的反应。

（2）取本品细粉适量（约相当于对乙酰氨基酚 100mg），加丙酮 10mL，研磨溶解，滤过，滤液水浴蒸干，残渣经减压干燥，依法测定。本品的红外光吸收图谱应与对照的图谱（光谱集 131 图）一致。

【检查】对氨基酚　临用新制。取本品细粉适量（约相当于对乙酰氨基酚 0.2g），精密称定，置 10mL 量瓶中，加溶剂［甲醇-水（4：6）］适量，振摇使对乙酰氨基酚溶解，加溶剂稀释至刻度，摇匀，滤过，取续滤液作为供试品溶液；另取对氨基酚对照品与对乙酰氨基酚对照品各适量，精密称定，加上述溶剂制成每 1mL 中各约含 20μg 的混合溶液，作为对照品溶液。照对乙酰氨基酚中对氨基酚及有关物质项下的色谱条件测定。供试品溶液色谱图中如有与对照品溶液中对氨基酚保留时间一致的色谱峰，按外标法以峰面积计算，含对氨基酚不得过对乙酰氨基酚标示量的 0.1%。

溶出度　取本品，照溶出度与释放度测定法（通则 0931 第一法），以稀盐酸 24mL 加水至 1000mL 为溶出介质，转速为每分钟 100 转，依法操作，经 30min 时，取溶出液，滤过，精密量取续滤液适量，用 0.04%氢氧化钠溶液定量稀释成每 1mL 含对乙酰氨基酚 5～10μg 的溶液，照紫外-可见分光光度法（通则 0401），在 257nm 的波长处测定吸光度，按 $C_8H_9NO_2$ 的吸收系数（$E_{1cm}^{1\%}$）为 715 计算每片的溶出量。限度为标示量的 80%，应符合规定。

其他　应符合片剂项下有关的各项规定（通则 0101）。

【含量测定】取本品 20 片，精密称定，研细，精密称取适量（约相当于对乙酰氨基酚 40mg），置 250mL 量瓶中，加 0.4% 氢氧化钠溶液 50mL 与水 50mL，振摇 15min，用水稀释至刻度，摇匀，滤过，精密量取续滤液 5mL，照对乙酰氨基酚含量测定项下的方法，自"置 100ml 量瓶中"起，依法测定，即得。

【类别】同对乙酰氨基酚。

【规格】（1）0.1g　　（2）0.3g　　（3）0.5g

【贮藏】密封保存。

文件编号：ZL-L-253　　　　　版本号：03　　　　　共 1 页第 1 页

对乙酰氨基酚片成品检验报告单

检验单号	WT-DYCP1805055	批 数 量	136 件
规　格	0.5g×12 片×2 板×320 盒	取样数量	14 板
批　号	180519	取样日期	2018.06.06
请验单位	铝塑组	报告日期	2018.06.13
检验依据	企业依据《中国药典》2015 年版二部制定的《对乙酰氨基酚片成品内控质量标准》		

检验项目	标准规定	检验结果
【性　状】	为薄膜衣片，除去包衣后显白色。	符合规定
【鉴　别】	1）应呈正反应	呈正反应
	2）本品的红外光吸收图谱与对照的图谱（光谱集 131 图）一致。	符合规定
【检　查】		
对氨基酚	含对氨基酚不得过对乙酰氨基标示量的 0.1%	符合规定
溶出度	限度为标示量的	符合规定
重量差异	应符合	符合规定
微生物限度		
需氧菌总数	应不过过 1500cfu/g	符合规定
霉菌和酵母菌总数	应不得过 150cfu/g	符合规定
大肠埃希菌	不得检出	未检出
【含量测定】	含对乙酰氨基酚（$C_8H_9NO_2$）应为标示量的 98.0%～103.0%	100.5%

结论：本品按企业依据《中国药典》2015 年版二部制定的《对乙酰氨基酚片成品内控质量标准》检验，结果符合规定。

质检科长：　　　　　复核员：　　　　　检验员：

（三）注意事项或常见问题

（1）企业名称与印章不符。

（2）提供的质检报告印章不符合规定要求。

（3）药品超出企业生产或经营范围。

（4）提供的审批文件超过有效期。

（四）评价标准

序号	评分标准	分值	得分
1	能登录国家药品监督管理局网站,完成对乙酰氨基酚片剂及生产企业合法性的审核,完成截图存档	30	
2	能通过《中国药典》(2020版)电子版,查阅对乙酰氨基酚片剂的质量标准,完成截图存档	30	
3	能按照要求完成对乙酰氨基酚片剂质检报告的审核	40	
合计		100	

【课后练习】

一、单项选择题

1. 关于药品标准的说法，错误的是（　　）。

A. 在国家药品标准没有规定的情况下，中药饮片必须按照省级中药饮片炮制规范炮制

B. 药品应当符合国家药品标准，药品注册标准不同于国家药品标准的，按照国家药品标准执行

C. 企业标准只能作为企业的内控标准，各项指标均不得低于国家药品标准

D. 没有国家药品标准的新药应当符合经国家药品监督管理部门核准的药品质量标准

【试题答案】B

2. 关于药品监督检查的说法，错误的是（　　）。

A. 药品经营监督检查分为许可检查、跟踪检查和有因检查，实施检查时可以采取飞行检查、延伸检查等方式

B. 任何单位和个人都不得拒绝、逃避药品监督管理部门进行的监督检查

C. 省级药品监督管理部门应当依职责对辖区内药品上市许可持有人实施药品生产、经营质量管理规范的情况开展监督检查

D. 对于委托销售、储存、运输跨区域实施的，委托方、受托方所在地药品监督管理部门应当加强信息沟通，及时通报监督检查情况

【试题答案】A

二、配伍选择题

A. 指定检验　　　　　　　　　　　　　B. 注册检验

C. 复核检验　　　　　　　　　　　　　D. 抽查检验

1. 药品监督管理部门为掌握、了解辖区内药品质量总体水平与状态而进行评价检验，该检验属于（　　）。

2. 疫苗类制品在每批产品上市销售前或进口时，都应当通过批签发审核检验，该检验属于（　　）。

【试题答案】D、A

三、综合分析题

国家药品监督管理部门在对 A 省药品上市许可持有人甲实施飞行检查中，检查组要求 A 省药品检验所对甲的药品 X 进行检验。检验结果表明，药品 X 的含量低于规定范围，决定对甲立案调查，并拟在药品质量公告中予以公告。

1. A 省药品检验所对药品 X 的检验属于（　　）。

A. 注册检验　　　　　　　　　　　　　B. 复验

C. 抽样检验　　　　　　　　　　　　　D. 指定检验

【试题答案】C

2. 该药品质量公告的最终发布单位是（　　）。

A. A 省药品监督管理部门　　　　　　　B. 国家药品监督管理部门

C. A 省药品检验所　　　　　　　　　　D. 中国食品药品检定研究院

【试题答案】B

任务三　解读药品包装、标签和说明书

【基本知识】

为规范药品说明书和标签的管理，2006年3月10日经国家食品药品监督管理局局务会审议通过，自2006年6月1日起施行的《药品说明书和标签管理规定》（局令第24号）中要求：在中华人民共和国境内上市销售的药品，其说明书和标签应当符合本规定的要求。

一、药品包装

药品包装是指药品在储存、销售、运输和使用过程中，为保持其质量和价值而采用包装材料进行的技术处理。

按照《药品管理法》等相关规定，直接接触药品的包装材料和容器，必须符合药用要求，符合保障人体健康、安全的标准，并由国家药品监督管理部门在审批药品时一并审批。药品包装必须符合药品质量的要求，方便储存、运输和医疗使用。药品包装必须按照规定印有或者贴有标签并附有说明书。而且，不得夹带其他任何介绍或者宣传产品、企业的文字、音像及其他资料。发运中药材必须有包装。

（一）药品包装的分类

药品的包装分为内包装与外包装。

内包装系指直接与药品接触的包装材料和容器，如安瓿、注射剂瓶、铝箔等，又称为药包材。

外包装系指内包装以外的包装，按由里向外分为中包装和大包装。药品包装既是药品生产的一个重要环节，也是药品作为商品的重要组成部分，其功能主要有三个方面，即保护功能、方便应用和商品宣传。

（二）药品包装的要求与作用

（1）药品包装应当按照规定印有或者贴有标签并附有说明书。

（2）凡封签、标签、包装容器等有破损的，不得出厂和销售。

（3）需冷冻、冷藏的药品包装上应当附有传感器和记录仪，全过程记录药品储存温度。

（三）药品包装材料的分类

药品包装用材料、容器（简称药包材），是指药品生产企业生产的药品和医疗机构配制的制剂所使用的直接接触药品的包装材料和容器。新型药包材是指未曾在中国境内使用的药包材。生产、进口和使用药包材，必须符合药包材国家标准。药包材国家标准由国家药品监督管理部门制定和颁布。对于不能确保药品质量的药包材，国家药品监督管理部门公布淘汰的药包材产品目录。

药包材的分类如下。

Ⅰ类药包材指直接接触药品且直接使用的药品包装用材料、容器。实施Ⅰ类管理的药包材产品包括药用J基橡胶瓶塞，药品包装用PTP铝箔，药用PVC硬片，药用塑料复合硬片、复合膜（袋），塑料输液瓶（袋），固体、液体药用塑料瓶，塑料滴眼剂瓶，软膏管，气雾剂喷雾阀门，抗生素瓶铝塑组合盖，其他接触药品直接使用的药包材产品。

Ⅱ类药包材指直接接触药品，但便于清洗，在实际使用过程中，经清洗后需要并可以消毒灭菌的药品包装用材料、容器。实施Ⅱ类管理的药包材产品包括药用玻璃管，玻璃输液瓶，玻璃模制抗生素瓶，玻璃管制抗生素瓶，玻璃模制口服液瓶，玻璃管制口服液瓶，玻璃（黄料、白料）药瓶，安瓿，玻璃滴眼剂瓶，气雾剂罐，瓶盖橡胶垫片（垫圈），输液瓶涤纶膜，陶瓷药瓶，中药丸塑料球壳，其他接触药品便于清洗、消毒灭菌的药包材产品。

Ⅲ类药包材指Ⅰ、Ⅱ类以外其他可能直接影响药品质量的药品包装用材料、容器。实施Ⅲ类管理的药包材产品包括抗生素瓶铝（合金铝）盖，输液瓶铝（合金铝）、铝塑组合盖，口服液瓶铝（合金铝）、铝塑组合盖，其他可能直接影响药品质量的药包材产品。

按照《总局关于药包材药用辅料与药品关联审评审批有关事项的公告》（以下简称《公告》）（2016年第134号）要求，将直接接触药品的包装材料和容器（以下简称药包材）、药用辅料由单独审批改为在审批药品注册申请时一并审评审批。同时，根据《国家药监局关于进一步完善药品关联审评审批和监管工作有关事宜的公告》（2019年第56号）文件之规定，药品制剂注册申请与已登记原辅包进行关联，药品制剂获得批准时，即表明其关联的原辅包通过了技术审评，登记平台标识为"A"；未通过技术审评或尚未与制剂注册进行关联的标识为"Ⅰ"。

药包材"A"状态登记信息示例如图1-2所示。

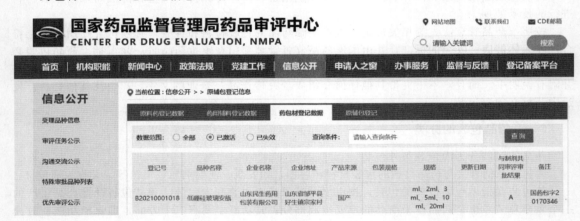

图1-2　药包材"A"状态登记信息示例

药包材"Ⅰ"状态登记信息示例如图1-3所示。

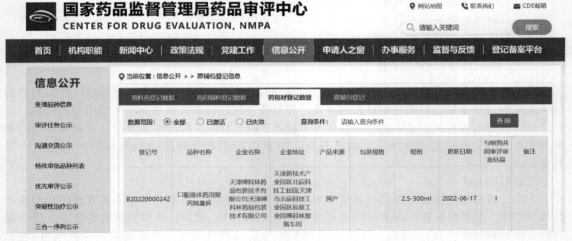

图1-3　药包材"Ⅰ"状态登记信息示例

二、药品标签

(一)药品标签的概念

(1) 药品的标签。是指药品包装上印有或者贴有的内容,分为内标签和外标签。药品内标签指直接接触药品的包装的标签,外标签指内标签以外的其他包装的标签。

(2) 药品的通用名称。是指药品标准中收载的药品名称。药品使用通用名称,即同一处方或同一品种的药品使用相同的名称,有利于国家对药品的监督管理,有利于医生选用药品,有利于保护消费者合法权益,也有利于制药企业之间展开公平竞争。根据《中华人民共和国商标法》第八条规定,药品通用名称不得作为商标注册;根据《药品广告审查标准》第十二条规定,通用名称是药品广告中必须进行宣传的内容。

(3) 药品的商品名称。是指经国家药品监督管理部门批准的特定企业使用的该药品专用的商品名称,如对乙酰氨基酚是解热镇痛药,它的通用名是对乙酰氨基酚,不同药厂生产的含有对乙酰氨基酚的复方制剂,其商品名有百服咛、泰诺林、必理通等。

(4) 注册商标。是指国家知识产权局依照法定程序核准注册的商标。药品注册商标是为了保证药品质量,保障人民身体健康,维护药品生产企业和药品经营企业的正当利益。注册商标必须在药品包装和标签上注明。商标注册人享有商标专用权,受到法律保护。药品商标是药品生产单位对该药品主要事项的技术性、标准性介绍,是宣传合理用药、普及用药知识的重要依据。

 知识拓展

药品名称和注册商标的使用

药品说明书和标签中标注的药品名称必须符合国家药品监督管理部门公布的药品通用名称和商品名称的命名原则,并与药品批准证明文件的相应内容一致。

药品通用名称应当显著、突出,其字体、字号和颜色必须一致,并符合以下要求:

(一) 对于横版标签,必须在上三分之一范围内显著位置标出;对于竖版标签,必须在右三分之一范围内显著位置标出。

(二) 不得选用草书、篆书等不易识别的字体,不得使用斜体、中空、阴影等形式对字体进行修饰。

(三) 字体颜色应当使用黑色或者白色,与相应的浅色或者深色背景形成强烈反差。

(四) 除因包装尺寸的限制而无法同行书写的,不得分行书写。

药品商品名称不得与通用名称同行书写,其字体和颜色不得比通用名称更突出和显著,其字体以单字面积计不得大于通用名称所用字体的二分之一。

药品说明书和标签中禁止使用未经注册的商标以及其他未经国家药品监督管理部门批准的药品名称。

药品标签使用注册商标的,应当印刷在药品标签的边角,含文字的,其字体以单字面积计不得大于通用名称所用字体的四分之一。

(二)药品标签的管理

(1) 药品的内标签。应当包含药品通用名称、适应症或者功能主治、规格、用法用量、生产日期、产品批号、有效期、生产企业等内容。

包装尺寸过小无法全部标明上述内容的,至少应当标注药品通用名称、规格、产品批号、有效期等内容,如图1-4所示。

(2) 药品外标签。应当注明药品通用名称、成分、性状、适应症或者功能主治、规格、用法

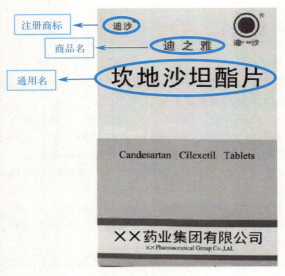

图 1-4 药品标签

用量、不良反应、禁忌、注意事项、贮藏、生产日期、产品批号、有效期、批准文号、生产企业等内容。适应症或者功能主治、用法用量、不良反应、禁忌、注意事项不能全部注明的，应当标出主要内容并注明"详见说明书"字样。

（3）用于运输、储藏的包装的标签。至少应当注明药品通用名称、规格、贮藏、生产日期、产品批号、有效期、批准文号、生产企业，也可以根据需要注明包装数量、运输注意事项或者其他标记等必要内容。对贮藏有特殊要求的药品，应当在标签的醒目位置注明。

（4）原料药的标签。应当注明药品名称、贮藏、生产日期、产品批号、有效期、执行标准、批准文号、生产企业，同时还需注明包装数量以及运输注意事项等必要内容。

（5）同一药品生产企业生产的同一药品。药品规格和包装规格均相同的，其标签的内容、格式及颜色必须一致；药品规格或者包装规格不同的，其标签应当明显区别或者规格项明显标注。

同一药品生产企业生产的同一药品，分别按处方药与非处方药管理的，两者的包装颜色应当明显区别。

（6）有效期的表述。药品标签中的有效期应当按照年、月、日的顺序标注，年份用四位数字表示，月、日用两位数表示。其具体标注格式为"有效期至××××年××月"或者"有效期至××××年××月××日"；也可以用数字和其他符号表示为"有效期至××××.××."或者"有效期至××××/××/××"等。

预防用生物制品有效期的标注按照国家药品监督管理部门批准的注册标准执行，治疗用生物制品有效期的标注自分装日期计算，其他药品有效期的标注自生产日期计算。

有效期若标注到日，应当为起算日期对应年月日的前一天，若标注到月，应当为起算月份对应年月的前一月。

按照 24 号令第十七条，药品内标签应当标注有效期项。暂时由于包装尺寸或者技术设备等原因有效期确难以标注为"有效期至某年某月"的，可以标注有效期实际期限，如"有效期 24 个月"。属于该情形的，药品生产企业应当按照《公告》第五条的要求提出补充申请，由省局受理，报国家局审批。

三、药品说明书

（1）药品说明书是基于科学研究数据总结形成的包含药品安全性和有效性等重要信息的法定技术文件，是指导医药专业人员和患者安全、合理用药的重要依据。药品说明书的具体格式、内容和书写要求由国家药品监督管理局制定并发布。

药品说明书应包含安全有效使用药品所必需的科学信息，内容必须翔实，具有知识性、真实性和准确性，在任何项目中不得使用宣传性语言，不可包含虚假和误导性信息。不可夸大有效性，也不能回避不利信息。

（2）药品说明书对疾病名称、药学专业名词、药品名称、临床检验名称和结果的表述，应当采用国家统一颁布或规范的专用词汇，度量衡单位应当符合国家标准的规定。麻醉药品、精神药品、医疗用毒性药品、放射性药品、外用药品和非处方药的标签、说明书，应当印有规定的标志。

（3）药品说明书核准日期和修改日期应当在说明书中醒目标示。

（4）处方药和非处方药说明书。按照药监部门《关于印发非处方药说明书规范细则的通知》（国食药监注〔2006〕540号）之规定，国家根据《药品说明书和标签管理规定》（局令第24号）和《处方药与非处方药分类管理办法》（国家药品监督管理局令第10号），为做好非处方药说明书规范工作，国家局组织制定了《化学药品非处方药说明书规范细则》和《中成药非处方药说明书规范细则》。

① 非处方药、外用药品标识在说明书首页右上角标注。

② 说明书标题

"×××说明书"中的"×××"是指该药品的通用名称。

请仔细阅读说明书并按说明使用或在药师指导下购买和使用

该忠告语必须标注，采用加重字体印刷。

③【禁忌】【注意事项】内容应采用加重字体印刷。

示例如下：

a. 化学药品非处方药说明书格式

非处方药、外用药品标识位置

×××说明书

请仔细阅读说明书并按说明使用或在药师指导下购买和使用

警示语位置

【药品名称】

【成分】

【性状】

【作用类别】

【适应症】

【规格】

【用法用量】

【不良反应】

【禁忌】

【注意事项】

【药物相互作用】

【贮藏】

【包装】

【有效期】

【执行标准】

【批准文号】

【说明书修订日期】

【生产企业】

如有问题可与生产企业联系

b. 中成药非处方药说明书格式

非处方药、外用药品标识位置

×××说明书

请仔细阅读说明书并按说明使用或在药师指导下购买和使用

警示语位置

【药品名称】

【成分】

【性状】

【功能主治】

【规格】

【用法用量】

【不良反应】

【禁忌】

【注意事项】

【药物相互作用】

【贮藏】

【包装】

【有效期】

【执行标准】

【批准文号】

【说明书修订日期】

【生产企业】

如有问题可与生产企业联系

（5）根据《反兴奋剂条例》，药品中含有兴奋剂目录所列禁用物质的，其说明书或者标签应当注明"运动员慎用"字样。

（6）麻醉药品、精神药品、医疗用毒性药品、放射性药品、外用药品和非处方药品等国家规定有专用标识的，其说明书和标签必须印有规定的标识。

（7）OTC类药品说明书的具体格式、内容按照OTC药品说明书范本要求制订。

（8）注册部根据国家局发布的公告及时对公司产品说明书进行备案及修改。

（9）药品说明书和标签中的表述应当科学、规范、准确，文字应当清晰易辨，不得以粘贴、剪切、涂改等方式进行修改或者补充。

（10）中药饮片标签。

① 从饮片生产企业购进的中药饮片，其标签应标明品名、产地、规格、生产企业名称、药品生产许可证号、产品批号、生产日期，并有质量合格的标志。实施批准文号管理的中药饮片必须注明批准文号。

② 从饮片批发企业购进的中药饮片，其标签应注明品名、规格、产地、经营企业名称、生产日期、分装日期，并有质量合格的标志。从饮片生产企业购进再分装批发的中药饮片，其标签还须标明生产企业名称、生产批号。

（11）出口标签及说明书依据出口国批件及当时法规制定。

【能力训练】

能力训练一　药品包装材料的认知

（一）材料准备或背景资料

课前准备多种药品的Ⅰ、Ⅱ类包装材料，药包材登记号；要求学生识别、区分哪些属于Ⅰ类药包材，哪些属于Ⅱ类药包材，并登录网站查询登记信息。即掌握药包材特征和通过技术审评信息，让学生对药包材有更直观和更深刻的认识。

（二）操作步骤或操作要求

序号	步骤	操作说明
1	判断是Ⅰ类还是Ⅱ类药包材	Ⅰ类药包材指直接接触药品且直接使用的药品包装用材料、容器。 Ⅱ类药包材指直接接触药品，但便于清洗，在实际使用过程中经清洗后需要并可以消毒灭菌的药品包装用材料、容器
2	能够查询一个药包材是否通过技术审评	通过登录国家药品监督管理局药品审评中心官网，查询某个药包材登记状态

（三）评价标准

序号	评分标准	分值	得分
1	药包材3个，能根据药包材特点判断是哪类药包材，每判断对一个，计10分	30	
2	药包材登记号3个，查询登记信息，规定时间内，完成查询一个，计10分	30	
3	规定时间为10分钟，超过规定时间，没有完成一种，扣10分，全部完成，计40分	40	
合计		100	

能力训练二　药品内标签和外标签识别 1

（一）材料准备或背景资料

准备药品内包装标签和外包装标签，如下所示，让学生判断哪些是内标签，哪些是外标签。通过实操，使学生对药品标签的理解更深、更透。

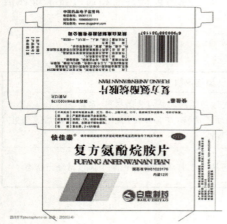 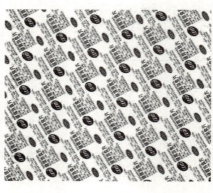 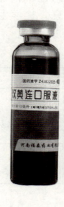

（二）操作步骤或操作要求

序号	步骤	操作说明
1	列举内标签的主要内容	能列出注明的主要内容：药品通用名称、成分、性状、适应症或者功能主治、规格、用法用量、不良反应、禁忌、注意事项、贮藏、生产日期、产品批号、有效期、批准文号、生产企业等内容
2	列举外标签的主要内容	能列出注明的主要内容：药品通用名称、适应症或者功能主治、规格、用法用量、生产日期、产品批号、有效期、生产企业等内容
3	区别内外标签	能对药品的内外标签进行比较分析，说明区别

（三）评价标准

序号	评分标准	分值	得分
1	给出 3 种药品标签，能列出药品内标签和外标签的主要内容，每列出一项，计 1 分	30	
2	能准确指出药品内标签和外标签的主要区别，每指出一项，计 5 分。满分 30 分	30	
3	规定时间为 3 分钟，超过规定时间，没有完成一种，按照 1 和 2 计分规定相应扣分	40	
合计		100	

能力训练三　药品内标签和外标签识别 2

（一）材料准备或背景资料

准备药品内包装标签和外包装标签，如下所示，让学生判断属于哪一类标签。通过实操，使学生对药品标签的理解更深、更透。

 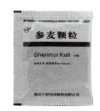 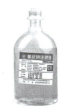

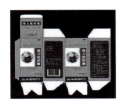 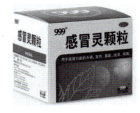 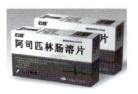

（二）操作步骤或操作要求

序号	步骤	操作说明
1	根据内、外标签的特点判断属于哪一类标签	药品的标签是指药品包装上印有或者贴有的内容，分为内标签和外标签
2	根据内外标签的内容分析属于哪一类标签	药品内标签指直接接触药品的包装的标签，外标签指内标签以外的其他包装的标签

（三）注意事项或常见问题

问：上图氯化钠注射液属于内标签还是外标签？

答：药品包装上印有或者贴有的内容，可分为内标签和外标签。内标签是指直接接触药品包装容器的标签；外标签是指内标签以外的其他包装的标签，通常分为上市最小包装标签及运输、储藏包装标签。氯化钠注射液的标签是上市最小包装标签，应该属于外标签。

（四）评价标准

序号	评分标准	分值	得分
1	标签6个，能判断出属于哪一类标签,每判断对一个，计10分	60	
2	规定时间为10分钟,超过规定时间,没有完成一种,扣10分,全部完成,计40分	40	
合计		100	

【课后练习】

一、单项选择题

1. 说明书【用法用量】项下要求的内容不包括（　　）。

A. 用药剂量
B. 计量方法
C. 疗程期限
D. 药品的装量

【试题答案】D

2. 下列药品有效期标注格式，错误的是（　　）。

A. 有效期至××/××/××××
B. 有效期至××××年××月××日
C. 有效期至××××.××.
D. 有效期至××××/××/××

【试题答案】A

3. 药品商品名称单字面积不得大于通用名称单字面积的（　　）。

A. 二分之一
B. 三分之一
C. 六分之一
D. 五分之一

【试题答案】A

4. 以下有关药品商品名称规定的表述，正确的是（　　）。

A. 药品商品名称的字体颜色应当使用黑色或者白色
B. 药品商品名称的字体以单字面积计不得大于通用名称所用字体的四分之一
C. 药品通用名称的字体和颜色不得比药品商品名称更突出和显著
D. 药品商品名称不得与通用名称同行书写

【试题答案】D

5. 下列文字图案在药品标签中可以出现的是（　　）。

A. 企业形象标识、企业防伪标识
B. 进口原料、专利药品
C. ××省专销、××总代理
D. 印刷企业、印刷批次

【试题答案】A

二、配伍选择题

A. 说明书
B. 标签
C. 执行标准
D. 注册商标

1. 根据《药品说明书和标签管理规定》

(1) 药品生产企业供上市销售的药品最小包装必须附有（　　）。

(2) 药品包装必须印有或贴有（　　）。

【试题答案】A、B

2. A. 药品说明书
B. 药品外标签
C. 运输包装的标签
D. 原料药标签

(1) 应当列出全部活性成分或者组方中的全部中药药味的是（　　）。

(2) 应当注明药品名称、贮藏、生产日期、产品批号、有效期、执行标准、批准文号、生产企业等内容的是（　　）。

【试题答案】A、D

3. A. 注射剂说明书
B. 原料药标签
C. 药品内标签
D. 药品外标签

(1) 应当列出全部辅料名称的是（　　）。

(2) 应当标示执行标准的是（　　）。

【试题答案】A、B

4. A. 有效期　　　　　　　　　B. 规格
　　C. 产品批号　　　　　　　　D. 执行标准
（1）药品内标签的内容不包括（　　　）。
（2）原料药标签的内容不包括（　　　）。
【试题答案】D、B

三、综合分析题

　　某药品生产企业为了降低生产成本，去除小瓶外边的纸盒包装，将小瓶作为最小销售包装进行销售，请问更改后的小瓶上的标签属于内标签还是外标签？

任务四　保障药品安全

【基本知识】

一、药品安全与药品风险

药品安全风险为人们使用药品后，产生能引起人体生理与生化机能紊乱等有害反应的可能性，以及损害发生的严重性的结合。药品安全风险客观存在，这主要是由于药品具有两重性，一方面可以防病治病，另一方面也可能引起不良反应，使用不当会危害人体健康。任何药品的安全性都是相对的，药品本身就具有不可避免的安全风险。

（一）药品安全风险的特点、分类

药品安全风险大致有以下几方面特点。

（1）复杂性。一方面，药品安全风险存在于药品生命周期的各个环节，受多种因素影响，任何一个环节出现问题，都会破坏整个药品安全链；另一方面，药品安全风险主体多样化，即风险的承担主体不只是患者，还包括药品生产者、经营者、医生等。

（2）不可预见性。由于受限于当代的认识水平与人体免疫系统的个体差异，以及有些药品存在蓄积毒性的特点，药品的风险往往难以预计。

（3）不可避免性。由于人类对药品认识的局限性，药品不良反应往往会伴随着治疗作用不可避免地发生，这也是人们必须要承担的药物负面作用。

药品安全风险可分为自然风险和人为风险。

自然风险，又称"必须风险""固有风险"，是药品的内在属性，属于药品设计风险。

人为风险，属于"偶然风险"的范畴，属于药品制造风险和使用风险，主要来源于不合理用药、用药差错、药品质量问题、政策制度设计及管理导致的风险，是我国药品安全风险的关键因素。

（二）药品安全风险管理的主要措施

加强药品安全风险管理可以从四个方面着手：

首先，需要健全药品安全监管的各项法律法规。现有的对药品上市前的注册审评，药品上市后的不良反应监测，以及对存在安全隐患的药品实行召回，对已上市药品进行再评价等法律法规，是我国药品安全风险管理的法律基础。

其次，要完善药品安全监管的相关组织体系建设。目前国家药品监督管理局下设有药品注册管理司、药品监督管理司、药品审评中心、国家药品不良反应监测中心等机构，形成了我国药品安全监管的行政和技术支撑体系。

再次，要加强药品研制、生产、经营、使用环节的全过程管理。药品上市许可持有人要始终以保护公众健康为中心，依法对药品研制、生产、经营、使用全过程中药品的安全性、有效性和质量可控性负责，承担药品全生命周期质量与风险管理的主体责任。

最后，要建立药品追溯系统。所有药品上市许可持有人、生产企业、经营企业、使用单位都应当通过信息化手段建立这一系统，实现"一物一码，物码同追"，及时准确记录、保存药品追溯数据，形成互联互通药品追溯数据链，实现药品生产、流通和使用全过程来源可查、去向可追；有效防范非法药品进入合法渠道；确保发生质量安全风险的药品可召回、责任可追究。

（三）药物警戒制度

《药品管理法》第十二条规定：国家建立药物警戒制度，对药品不良反应及其他与用药有关的有害反应进行监测、识别、评估和控制。根据《中华人民共和国药品管理法》《中华人民共和国疫苗管理法》，为规范和指导药品上市许可持有人和药品注册申请人的药物警戒活动，国家药监局组织制定了《药物警戒质量管理规范》，自 2021 年 12 月 1 日起正式施行。药物警戒活动是指对药品不良反应及其他与用药有关的有害反应进行监测、识别、评估和控制的活动。

二、假劣药与生产销售假劣药的法律责任

（一）假劣药定义

《药品管理法》第九十八条规定：禁止生产（包括配制）、销售、使用假药、劣药。

1. 假药

有下列情形之一的，为假药：

（1）药品所含成分与国家药品标准规定的成分不符；

（2）以非药品冒充药品或者以他种药品冒充此种药品；

（3）变质的药品；

（4）药品所标明的适应症或者功能主治超出规定范围。

2. 劣药

有下列情形之一的，为劣药：

（1）药品成分的含量不符合国家药品标准；

（2）被污染的药品；

（3）未标明或者更改有效期的药品；

（4）未注明或者更改产品批号的药品；

（5）超过有效期的药品；

（6）擅自添加防腐剂、辅料的药品；

（7）其他不符合药品标准的药品。

禁止未取得药品批准证明文件生产、进口药品；禁止使用未按照规定审评、审批的原料药、包装材料和容器生产药品。

（二）主体责任

1. 生产、销售假药主体的行政责任

生产、销售假药的，没收违法生产、销售的药品和违法所得，责令停产停业整顿，吊销药品批准证明文件，并处违法生产、销售的药品货值金额十五倍以上三十倍以下的罚款；货值金额不足十万元的，按十万元计算；情节严重的，吊销药品生产许可证、药品经营许可证或者医疗机构制剂许可证，十年内不受理其相应申请；药品上市许可持有人为境外企业的，十年内禁止其药品进口。

2. 生产、销售假药的刑事责任

《刑法》第一百四十一条规定，生产、销售假药的，处三年以下有期徒刑或者拘役，并处罚金；对人体健康造成严重危害或者有其他严重情节的，处三年以上十年以下有期徒刑，并处罚金；致人死亡或者有其他特别严重情节的，处十年以上有期徒刑、无期徒刑或者死刑，并处罚金或者没收财产。

根据最高人民法院、最高人民检察院 2022 年 3 月 3 日发布的《关于办理危害药品安全刑事案件适用法律若干问题的解释》的规定，生产、销售、提供假药，具有下列情形之一的，应当认定为刑法第一百四十一条规定的"对人体健康造成严重危害"：

（1）造成轻伤或者重伤的；

（2）造成轻度残疾或者中度残疾的；

（3）造成器官组织损伤导致一般功能障碍或者严重功能障碍的；

（4）其他对人体健康造成严重危害的情形。

生产、销售、提供假药，具有下列情形之一的，应当认定为刑法第一百四十一条规定的"其他严重情节"：

（1）造成较大突发公共卫生事件的；

（2）生产、销售、提供假药的金额二十万元以上不满五十万元的；

（3）生产、销售、提供假药的金额十万元以上不满二十万元，并具有本解释第一条规定情形之一的；

（4）根据生产、销售、提供的时间、数量、假药种类、对人体健康危害程度等，应当认定为情节严重的。

生产、销售、提供假药，具有下列情形之一的，应当认定为刑法第一百四十一条规定的"其他特殊严重情节"：

（1）致人重度残疾的；

（2）造成三人以上重伤、中度残疾或者器官组织损伤导致严重功能障碍的；

（3）造成五人以上轻度残疾或者器官组织损伤导致一般功能障碍的；

（4）造成十人以上轻伤的；

（5）造成重大、特别重大突发公共卫生事件的；

（6）生产、销售、提供假药的金额五十万元以上的；

（7）生产、销售、提供假药的金额二十万元以上不满五十万元，并具有本解释第一条规定情形之一的；

（8）根据生产、销售、提供的时间、数量、假药种类、对人体健康危害程度等，应当认定为情节特别严重的。

3. 生产、销售劣药的行政责任

生产、销售劣药的，没收违法生产、销售的药品和违法所得，并处违法生产、销售的药品货值金额十倍以上二十倍以下的罚款；违法生产、批发的药品货值金额不足十万元的，按十万元计算，违法零售的药品货值金额不足一万元的，按一万元计算；情节严重的，责令停产停业整顿直至吊销药品批准证明文件、药品生产许可证、药品经营许可证或者医疗机构制剂许可证。

生产、销售的中药饮片不符合药品标准，尚不影响安全性、有效性的，责令限期改正，给予警告；可以处十万元以上五十万元以下的罚款。

4. 生产、销售劣药的刑事责任

刑事责任认定及刑罚按《刑法》第一百四十二条规定，生产、销售劣药，对人体健康造成严重危害的，处三年以上十年以下有期徒刑，并处罚金；后果特别严重的，处十年以上有期徒刑或者无期徒刑，并处罚金或者没收财产。

具有下列情形之一的，应当认定为"对人体健康造成严重危害"：

（1）造成轻伤或者重伤的；

（2）造成轻度残疾或者中度残疾的；

（3）造成器官组织损伤导致一般功能障碍或者严重功能障碍的；

（4）其他对人体健康造成严重危害的情形。

从重处罚 有下列行为之一的，在《药品管理法》规定的处罚幅度内从重处罚：

（1）以麻醉药品、精神药品、医疗用毒性药品、放射性药品、药品类易制毒化学品冒充其他药品，或者以其他药品冒充上述药品；

（2）生产、销售以孕产妇、儿童为主要使用对象的假药、劣药；

（3）生产、销售的生物制品属于假药、劣药；

（4）生产、销售假药、劣药，造成人身伤害后果；

（5）生产、销售假药、劣药，经处理后再犯；

（6）拒绝、逃避监督检查，伪造、销毁、隐匿有关证据材料，或者擅自动用查封、扣押物品。

5. 相关人员承担的行政责任

生产、销售假药，或者生产、销售劣药且情节严重的，对法定代表人、主要负责人、直接负责的主管人员和其他责任人员，没收违法行为发生期间自本单位所获收入，并处所获收入百分之三十以上三倍以下的罚款，终身禁止从事药品生产经营活动，并可以由公安机关处五日以上十五日以下的拘留。

对生产者专门用于生产假药、劣药的原料、辅料、包装材料、生产设备予以没收。

药品使用单位使用假药、劣药的，按照销售假药、零售劣药的规定处罚；情节严重的，法定代表人、主要负责人、直接负责的主管人员和其他责任人员有医疗卫生人员执业证书的，还应当吊销执业证书。

6. 为生产、销售假劣药提供储存、运输等便利条件的主体应承担的法律责任

知道或者应当知道属于假药、劣药或者《药品管理法》第一百二十四条第一款第一项至第五项规定的药品，而为其提供储存、运输等便利条件的，没收全部储存、运输收入，并处违法收入一倍以上五倍以下的罚款；情节严重的，并处违法收入五倍以上十五倍以下的罚款；违法收入不足五万元的，按五万元计算。

第一百二十四条第一款第一项至第五项规定：

（1）未取得药品批准证明文件生产、进口药品；

（2）使用采取欺骗手段取得的药品批准证明文件生产、进口药品；

（3）使用未经审评审批的原料药生产药品；

（4）应当检验而未经检验即销售药品；

（5）生产、销售国务院药品监督管理部门禁止使用的药品。

三、药物警戒与药品不良反应

（一）药物警戒活动

是指对药品不良反应及其他与用药有关的有害反应进行监测、识别、评估和控制的活动。

（二）药品不良反应

是指合格药品在正常用法用量下出现的与用药目的无关的有害反应。

（三）严重药品不良反应

符合以下情形之一的应当评价为严重药品不良反应：

（1）导致死亡；

（2）危及生命（指发生药品不良反应的当时，患者存在死亡风险，并不是指药品不良反应进一步恶化才可能出现死亡）；

（3）导致住院或住院时间延长；

（4）导致永久或显著的残疾或功能丧失；

（5）导致先天性异常或出生缺陷；

（6）导致其他重大医学事件，若不进行治疗可能出现上述所列情况的。

（四）药物警戒活动的主体

药品上市许可持有人（以下简称"持有人"）和获准开展药物临床试验的药品注册申请人

（以下简称"申办者"）开展药物警戒活动。

（五）药物警戒活动的合作参与者

医疗机构、药品生产企业、药品经营企业、药物临床试验机构、科研院所、行业协会等。

（六）药物警戒活动内容

（1）设置合理的组织机构；
（2）配备满足药物警戒活动所需的人员、设备和资源；
（3）制订符合法律法规要求的管理制度；
（4）制订全面、清晰、可操作的操作规程；
（5）建立有效、畅通的疑似药品不良反应信息收集途径；
（6）开展符合法律法规要求的报告与处置活动；
（7）开展有效的风险信号识别和评估活动；
（8）对已识别的风险采取有效的控制措施；
（9）确保药物警戒相关文件和记录可获取、可查阅、可追溯。

（七）药物警戒部门职责

（1）疑似药品不良反应信息的收集、处置与报告；
（2）识别和评估药品风险，提出风险管理建议，组织或参与开展风险控制、风险沟通等活动；
（3）组织撰写药物警戒体系主文件、定期安全性更新报告、药物警戒计划等；
（4）组织或参与开展药品上市后安全性研究；
（5）组织或协助开展药物警戒相关的交流、教育和培训；
（6）其他与药物警戒相关的工作。

（八）药品不良反应信息的收集

（1）持有人应当主动开展药品上市后监测，建立并不断完善信息收集途径，主动、全面、有效地收集药品使用过程中的疑似药品不良反应信息，包括来源于自发报告、上市后相关研究及其他有组织的数据收集项目、学术文献和相关网站等涉及的信息。

（2）持有人可采用电话、传真、电子邮件等多种方式从医疗机构收集疑似药品不良反应信息。

（3）持有人应当通过药品生产企业、药品经营企业收集疑似药品不良反应信息，保证药品生产、经营企业向其报告药品不良反应的途径畅通。

（4）持有人应当通过药品说明书、包装标签、门户网站公布的联系电话或邮箱等途径收集患者和其他个人报告的疑似药品不良反应信息，保证收集途径畅通。

（5）持有人应当定期对学术文献进行检索，制订合理的检索策略，根据品种安全性特征等确定检索频率，检索的时间范围应当具有连续性。

（6）由持有人发起或资助的上市后相关研究或其他有组织的数据收集项目，持有人应当确保相关合作方知晓并履行药品不良反应报告责任。

（7）对于境内外均上市的药品，持有人应当收集在境外发生的疑似药品不良反应信息。

（8）对于创新药、改良型新药、省级及以上药品监督管理部门或药品不良反应监测机构要求关注的品种，持有人应当根据品种安全性特征加强药品上市后监测，在上市早期通过在药品说明书、包装、标签中进行标识等药物警戒活动，强化医疗机构、药品生产企业、药品经营企业和患者对疑似药品不良反应信息的报告意识。

（九）药品不良反应信息的报告

持有人向国家药品不良反应监测系统提交的个例药品不良反应报告，应当至少包含可识别的患者、可识别的报告者、怀疑药品和药品不良反应的相关信息。个例药品不良反应报告应当按规定时限要求提交。严重不良反应尽快报告，不迟于获知信息后的 15 日，非严重不良反应不迟于获知信息后的 30 日。跟踪报告按照个例药品不良反应报告的时限提交。

《药品不良反应报告和监测管理办法》规定：

个例药品不良反应：药品生产、经营企业和医疗机构发现或者获知新的、严重的药品不良反应应当在 15 日内报告，其中死亡病例须立即报告；其他药品不良反应应当在 30 日内报告。有随访信息的，应当及时报告。个人发现新的或者严重的药品不良反应，可以向经治医师报告，也可以向药品生产、经营企业或者当地的药品不良反应监测机构报告，必要时提供相关的病历资料。

药品群体不良事件：药品生产、经营企业和医疗机构获知或者发现药品群体不良事件后，应当立即通过电话或者传真等方式报所在地的县级药品监督管理部门、卫生行政部门和药品不良反应监测机构，必要时可以越级报告；同时填写《药品群体不良事件基本信息表》，对每一病例还应当及时填写《药品不良反应/事件报告表》，通过国家药品不良反应监测信息网络报告。

（十）药品安全风险识别与评估

持有人应当对各种途径收集的疑似药品不良反应信息开展信号检测，及时发现新的药品安全风险。持有人在开展信号检测时，应当重点关注以下信号：

(1) 药品说明书中未提及的药品不良反应，特别是严重的药品不良反应；

(2) 药品说明书中已提及的药品不良反应，但发生频率、严重程度等明显增加的；

(3) 疑似新的药品与药品、药品与器械、药品与食品间相互作用导致的药品不良反应；

(4) 疑似新的特殊人群用药或已知特殊人群用药的变化；

(5) 疑似不良反应呈现聚集性特点，不能排除与药品质量存在相关性的。

持有人应当及时对新的药品安全风险开展评估，分析影响因素，描述风险特征，判定风险类型，评估是否需要采取风险控制措施等。评估应当综合考虑药品的获益-风险平衡。

常规风险控制措施包括修订药品说明书、标签、包装，改变药品包装规格，改变药品管理状态等。特殊风险控制措施包括开展医务人员与患者的沟通和教育、药品使用环节的限制、患者登记等。需要紧急控制的，可采取暂停药品生产、销售及召回产品等措施。当评估认为药品风险大于获益的，持有人应当主动申请注销药品注册证书。

沟通方式包括发送致医务人员的函、患者安全用药提示以及发布公告、召开发布会等。致医务人员的函可通过正式信函发送至医务人员，或可通过相关医疗机构、药品生产企业、药品经营企业或行业协会发送，必要时可同时通过医药学专业期刊或报纸、具有互联网医药服务资质的网站等专业媒体发布。患者安全用药提示可随药品发送至患者，或通过大众媒体进行发布，其内容应当简洁、清晰、通俗易懂。沟通工作应当符合相关法律法规要求，不得包含任何广告或产品推广性质的内容。一般情况下，沟通内容应当基于当前获批的信息。

出现下列情况的，应当紧急开展沟通工作：

(1) 药品存在需要紧急告知医务人员和患者的安全风险，但正在流通的产品不能及时更新说明书的；

(2) 存在无法通过修订说明书纠正的不合理用药行为，且可能导致严重后果的；

(3) 其他可能对患者或公众健康造成重大影响的情况。

在药品风险识别和评估的任何阶段，持有人认为风险可能严重危害患者生命安全或公众健康的，应当立即采取暂停生产、销售及召回产品等风险控制措施，并向所在地省级药品监督管理部门报告。

（十一）药品上市后安全性研究

药品上市后开展的以识别、定性或定量描述药品安全风险，研究药品安全性特征，以及评估风险控制措施实施效果为目的的研究均属于药品上市后安全性研究。

创新药和改良型新药应当自取得批准证明文件之日起每满 1 年提交一次定期安全性更新报告，直至首次再注册，之后每 5 年报告一次。其他类别的药品，一般应当自取得批准证明文件之日起每 5 年报告一次。药品监督管理部门或药品不良反应监测机构另有要求的，应当按照要求提交。

（十二）临床试验期间药物警戒

与注册相关的药物临床试验期间，申办者应当积极与临床试验机构等相关方合作，严格落实安全风险管理的主体责任。申办者应当建立药物警戒体系，全面收集安全性信息并开展风险监测、识别、评估和控制，及时发现存在的安全性问题，主动采取必要的风险控制措施，并评估风险控制措施的有效性，确保风险最小化，切实保护好受试者安全。

药物警戒体系及质量管理可参考前述上市后相关要求，并可根据临床试验期间药物警戒要求进行适当调整。

临床试验期间，申办者应当在规定时限内及时向国家药品审评机构提交可疑且非预期严重不良反应个例报告。

对于致死或危及生命的可疑且非预期严重不良反应，申办者应当在首次获知后尽快报告，但不得超过 7 日，并应在首次报告后的 8 日内提交信息尽可能完善的随访报告。

对于死亡或危及生命之外的其他可疑且非预期严重不良反应，申办者应当在首次获知后尽快报告，但不得超过 15 日。

提交报告后，应当继续跟踪严重不良反应，以随访报告的形式及时报送有关新信息或对前次报告的更改信息等，报告时限为获得新信息起 15 日内。

四、药品召回

《药品管理法》第八十二条规定：药品存在质量问题或者其他安全隐患的，药品上市许可持有人应当立即停止销售，告知相关药品经营企业和医疗机构停止销售和使用，召回已销售的药品，及时公开召回信息，必要时应当立即停止生产，并将药品召回和处理情况向省、自治区、直辖市人民政府药品监督管理部门和卫生健康主管部门报告。药品生产企业、药品经营企业和医疗机构应当配合。药品上市许可持有人依法应当召回药品而未召回的，省、自治区、直辖市人民政府药品监督管理部门应当责令其召回。

（一）药品召回的由来与意义

召回的药品是指存在安全隐患的药品，即发现有可能对健康带来危害的药品。药品召回可以有效降低缺陷药品所导致的风险，最大限度保障公众用药安全；还可降低行政执法成本，简化由严重药品不良反应造成的复杂经济纠纷，降低可能发生的更大数额的赔偿；同时可以维护企业的良好形象，维护消费者对企业的信赖，为广大消费者安全用药建立一道保护屏障。除企业实施召回外，为确保药品召回的效果，需要监管部门的指导和监督，也需要公众的参与。

《药品召回管理办法》（局令第 29 号）发布，标志着我国药品召回制度正式开始实施。

（二）药品召回的有关概念

1. 定义

药品召回是指药品生产企业，包括进口药品的境外制药厂商，按照规定程序收回已上市销售的存在安全隐患的药品，已经确认为假药、劣药的，不适用召回程序。

安全隐患是指由于研发、生产等原因可能使药品具有的危及人体健康和生命安全的不合理危险。

2. 药品召回分类

（1）主动召回。是指药品生产企业对收集的信息进行分析，对可能存在安全隐患的药品进行调查评估，发现药品存在安全隐患的，由该药品生产企业决定召回。

（2）责令召回。是指药品监管部门经过调查评估，认为存在安全隐患，药品生产企业当召回药品而未主动召回的，责成药品生产企业召回药品。必要时，药品监督管理部门可要求药品生产企业、经营企业和使用单位立停止销售和使用该药品。

3. 药品召回分级

根据药品安全隐患的严重程度，药品召回分为三级：对使用该药品可能引起严重健康危害的实施一级召回；对使用该药品可能引起暂时的或者可逆的健康危害的实施二级召回；对使用该药品一般不会引起健康危害，但由于其他原因需要收回的实施三级召回。

（三）药品生产企业、药品经营企业和使用单位的义务

1. 药品召回的责任主体

药品生产企业是药品召回的责任主体。药品生产企业应当保存完整的购销记录，建立和完善药品召回制度，收集药品安全的相关信息，对可能具有安全隐患的药品进行调查、评估，召回存在安全隐患的药品。

进口药品的境外制药厂商与境内药品生产企业一样也是药品召回的责任主体，履行相同的义务。进口药品需要在境内进行召回的，由进口的企业负责具体实施。

2. 销售与使用单位的职责

药品经营企业、使用单位发现其经营、使用的药品存在安全隐患的，应当立即停止销售或者使用该药品，通知药品生产企业或者供货商，并向药品监督管理部门报告。药品经营企业和使用单位应当建立和保存完整的购销记录，保证销售药品的可溯源性。

在药品生产企业实施药品召回时，药品经营企业、使用单位应当协助药品生产企业履行召回义务，按照召回计划的要求及时传达、反馈药品召回信息，控制和收回存在安全隐患的药品。

（四）主动召回和责令召回

1. 主动召回

（1）生产企业药品召回的时间规定　药品生产企业在作出药品召回决定后，应当制订召回计划并组织实施：一级召回在 24 小时内，二级召回在 48 小时内，三级召回在 72 小时内，通知到有关药品经营企业、使用单位停止销售和使用，同时向所在地省级药品监督管理部门报告。

药品生产企业在启动药品召回后，一级召回在 1 日内，二级召回在 3 日内，三级召回在 7 日内，应当将调查评估报告和召回计划提交给所在地省级药品监督管理部门备案。省级药品监督管理部门应当将收到一级药品召回的调查评估报告和召回计划报告国家药品监督管理部门。

药品生产企业在实施召回的过程中，一级召回每日，二级召回每 3 日，三级召回每 7 日，向所在地省级药品监督管理部门报告药品召回进展情况。

（2）药品调查评估报告　调查评估报告内容包括：召回药品的具体情况，包括名称、批次等药品信息；实施召回的原因；调查评估结果；召回分级。

（3）召回计划　召回计划的主要内容包括：药品生产销售情况及拟召回的数量（一级销售明细单）；召回措施的具体内容（包括实施的组织、召回的范围和时限等）；召回信息的公布途径与范围（企业对外网站、报纸、电台、电视等媒体）；召回的预期效果（根据拟召回与可召回比例得出，部分/基本/彻底消除安全隐患）；药品召回后的处理措施（如：外包装不符合标准要求的，可经重新检验，确认符合质量标准后，进行返工；药品浓度、纯度等内在质量不符合药品质量标准的，应当在药品监督管理部门监督下销毁）；联系人的姓名及联系方式（为实现有效召回，对

于全国范围性的召回，可提供各省或主要地区的召回联系人及联系方式）。

（4）召回的监管　省级药品监督管理部门可以根据实际情况组织专家对药品生产企业提交的召回计划进行评估，认为药品生产企业所采取的措施不能有效消除安全隐患的，可以要求药品生产企业采取扩大召回范围、缩短召回时间等更为有效的措施。

药品生产企业对召回药品的处理应当有详细的记录，并向药品生产企业所在地省级药品监督管理部门报告。必须销毁的药品，应当在药品监督管理部门监督下销毁。

药品生产企业在召回完成后，应当对召回效果进行评价，向所在地省级药品监督管理部提交药品召回总结报告。省级药品监督管理部门对报告进行审查，并对召回效果进行评价，必要时组织专家进行审查和评价。经过审查和评价，认为召回不彻底或者需要采取更为有效的措施的，药品监督管理部门应当要求药品生产企业重新召回或者扩大召回范围。

2. 责令召回

（1）责令召回通知书　药品监督管理部门作出责令召回决定，应当将责令召回通知书送达药品生产企业，通知书包括以下内容：召回药品的具体情况，包括名称、批次等基本信息；实施召回的原因；调查评估结果；召回要求，包括范围和时限等。

（2）召回的时间规定　药品生产企业被要求执行药品召回决定后，应当制订召回计划并组织实施，一级召回在 24 小时内，二级召回在 48 小时内，三级召回在 72 小时内，通知到有关药品经营企业、使用单位停止销售和使用，同时向所在地省级药品监督管理部门报告。

药品生产企业应当向药品监督管理部门报告药品召回的相关情况，进行召回药品的后续处理。药品监督管理部门应当对企业提交的药品召回总结报告进行审查，并对召回效果进行评价。经过审查和评价，认为召回不彻底或者需要采取更为有效的措施的，药品监督管理部门可以要求药品生产企业重新召回或者扩大召回范围。

（五）药品召回的监督管理

国家药品监督管理部门监督全国药品召回的管理工作。

召回药品的生产企业所在地省级药品监督管理部门负责药品召回的监督管理工作，其他省级药品监督管理部门应当配合、协助做好药品召回的有关工作。国家药品监督管理部门和省级药品监督管理部门应当建立药品召回信息公开制度，采用有效途径向社会公布存在安全隐患的药品信息和药品召回的情况。

药品监督管理部门对药品可能存在的安全隐患开展调查时，药品生产企业应当予以协助。药品经营企业、使用单位应当配合药品生产企业或者药品监督管理部门开展有关药品安全隐患的调查，提供有关资料。

五、实施药品信息化追溯

（一）药品信息化追溯体系

药品信息化追溯体系是药品上市许可持有人、生产企业、经营企业、使用单位、药品监督管理部门、消费者等与药品质量安全相关的追溯相关方，通过信息化手段，对药品生产、流通和使用等各环节的信息进行追踪、溯源的有机整体。

1. 责任主体

药品上市许可持有人、生产企业、经营企业、使用单位是药品质量安全的责任主体，负有追溯义务。药品上市许可持有人和生产企业承担药品追溯系统建设的主要责任，药品经营企业和使用单位应当配合药品上市许可持有人和生产企业，建成完整的药品追溯系统，履行各自的追溯责任。

2. 工作目标

药品上市许可持有人、生产企业、经营企业、使用单位通过信息化手段建立药品追溯系统，及时准确记录、保存药品追溯数据，形成互联互通药品追溯数据链，实现药品生产、流通和使用全过程来源可查、去向可追；有效防范非法药品进入合法渠道；确保发生质量安全风险的药品可召回、责任可追究。

3. 药品信息化追溯体系建设

药品上市许可持有人和生产企业应履行药品信息化追溯管理责任，按照统一药品追溯编码要求，对产品各级销售包装单元赋以唯一追溯标识，以实现信息化追溯。药品上市许可持有人和生产企业在销售药品时，应向下游企业或医疗机构提供相关追溯信息，以便下游企业或医疗机构验证反馈。药品上市许可持有人和生产企业要能及时、准确获得所生产药品的流通、使用等全过程信息。

药品批发企业在采购药品时，向上游企业索取相关追溯信息，在药品验收时进行核对，并将核对信息反馈上游企业；在销售药品时，应向下游企业或医疗机构提供相关追溯信息。

药品零售和使用单位在采购药品时，向上游企业索取相关追溯信息，在药品验收时进行核对，并将核对信息反馈上游企业；在销售药品时，应保存销售记录明细，并及时调整售出药品的相应状态标识。

鼓励信息技术企业作为第三方技术机构，为药品上市许可持有人、生产企业、经营企业、使用单位提供药品追溯信息技术服务。

药品上市许可持有人、生产企业、经营企业、使用单位应当按照质量管理规范要求对相关活动进行记录，记录应当真实、准确、完整、防篡改和可追溯，并应按照监管要求，向监管部门提供相关数据；要通过药品追溯系统实现追溯信息存储、交换、互联互通，为社会公众提供信息查询。药品上市许可持有人和生产企业可以自建药品信息化追溯系统，也可以采用第三方技术机构的服务。药品经营企业和使用单位应配合药品上市许可持有人和生产企业建设追溯系统，并将相应追溯信息上传到追溯系统。

（二）药品追溯码

药品溯源码如同药品的电子身份证号码，用于唯一标识药品销售包装单元，是由一系列数字、字母和（或）符号组成的代码，通过一定的载体（如一维码、二维码、电子标签等）赋码到药品的各级销售包装单元上。药品追溯码是建立药品实体与其追溯数据关系的钥匙，是实现"一物一码，物码同追"药品追溯的必要前提和重要基础。

从构成上讲，药品追溯码应包含药品标识码和生产标识码。药品标识码为识别药品上市许可持有人/生产企业、药品通用名称、剂型、制剂规格和包装规格的唯一代码；生产标识码由药品生产过程相关信息的代码组成，应至少包含药品单品序列号，根据实际应用需求，还可包含药品生产批次号、生产日期、有效期等。

有了药品追溯码，通过区块链技术，消费者可对医药药品在供应链上所有环节的关键细节和相关信息，包括药品的生产日期、价格、疗效、流通情况等进行查询，甚至追溯至原材料采购阶段。此外，一旦发现存在安全隐患的药品，通过记录的药品流通信息，找出问题环节，方便厂商和监管部门迅速介入，并在第一时间召回问题药品，真正做到从源头上保障用药安全。

【能力训练】

能力训练一 假劣药判断及相关处理决定实训

（一）材料准备或背景资料

为规范药品零售环节经营行为，某地药品监督管理部门对辖区内药品零售企业开展监督检查。检查发现：某药品零售企业屡次绕开计算机系统销售过期的盐酸二甲双胍缓释片、二甲双胍格列本脲胶囊等药品。请结合所学法律知识，对某药品零售企业的销售行为进行评价，并做出处理决定。

（二）操作步骤或操作要求

序号	步骤	操作说明
1	能判断案例情形违反哪些法律法规	能列出如《药品管理法》第九十八条规定:有下列情形之一的,为劣药：（五）超过有效期的药品
2	能判断案例情形是何种违法行为	能判断案例情形是销售劣药行为
3	能依据相关法律法规做出处理决定,即违反规定承担法律后果	依据《药品管理法》第一百一十七条规定:生产、销售劣药的,没收违法生产、销售的药品和违法所得,并处违法生产、销售的药品货值金额十倍以上二十倍以下的罚款;违法生产、批发的药品货值金额不足十万元的,按十万元计算,违法零售的药品货值金额不足一万元的,按一万元计算;情节严重的,责令停产停业整顿直至吊销药品批准证明文件、药品生产许可证、药品经营许可证或者医疗机构制剂许可证。上述案例情形应该：没收违法销售的盐酸二甲双胍缓释片、二甲双胍格列本脲胶囊等药品,并处销售的药品货值金额至少10万元罚款

（三）注意事项或常见问题

2019版《药品管理法》对假劣药的定义及假劣药的处罚变动很大，取消了按照假劣药情形论处，且加大了处罚力度。要按照最新规定进行判断与处理。

（四）评价标准

序号	评分标准	分值	得分
1	能判断案例情形违反哪些法律法规	20	
2	能判断案例情形是何种违法行为	20	
3	能说明依据相关法律法规（20分）做出处理决定,即违反规定承担法律后果（40分）	60	
合计		100	

能力训练二 药品不良反应实训

（一）材料准备或背景资料

2020 年 1 月，某医疗机构医师向某门诊患者开具一种口服给药的非限制使用级抗菌药物，用药后患者出现严重剥脱性皮炎，经全力救治，患者病情逐渐好转。患者家属认为是医疗事故，向法院起诉要求赔偿，经鉴定，该药品质量合格，用药方案符合规范，该医疗机构治疗和处置适当，患者的严重剥脱性皮炎系用药所致罕见药品不良反应，且药品说明书未记载，相关文献中只有个案报道。请问，该药品不良反应属于哪种类型不良反应？医疗机构报告该药品不良反应的时限是多久？该医疗机构怎样处理该药品？

（二）操作步骤或操作要求

序号	步骤	操作说明
1	能根据所学知识判断该药品不良反应属于哪种类型不良反应	能判断该药品不良反应为新的药品不良反应
2	能指出医疗机构报告该药品不良反应的时限	15 日内
3	能说出该医疗机构处理该药品的措施	必须由具有相应抗菌药物处方权的医师严格掌握用药指征后，可继续使用该药品

（三）评价标准

序号	评分标准	分值	得分
1	能根据所学知识判断该药品不良反应属于哪种类型不良反应	30	
2	能指出医疗机构报告该药品不良反应的时限	30	
3	能说出该医疗机构处理该药品的措施	40	
合计		100	

能力训练三　药品召回实训

（一）材料准备或背景资料

甲省乙医院经过招标，从丙医药公司采购丁药品生产企业生产的某注射液，在临床应用过程中，发生死亡病例。

（1）应制订召回计划并组织实施的主体是？

（2）对该注射液应实施几级召回？

（3）作出召回决定后，向所在地省级药品监督管理部门报告的时限为？

（4）启动药品召回后，应当将调查评估报告和召回计划提交给所在地省级药品监督管理部门备案的时限为？

（5）在实施召回的过程中，向所在地省级药品监督管理部门报告药品召回进展情况的频率为？

（二）操作步骤或操作要求

序号	步骤	操作说明
1	能制订召回计划并组织实施的主体	能判断制订召回计划并组织实施的主体是药品生产企业
2	能指出召回属于几级召回	该案例中"丁药品生产企业生产的某注射液，在临床应用过程中，发生死亡病例"，属于一级召回
3	作出召回决定后，能明确向所在地省级药品监督管理部门报告的时限	一级召回，报告时限为24小时
4	启动药品召回后，应当将调查评估报告和召回计划提交给所在地省级药品监督管理部门备案的时限	一级召回，将调查评估报告和召回计划提交备案的时限为1日内
5	在实施召回的过程中，向所在地省级药品监督管理部门报告药品召回进展情况的频率为	一级召回，报告药品召回进展情况的频率为每日报告

（三）评价标准

序号	评分标准	分值	得分
1	能制订召回计划并组织实施的主体	20	
2	能指出召回属于几级召回	20	
3	作出召回决定后，能明确向所在地省级药品监督管理部门报告的时限	20	
4	启动药品召回后，应当将调查评估报告和召回计划提交给所在地省级药品监督管理部门备案的时限	20	
5	在实施召回的过程中，向所在地省级药品监督管理部门报告药品召回进展情况的频率为	20	
合计		100	

能力训练四　药品追溯实训

（一）材料准备或背景资料

老师准备一些药品包装或图片，要求学生分析药品追溯码的结构组成，并扫描验证药品有关信息。

（二）操作步骤或操作要求

序号	步骤	操作说明
1	能在药品包装上发现药品追溯码	
2	能分析药品追溯码	药品识别码和生产识别码组成

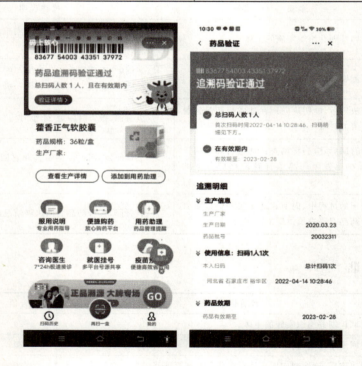

（三）评价标准

序号	评分标准	分值	得分
1	能在药品包装上发现药品追溯码	40	
2	能分析药品追溯码	60	
合计		100	

【课后练习】

一、单项选择题

1. 根据药品安全隐患的严重程度，药品召回分为三级。其中，一级召回的管理要求是（　　）。

A. 一级召回只适用于使用后可能引起暂时的或可逆的健康危害的药品

B. 在启动召回计划3日内，应将调查评估报告和召回计划提交给国家药品监督管理部门备案

C. 在作出召回决定后24小时内，应通知有关药品经营企业、使用单位停止销售和使用需召回的药品

D. 药品生产企业应每日向国家药品监督管理部门报告召回进展情况

【试题答案】C

2. 国家以保障公众用药安全为目标，以落实企业主体责任为基础，以实现"一物一码，物码同追"为方向，加快推进药品信息化追溯体系建设。其中关于"一物一码"的说法，正确的是（　　）。

A. 每一种药品有一个特定的追溯码

B. 同一个规格的药品有一个特定的追溯码

C. 同一个生产批号的药品有一个特定的追溯码

D. 每一个药品最小销售单元有一个特定的追溯码

【试题答案】D

3. 根据《药品管理法》，下列情形不属于假药的是（　　）。

A. 与国家药品标准规定成分不符的化学药

B. 变质的中药饮片

C. 标明适应症超出规定范围的生物制品

D. 被污染的中成药

【试题答案】D

二、配伍选择题

A. 无证经营行为　　　　　　　　　　B. 经营劣药行为

C. 无证生产行为　　　　　　　　　　D. 经营假药行为

1. 根据《药品管理法》，甲药品批发企业（具有医用氧经营范围）购进工业氧后以医用氧的名义向医疗机构宣传销售，此行为属于（　　）。

2. 根据《药品管理法》，乙药品批发企业（具有医用氧经营范围）从医用氧生产企业购进钢瓶装医用氧，收货时发现部分医用氧生产标签上未标注生产批号，但乙仍将其销售给医疗机构，此行为属于（　　）。

【试题答案】D、B

三、多项选择题

1. 根据《药品管理法》，下列情形中应当在法律规定的处罚幅度内从重处罚的有（　　）。

A. 药品批发企业销售的假药以危重病人为主要使用对象

B. 药品生产企业生产的事前避孕药为假药

C. 药品零售企业销售假药，经药品监督管理部门处罚后再犯

D. 药品生产企业拒绝药品监督管理部门检查，伪造生产现场记录

【试题答案】CD

2. 根据《中华人民共和国药品管理法》及其实施条例的有关规定，应按生产销售假药从重

处罚的有（　　　）。

A. 赵某以淀粉混入色素压片，铝塑板封装，再套以回收使用过的复方甘草片包装材料和说明书，修改生产批号和有效期后，冒充该药品销售至城乡接合部的药品零售企业

B. 某公司回收人血白蛋白注射剂的包装，灌装生理盐水后，低价销售给无《医疗机构执业许可证》的"黑诊所"使用

C. 某中药饮片生产企业被举报购买伪品药材加工中药饮片，药品监管部门到该企业检查时该企业锁闭大门突击焚毁部分伪品原料药材

D. 某化工企业从事非法生产、加工、销售以老年人为主要使用人群的治疗高血压药物

【答案】BC

任务五　管理执业药师

【基本知识】

一、执业药师职业资格制度

（一）执业药师的认知

执业药师是指经全国统一考试合格，取得《中华人民共和国执业药师职业资格证书》（以下简称《执业药师职业资格证》）并经注册，在药品生产、经营、使用和其他需要提供药学服务的单位中执业的药学技术人员。

法律、行政法规、规章和相关质量管理规范规定需由具备执业药师资格的人员担任的岗位，应当按规定配备执业药师。鼓励药品上市许可持有人、药品生产企业、药品网络销售第三方平台等使用取得执业药师资格的人员。国家设置执业药师准入类职业资格制度，纳入国家职业资格目录。

1. 执业药师的岗位职责

（1）执业药师有权依法开办或领办药品生产、经营企业。执业药师资格证书是申领药品生产、经营企业合格证的必备文件。

（2）在医药生产、经营企业中，执业药师在执业范围内应当对执业单位的药品质量和药学服务活动进行监督，保证药品管理过程持续符合法定要求。

（3）执业药师应对执业单位违反有关法律、法规、部门规章和专业技术规范的行为或者决定，提出劝告、制止或者拒绝执行，并向药品监督管理部门报告。

（4）执业药师有责任对处方提出质疑，有查证处方的法律及职业责任。

（5）执业药师有指导患者用药的责任。

（6）一个执业药师只能在一个单位执业，并对其所分工的业务负责。

（7）执业药师有权参与药品全面质量管理各环节的标准、规章制度、操作规程等的制订及对违反上述规定的处理。

2. 执业药师应具有的能力

（1）必须遵守职业道德，忠于职守，以对药品质量负责、保证人民用药安全有效为基本准则。

（2）在执业范围内负责对药品质量的监督和管理，参与制订、实施药品全面质量管理，对本单位违反规定的行为进行处理。

（3）负责处方的审核及监督调配，提供用药咨询与信息，指导合理用药，开展治疗药物的监测、药品疗效的评价等临床药学工作。

（4）必须严格执行《药品管理法》及国家有关药品研究、生产、经营、使用的各项法规及政策。执业药师对违反《药品管理法》及有关法规的行为或决定，有责任提出劝告、制止、拒绝执行，并向上级报告。

3. 执业药师享有下列权利

（1）以执业药师的名义从事相关业务，保障公众用药安全和合法权益，保护和促进公众健康。

（2）在执业范围内，开展药品质量管理，制订和实施药品质量管理制度，提供药学服务。

（3）参加执业培训，接受继续教育。

（4）在执业活动中，人格尊严、人身安全不受侵犯。

（5）对执业单位的工作提出意见和建议。

（6）按照有关规定获得表彰和奖励。

（7）法律、法规规定的其他权利。

（二）执业药师职业资格制度

我国于 1994 年、1995 年分别开始实施执业药师、执业中药师资格制度，这时执业药师和执业中药师分别由国家医药管理局和国家中医药管理局管理。1998 年，国务院机构改革，明确中药、西药领域的执业药师资格认证、注册和监督工作统一由国家药品监督管理局管理。

1999 年 4 月，人事部与国家药品监督管理局修订印发《执业药师资格制度暂行规定》和《执业药师资格考试实施办法》（人发〔1999〕34 号），将执业药师与执业中药师合并统称为执业药师，实行全国统一大纲、统一考试、统一注册、统一管理，国家不断修订和完善相应的执业药师管理规定，逐渐形成了一套较为完整的考试、注册、继续教育和监督管理等内容的执业药师管理规定。2009 年 4 月，中共中央、国务院发布了《关于深化医药卫生体系改革的意见》，要求建立严格有效的医药卫生监管体制，规范药品临床使用，发挥执业药师指导合理用药与药品质量管理方面的作用。

2012 年 1 月，国务院印发《国家药品安全"十二五"规划》，要求推动执业药师立法、完善执业药师制度，药品经营 100% 符合《药品经营质量管理规范》要求，新开办零售药店均配备执业药师。

2015 年零售药店和医院药房全部实现营业时有执业药师指导合理用药，标志着我国执业药师制度步入深化改革、健康发展的新阶段。

2017 年 2 月，国务院印发《"十三五"国家药品安全规划》，要求到 2020 年，所有零售药店主要管理者具备执业药师资格、营业时有执业药师指导合理用药。执业药师将成为国家药品安全工作的重要技术力量。

2019 年 3 月，国家药监局、人力资源和社会保障部在原执业药师资格制度基础上，制定了《执业药师职业资格制度规定》和《执业药师职业资格考试实施办法》，加强了对药学技术人员的职业准入管理，进一步规范了执业药师的管理权责，促进了执业药师队伍建设和发展。

二、执业药师职业资格考试与注册管理

（一）执业药师职业资格考试

1. 考试管理

国家药品监督管理局与人力资源社会保障部共同负责全国执业药师资格制度的政策制定，并按照职责分工对该制度的实施进行指导、监督和检查。

各省、自治区、直辖市负责药品监督管理的部门和人力资源社会保障行政主管部门，按照职责分工负责本行政区域内执业药师职业资格制度的实施与监督管理。

执业药师职业资格实行全国统一大纲、统一命题、统一组织的考试制度。原则上每年举行一次，考试日期原则上为每年 10 月份，分为 4 个半天，每个考试科目的考试时间均为 2.5 小时。

国家药监局负责组织拟定考试科目和考试大纲、建立试题库、组织命审题工作，提出考试合格标准建议。

人力资源社会保障部负责组织审定考试科目、考试大纲，会同国家药监局对考试工作进行监督、指导并确定合格标准。

2. 报考条件

凡中华人民共和国公民和获准在我国境内就业的外籍人员，具备以下条件之一者，均可申请参加执业药师职业资格考试。

（1）取得药学类、中药学类专业大专学历，在药学或中药学岗位工作满5年。

（2）取得药学类、中药学类专业大学本科学历或学士学位，在药学或中药学岗位工作满3年。

（3）取得药学类、中药学类专业第二学士学位、研究生班毕业或硕士学位，在药学或中药学岗位工作满1年。

（4）取得药学类、中药学类专业博士学位。

（5）取得药学类、中药学类相关专业相应学历或学位的人员，在药学或中药学岗位工作的年限相应增加1年。

"相关专业"的规定由国家药品监督管理局、人力资源和社会保障部另行确定。

3. 考试科目

执业药师职业资格考试分为药学和中药学两个专业类别。药学和中药学每一类别都包括四个考试科目，具体考试科目如下表。其中，药事管理与法规为药学类和中药学类的公共科目。

类别	科目一	科目二	科目三	科目四
药学类	药学专业知识（一）	药学专业知识（二）	药事管理与法规	药学综合知识与技能
中药学类	中药学专业知识（一）	中药学专业知识（二）		中药学综合知识与技能

符合《执业药师职业资格制度规定》报考条件，按照国家有关规定取得药学或医学专业高级职称并在药学岗位工作的，可免试药学专业知识（一）、药学专业知识（二），只参加药事管理与法规、药学综合知识与技能两个科目的考试；取得中药学或中医学专业高级职称并在中药学岗位工作的，可免试中药学专业知识（一）、中药学专业知识（二），只参加药事管理与法规、中药学综合知识与技能两个科目的考试。考试以4年为一个周期，参加全部科目考试的人员须在连续4个考试年度内通过全部科目的考试。免试部分科目的人员须在连续2个考试年度内通过应试科目。

执业药师职业资格考试合格者，由各省、自治区、直辖市人力资源社会保障部门颁发《执业药师职业资格证书》。该证书由人力资源社会保障部统一印制，国家药品监督管理局与人力资源社会保障部用印，在全国范围内有效。

（二）执业药师职业资格注册管理

1. 执业药师注册制度

执业药师实行注册制度。国家药品监督管理局负责执业药师注册的政策制定和组织实施，指导全国执业药师注册管理工作。各省、自治区、直辖市药品监督管理部门负责本行政区域内的执业药师注册管理工作。

取得《执业药师职业资格证书》者，应当通过全国执业药师注册管理信息系统向所在地注册管理机构申请注册。经注册后，方可从事相应的执业活动。未经注册者，不得以执业药师身份执业。

2. 执业药师注册条件

执业药师注册申请人（以下简称申请人），必须具备下列条件：

（1）取得《执业药师职业资格证书》；

（2）遵纪守法，遵守执业药师职业道德；

（3）身体健康，能坚持在执业药师岗位工作；

（4）经执业单位同意；

（5）按规定参加继续教育学习。

有下列情形之一的，药品监督管理部门不予注册：

（1）不具有完全民事行为能力的；

（2）甲类、乙类传染病传染期、精神疾病发病期等健康状况不适宜或者不能胜任相应业务工作的；

(3) 受到刑事处罚，自刑罚执行完毕之日到申请注册之日不满三年的；
(4) 未按规定完成继续教育学习的；
(5) 近三年有新增不良信息记录的；
(6) 国家规定不宜从事执业药师业务的其他情形。

经批准注册者，由执业药师注册管理机构核发国家药品监督管理局统一样式的《执业药师注册证》。

执业药师变更执业单位、执业范围等应当及时办理变更注册手续。

执业药师注册有效期为五年。需要延续的，应当在有效期届满三十日前，向所在地注册管理机构提出延续注册申请。

3. 执业药师注册内容

执业药师注册内容包括：执业地区、执业类别、执业范围、执业单位。

执业地区为省、自治区、直辖市；

执业类别为药学类、中药学类、药学与中药学类；

执业范围为药品生产、药品经营、药品使用；

执业单位为药品生产、经营、使用及其他需要提供药学服务的单位。

药品监督管理部门根据申请人《执业药师职业资格证书》中注明的专业确定执业类别进行注册。获得药学和中药学两类专业《执业药师职业资格证书》的人员，可申请药学与中药学类执业类别注册。执业药师只能在一个执业单位按照注册的执业类别、执业范围执业。

执业药师注册证书（样式）如图1-5所示。

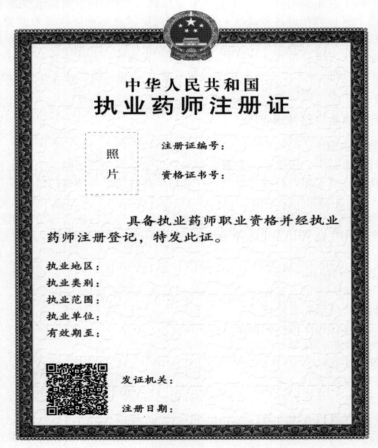

图1-5 执业药师注册证书（样式）

4. 执业药师注册程序

（1）首次注册与延续注册　执业药师首次（延续）注册应填写《执业药师首次（或延续）注册申请表》，并按要求准备相关材料，交执业药师注册机构办理注册手续。

执业药师注册有效期为五年。需要延续的，应当在有效期届满三十日前，向所在地注册管理机构提出延续注册申请。超过期限，不办理延续注册手续的人员，其《执业药师注册证》自动失效，并不能再以执业药师身份执业。办理延续注册时，同时变更执业单位的，须提交新执业单位合法开业证明。

执业药师首次注册申请表见表1-1。

表1-1　执业药师首次注册申请表

执业地区：　　　　　　省（自治区、直辖市）

姓名		性别		民族		近6个月 2寸免冠 证件照片
学历/学位	/	专业		职称		
身份证号码						
资格证书号				考试年份		
毕业学校			参加工作时间			
执业范围	□药品生产 □药品经营 □药品使用		执业类别	□药学 □中药学 □药学与中药学		
执业单位名称			执业单位 合法开业证明号码			
通信地址			联系电话			
继续教育 完成情况						
执业单位意见	该申请人健康状况符合岗位要求，同意注册申请。 负责人：　　（公章） 　　年　　月　　日					
药品监督 管理部门 审查意见	 负责人：　　（公章） 　　年　　月　　日					
承诺	我承诺本人身体健康，本次提交申请的相关资料真实有效，无违法违规行为，本人严格遵照执行《执业药师注册管理办法》，只在申请注册单位按照注册的执业类别、执业范围执业，不兼职，不挂证，若不属实，本人承担一切法律责任。 承诺人： 　　年　　月　　日					
备注						

（2）变更注册　执业药师变更执业地区、执业单位、执业范围应及时变更注册手续，填写《执业药师变更注册手续注册申请表》，并按要求准备相关材料，交执业单位所在地省级药品监督管理部门（变更执业地区的申请材料应交新执业单位所在地省级药品监督管理部门）办理变更注册手续。变更执业范围、执业地区、执业单位，注册有效期不变。

（3）注销注册　执业药师注册后，如有下列情况之一的，应予以注销注册：死亡或被宣告失踪的；受刑事处罚的；被吊销《执业药师职业资格证书》的；受开除行政处分的；因健康或其他原因不能从事执业药师业务的；无正当理由不在岗执业超过半年以上者；注册许可有效期届满未延续的。

注册手续由执业药师本人或其所在单位向注册机构申请办理。

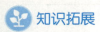

执业药师继续教育

执业药师参加继续教育并达到规定要求是执业药师注册和保留其资格的必备条件。

（1）执业药师继续教育实行学分制。执业药师每年应当参加中国药师协会或省级（执业）药师协会组织的不少于15学分的继续教育学习。

（2）执业药师参加继续教育学习，经考核合格。按每3学时授予1学分。由中国药师协会备案的施教机构负责学分授予。

（3）执业药师参加中国药师协会或省级（执业）药师协会组织的继续教育学习获取的学分，在全国范围内有效。

（4）执业药师继续教育采取学分登记制，实行电子化管理。登记内容主要包括继续教育内容、形式、考核结果、学分数、施教机构等信息。

（5）省级（执业）药师协会负责确认参加本辖区执业药师继续教育的学分信息，中国药师协会负责汇总参加全国示范性网络培训的学分信息。并分别与国家药品监督管理局执业药师注册管理信息系统相衔接。

三、执业药师执业活动的监督管理

根据《执业药师职业资格制度规定》，负责药品监督管理的部门按照有关法律法规和规章的规定，对执业药师配备情况及其执业活动实施监督检查。监督检查时应当查验《执业药师注册证》、处方审核记录、执业药师挂牌明示、执业药师在岗服务等事项。执业单位和执业药师应当对负责药品监督管理的部门的监督检查予以协助、配合，不得拒绝、阻挠。

执业药师有下列情形之一的，县级以上人力资源和社会保障部门与负责药品监督管理的部门按规定对其给予表彰和奖励：在执业活动中，职业道德高尚，事迹突出的；对药学工作做出显著贡献的；向患者提供药学服务表现突出的；长期在边远贫困地区基层单位工作且表现突出的。

建立执业药师个人诚信记录，对其执业活动实行信用管理。执业药师的违法违规行为、接受表彰奖励及处分等，作为个人诚信信息由负责药品监督管理的部门及时记入全国执业药师注册管理信息系统。对以不正当手段取得《执业药师职业资格证书》的，按照国家专业技术人员资格考试违纪违规行为处理规定处理；构成犯罪的，依法追究刑事责任。以欺骗、贿赂等不正当手段取得《执业药师注册证》的，由发证部门撤销《执业药师注册证》，三年内不予执业药师注册；构成犯罪的，依法追究刑事责任。严禁《执业药师注册证》挂靠，持证人注册单位与实际工作单位不符的，由发证部门撤销《执业药师注册证》，并作为个人不良信息由负责药品监督管理的部门记入全国执业药师注册管理信息系统。买卖、租借《执业药师注册证》的单位，按照相关法律法规给予处罚。

知识拓展

执业药师的职业道德准则

执业药师在执业过程中应当接受各级药品监督管理部门、执业药师协会和社会公众的监督。具体内容如下：

1. 救死扶伤，不辱使命　执业药师应当将患者及公众的身体健康和生命安全放在首位，以专业知识、技能和良知，尽心、尽职、尽责为患者及公众提供药品和药学服务。

2. 尊重患者，平等相待　执业药师应当尊重患者或消费者的价值观、知情权、自主权、隐私权，对待患者或消费者应不分年龄、性别、民族、信仰、职业、地位、贫富，一视同仁。

3. 依法执业，质量第一　执业药师应当遵守药品管理法律、法规，恪守职业道德，依法独立执业，确保药品质量和药学服务质量，科学指导用药，保证公众用药安全、有效、经济、适当。

4. 进德修业，珍视声誉　执业药师应当不断学习新知识、新技术，加强道德修养，提高专业水平和执业能力；知荣明耻，正直清廉，自觉抵制不道德行为和违法行为，努力维护职业声誉。

5. 尊重同仁，密切协作　执业药师应当与同仁和医护人员相互理解，相互信任，以诚相待，密切配合，建立和谐的工作关系，共同为药学事业的发展和人类的健康奉献力量。

【能力训练】

能力训练一　执业药师网上报名

(一) 材料准备或背景资料

以下是执业药师考试报名步骤，请按照正确的顺序进行排列。

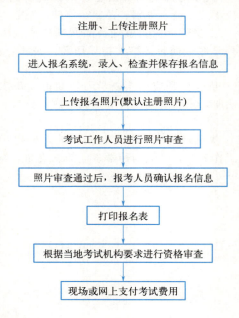

(二) 操作步骤或操作要求

序号	步骤	操作说明
1	登录"中国人事考试网（http://www.cpta.com.cn/)"，梳理流程	点击"报名入口"，进入"报名服务平台"完成注册
2	排序	录入报名信息，上传照片，待工作人员审核

(三) 评价标准

序号	评分标准	分值	得分
1	能够根据网上提示内容梳理出执业药师报名流程	60	
2	规定时间为20分钟，超过规定时间，没有完成全部流程步骤，少一项扣10分，全部完成，计40分	40	
合计		100	

能力训练二　执业药师网上注册

（一）材料准备或背景资料

登录国家药品监督管理局执业药师注册平台进行执业药师网上注册。

（二）操作步骤或操作要求

序号	步骤	操作说明
1	报名注册	网上登录填写个人基本信息，修改密码
2	网上申报	网上填写申报表，提交申报表
3	确认信息，打印申报表	确认信息，打印申报表
4	注册审核	到注册机构进行审核，查询审核状态、网上注册许可公告
5	领取证书	到注册机构领取证书

（三）评价标准

序号	评分标准	分值	得分
1	能够根据网上提示内容梳理出执业药师注册流程	60	
2	规定时间为20分钟，超过规定时间，没有完成全部流程步骤，少一项扣10分，全部完成，计40分	40	
合计		100	

【课后练习】

一、单项选择题

1. 下列技术人员，不符合国家执业药师资格考试报名条件中的专业、学历和工作年限要求的是（   ）。

A. 甲某，药学专业中专学历，从事药学专业工作 25 年，主管药师（中级职称），报考药学类执业药师资格考试（免 2 科）

B. 乙某，中药学专业大学专科学历，从事中药学专业工作 20 年，副主任中药师（副高级职称），报考中药学类执业药师资格考试（免 2 科）

C. 丁某，临床医学专业大学本科学历，从事药学工作 4 年，报考药学类执业药师资格考试

D. 丙某，居民，药学专业大学本科学历，从事药学专业工作 3 年，报考药学类执业药师资格考试

【试题答案】A

2. 下列药学技术人员，符合国家药师资格考试报名条件中的专业、学历和工作年限要求的是（   ）。

A. 甲某，药学专业中专学历，从事药学专业工作 25 年，主管药师（中级职称），报考药学类专业执业药师资格考试（免 2 科）

B. 乙某，中药学专业大学专科学历，从事中药学专业工作 10 年，副主任中药师（副高级职称），报考中药学类执业药师资格考试（免 2 科）

C. 丙某，香港居民，药学专业大学本科学历，从事药学专业工作 2 年，报考药学类执业药师资格考试

D. 丁某，临床医学专业大学本科学历，从事药学专业工作 4 年，报考药学类执业药师资格考试

【试题答案】D

3. 执业药师的最高行为准则是（   ）。

A. 维护患者和公众的健康利益　　　　　B. 维护自己的经济利益

C. 维护企业的经济利益　　　　　　　　D. 维护管理机关的利益

【试题答案】A

4. 根据《执业药师资格制度暂行规定》，执业药师欲变更执业地区，应当（   ）。

A. 重新申请执业药师资格考试　　　　　B. 办理变更注册手续

C. 办理注销注册手续　　　　　　　　　D. 办理再注册手续

【试题答案】B

二、配伍选择题

A. 取得药学、中药学专业博士学位

B. 取得药学、中药学专业第二学士学位、研究生班毕业或取得硕士学位

C. 取得药学、中药学专业大学本科学历

D. 取得药学、中药学专业大专学历

1. 可以直接报考执业药师（   ）。

2. 从事药学或中药学专业工作满五年可以报考执业药师（   ）。

3. 从事药学或中药学专业工作满三年可以报考执业药师（   ）。

4. 从事药学或中药学专业工作满一年可以报考执业药师（   ）。

【试题答案】A、D、C、B

三、多项选择题

1. 下列关于执业药师执业行为规范说法正确的是（   ）。

A. 执业药师可以在执业场所以外从事药品零售业务

B. 执业药师可以将自己的资格证、注册证等交于其他人或机构使用

C. 其他领域获得执业药师资格的药学技术人员可以以兼职的方式在一个合法的药品零售企业或医疗机构执业，但必须现场执行药学技术业务活动

D. 执业药师应驻店现场执业，离开执业场所应摘下收起《执业药师注册证》

E. 执业药师对非法处方应予以没收

【试题答案】C E

2. 张某，药学本科毕业之后，在医院药剂科工作 2 年，然后在药品零售企业工作 2 年。关于其申请执业药师资格考试或者执业的说法，正确的是（　　　　）。

A. 张某已具备参加当年度执业药师资格考试的条件

B. 若张某取得【执业药师资格证书】，即可以执业药师身份执业

C. 若张某取得【执业药师资格证书】，只能在其户籍所在地注册

D. 张某成为执业药师后，应当按照规定参加执业药师继续教育

E. 张某成为执业药师后，应在注册有效期满前 3 个月办理再注册手续

【试题答案】ADE

3. 按照《执业药师资格制度暂行规定》，关于执业药师注册规定的说法正确的有（　　　　）。

A. 执业药师注册证的有效期为五年

B. 申请注册者必须经所在单位考核同意

C. 执业药师变更执业范围，应办理变更注册手续

D. 执业药师应按照注册的执业类别、执业范围从事执业活动

E. 因健康原因不能从事执业药师业务的，应办理注销注册手续

【试题答案】ABCDE

项目二　药品监督管理体制与法律体系

【学习目标】

知识目标：掌握国家药品监督管理部门及相关市场监督管理部门、卫生健康部门、医疗保障部门、发展和改革宏观调控部门、人力资源和社会保障部门、工业和信息化管理部门、商务管理部门的职责；熟悉药品监督管理技术支撑机构的职责；了解地方药品监督管理部门的职责。

技能目标：能根据药品监督管理部门的职责判断具体药事工作的管理部门。

素质目标：培养学生法律、法规意识，自觉遵守相关规定，提高药事工作办事效率，缩短药事管理实务时间成本。

【知识导图】

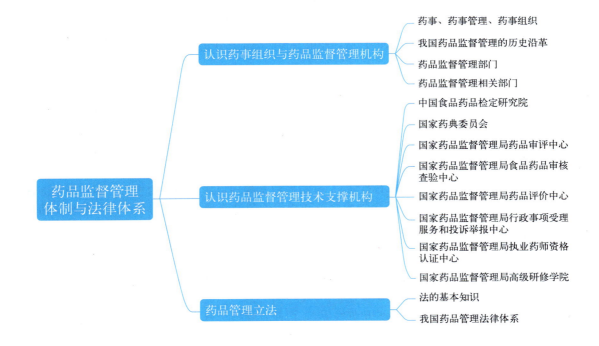

任务一　认识药事组织与药品监督管理机构

【基本知识】

一、药事、药事管理、药事组织

（一）药事

药事就是与药品的安全、有效、经济、合理、方便、及时使用相关的药品研究与开发、制造、采购、储藏、运输、交易中介、服务、使用等活动，包括与药品价格、药品储藏、医疗保险有关的活动。

（二）药事管理

药事管理就是为了保证公民用药安全、有效、经济、合理、方便、及时，在宏观上国家依照宪法通过立法，依法施行相关法律、法规、规章，以及在微观上药事组织通过施行相关管理措施，对药事活动施行必要的管理，其中也包括职业道德范畴的自律性管理。

（三）药事组织

1. 狭义

为了实现药学社会任务所提出的目标，经由人为的分工形成的各种形式的组织机构的总称。

2. 广义

以实现药学社会任务为共同目标的人们的集合体；药学人员相互影响的社会心理系统；运用药学知识和技术的技术系统；人们以特定形式的结构关系而共同工作的系统。

药事组织的类型：

（1）药品生产、经营组织（企业性质）　药品生产、经营组织是典型的药事组织结构类型，在我国称作"药品生产企业"（即药厂、制药公司）以及"药品经营企业"（即药品批发或零售企业、药店）。

（2）事业性药房组织（事业单位性质）　是指医疗机构内以服务病人为中心，临床药学为基础，促进临床科学、合理用药的药学技术服务和相关的药品管理工作的药学部门，常称作药剂科，现普遍称为"药学部"。

（3）药学教育和科研组织（事业单位性质）　药学教育组织的主要功能是教育，为维持和发展药学事业培养药师、药学家、药学工程师、药学企业家和药事管理的专门技术人才。

药学科研组织的主要功能是研究开发新药、改进现有药品，以及围绕药品和药学的发展进行基础研究，提高创新能力，发展药学事业。

（4）药品管理的行政组织（机关单位性质）　药品管理的行政组织是指政府机构中管理药品和药学企事业组织的国家行政机构。其功能是代表国家对药品和药学事业组织进行监督管理；制定宏观政策，对药事组织发挥引导作用，以保证国家意志的执行。因此，这类行政组织又分为药品监督管理行政组织和药品行业规划管理行政组织。

（5）药事社会团体、学术组织（事业单位性质）　药学行业协会、学术组织在药事组织兴起和形成过程中，发挥了统一行为规范、监督管理、联系与协调的积极作用，推动了药学事业的发展。

二、我国药品监督管理的历史沿革

新中国成立后，药品管理工作开始起步。1950年卫生部成立了第一届中国药典编纂委员会，组织编印了第一部《中国药典》（1953年）。

1963年颁布了综合性药政管理行政法规《关于药政管理的若干规定》，对药厂进行了第一次全国范围的大整顿。改革开放以后，医药购销政策放开，生产流通体制逐步完善，外资进入医药领域，医药产业迅猛发展，我国政府职能也不断转变，先后进行了三次行政管理体制改革，组建了国家医药管理局等专业管理部门，出台了《药品管理法》等法律法规，逐步规范药品管理。

1998年，我国进行了第四次行政管理体制改革。此次改革的重要措施之一是，将原卫生部下属的药政管理局和原国家经贸委管理的医药管理局合并，组建国家药品监督管理局，为国务院直属机构，划入国家质量技术监督局承担的中西药质量监督管理职能，划入国家中医药管理局的中药流通监管职能，负责对药品（含医疗器械）研究、生产、流通、使用全过程的监督管理，药品集中统一监管体制正式建立。

2000年，国务院批准药品监督管理体制改革方案，明确省级以下药品监督管理机构实行垂直管理。省、自治区、直辖市药品监督管理局领导省级以下药品监督管理机构，履行法定的药品监督管理职能。省级和省级以下药品监督管理机构所属技术机构的设置，按照区域设置、重组联合的原则，统筹规划，合理布局。

2003年，继续围绕转变政府职能这个主题，我国进行了第五次行政管理体制改革。此次改革的重点之一是加强食品安全监管体制建设，在国家药品监督管理局的基础上组建国家食品药品监督管理局，为国务院直属机构，主要职责是继续行使药品监督管理职能，并负责对食品、保健食品、化妆品安全管理的综合监督和组织协调，依法组织开展对重大事故的查处。

2008年第十一届全国人民代表大会第一次会议审议通过的《关于国务院机构改革方案的说明》指出，食品药品直接关系人民群众的身体健康和生命安全，为进一步落实食品安全综合监督责任，理顺医疗管理和药品管理的关系，强化食品药品安全监管，这次改革明确由卫生部承担食品安全综合协调、组织查处食品安全重大事故的责任。同时将国家食品药品监督管理局改由卫生部管理，并相应对食品安全监管队伍进行整合。2008年11月，国务院办公厅印发了《关于调整省级以下食品药品监督管理体制有关问题的通知》（国办发〔2008〕123号），要求将食品药品监督管理机构省级以下垂直管理改为由地方政府分级管理，业务接受上级主管部门和同级卫生部门的组织指导和监督。

2013年，根据第十二届全国人民代表大会第一次会议批准的《国务院机构改革和职能转变方案》和《国务院关于机构设置的通知》（国发〔2013〕14号），设立国家食品药品监督管理总局，为国务院直属机构。2013年11月《中共中央关于全面深化改革若干重大问题的决定》提出，完善统一权威的食品药品安全监管机构，建立最严格的覆盖全过程的监管制度。各省（自治区、直辖市）参照中央政府机构改革和设置要求，结合各地实际，先后对省（自治区、直辖市）以下食品药品监管部门的职责和管理体制进行了调整。

2018年，根据党的十九届三中全会审议通过的《中共中央关于深化党和国家机构改革的决定》《深化党和国家机构改革方案》和第十三届全国人民代表大会第一次会议审议批准的《国务院机构改革方案》《国务院关于机构设置的通知》（国发〔2018〕6号）、《国务院关于部委管理的国家局设置的通知》（国发〔2018〕7号），将原国家工商行政管理总局的职责，原国家质量监督检验检疫总局的职责，原国家食品药品监督管理总局的职责，国家发展和改革委员会的价格监督检查与反垄断执法职责，商务部的经营者集中反垄断执法以及国务院反垄断委员会办公室等职责整合，组建国家市场监督管理总局，为国务院直属机构。同时，考虑到药品监管的特殊性，单独组建国家药品监督管理局，由国家市场监督管理总局管理。

三、药品监督管理部门

（一）国家药品监督管理局主要职责

（1）负责药品（含中药、民族药，下同）、医疗器械和化妆品的安全监督管理。拟订监督管理政策规划，组织起草法律法规草案，拟订部门规章，并监督实施。研究拟订鼓励药品、医疗器械和化妆品新技术新产品的管理与服务政策。

（2）负责药品、医疗器械和化妆品标准管理。组织制定、公布国家药典等药品、医疗器械标准，组织拟订化妆品标准，组织制定分类管理制度，并监督实施。参与制定国家基本药物目录，配合实施国家基本药物制度。

（3）负责药品、医疗器械和化妆品注册管理。制定注册管理制度，严格上市审评审批，完善审评审批服务便利化措施，并组织实施。

（4）负责药品、医疗器械和化妆品质量管理。制定质量管理规范并监督实施。制定生产质量管理规范并依职责监督实施。制定经营、使用质量管理规范并指导实施。

（5）负责药品、医疗器械和化妆品上市后风险管理。组织开展药品不良反应、医疗器械不良事件和化妆品不良反应的监测、评价和处置工作。依法承担药品、医疗器械和化妆品安全应急管理工作。

（6）负责执业药师资格准入管理。制定执业药师资格准入制度，指导监督执业药师注册工作。

（7）负责组织指导药品、医疗器械和化妆品监督检查。制定检查制度，依法查处药品、医疗器械和化妆品注册环节的违法行为，依职责组织指导查处生产环节的违法行为。

（8）负责药品、医疗器械和化妆品监督管理领域对外交流与合作，参与相关国际监管规则和标准的制定。

（9）负责指导省、自治区、直辖市药品监督管理部门的工作。

（10）完成党中央、国务院交办的其他任务。

（二）地方药品监督管理部门职责

（1）地方在保证党中央令行禁止的前提下管理好本地区事务，合理设置和配置各层级机构及其职能，完善市场监管和执法体制。

（2）整合精简执法队伍，减少执法层级。整合组建市场监管综合执法队伍。由国家市场监督管理总局指导。药品经营销售等行为的执法，由市县市场监管综合执法队伍统一承担。

（3）各省（自治区、直辖市）按照中央要求，结合各地实际，组建省（自治区、直辖市）药品监督管理局。

四、药品监督管理相关部门

（一）市场监督管理部门

（1）国家、省（自治区、直辖市）市场监督管理机构管理同级药品监督管理机构。

（2）市县两级市场监督管理部门：负责药品零售、医疗器械经营的许可、检查和处罚，以及化妆品经营和药品、医疗器械使用环节质量的检查和处罚。

（3）市场监督管理部门：负责相关市场主体登记注册和营业执照核发，查处准入、生产、经营、交易中的有关违法行为，实施反垄断执法、价格监督检查和反不正当竞争，负责药品、保健食品、医疗器械、特殊医学用途配方食品广告审查和监督处罚。

（二）卫生健康管理部门

（1）组织拟订国民健康政策，拟订卫生健康事业发展法律法规草案、政策、规划，制定部门规章和标准并组织实施。统筹规划卫生健康资源配置，指导区域卫生健康规划的编制和实施。制定并组织实施推进卫生健康基本公共服务均等化、普惠化、便捷化和公共资源向基层延伸等政策措施。

（2）协调推进深化医药卫生体制改革，研究提出深化医药卫生体制改革重大方针、政策、措施的建议。组织深化公立医院综合改革，推进管办分离，健全现代医院管理制度，制定并组织实施推动卫生健康公共服务提供主体多元化、提供方式多样化的政策措施，提出医疗服务和药品价格政策的建议。

（3）制定并组织落实疾病预防控制规划、国家免疫规划以及严重危害人民健康公共卫生问题的干预措施，制定检疫传染病和监测传染病目录。负责卫生应急工作，组织指导突发公共卫生事件的预防控制和各类突发公共事件的医疗卫生救援。

（4）组织拟订并协调落实应对人口老龄化政策措施，负责推进老年健康服务体系建设和医养结合工作。

（5）组织制定国家药物政策和国家基本药物制度，开展药品使用监测、临床综合评价和短缺药品预警，提出国家基本药物价格政策的建议，参与制定国家药典。组织开展食品安全风险监测评估，依法制定并公布食品安全标准。

（6）负责职责范围内的职业卫生、放射卫生、环境卫生、学校卫生、公共场所卫生、饮用水卫生等公共卫生的监督管理，负责传染病防治监督，健全卫生健康综合监督体系。牵头《烟草控制框架公约》履约工作。

（7）制定医疗机构、医疗服务行业管理办法并监督实施，建立医疗服务评价和监督管理体系。会同有关部门制定并实施卫生健康专业技术人员资格标准。制定并组织实施医疗服务规范、标准和卫生健康专业技术人员执业规则、服务规范。

（8）负责计划生育管理和服务工作，开展人口监测预警，研究提出人口与家庭发展相关政策建议，完善计划生育政策。

（9）指导地方卫生健康工作，指导基层医疗卫生、妇幼健康服务体系和全科医生队伍建设。推进卫生健康科技创新发展。

（10）负责中央保健对象的医疗保健工作，负责党和国家重要会议与重大活动的医疗卫生保障工作。

（11）管理国家中医药管理局，代管中国老龄协会，指导中国计划生育协会的业务工作。

（12）完成党中央、国务院交办的其他任务。

国家药品监督管理局会同国家卫生健康委员会组织国家药典委员会并制定国家药典，建立重大药品不良反应和医疗器械不良事件相互通报机制和联合处置机制。

（三）国家中医药管理部门

（1）负责中医药事业中长期发展规划拟定工作。

（2）负责中央财政、基建、项目等资金的安排监管及绩效考核。

（3）参与拟定中药产业发展规划和产业政策。

（4）参与医疗服务价格、药品价格、基本医疗保险费用等政策的研究。

（5）承担中医药信息化建设和统计工作。

（6）承办部门预、决算和财务、国库管理工作。

（7）承办局直属（管）单位基本建设项目的审核或审批。

（8）组织协调乡村振兴、援疆援藏及对口支援工作。

（9）负责国有资产、进口仪器设备核批及拟订相关制度。

（10）承担局机关财务结算工作。

（11）组织实施局内部审计工作。

（12）承办领导交办的其他工作。

（四）医疗保障部门

（1）拟订医疗保险、生育保险、医疗救助等医疗保障制度的法律法规草案、政策、规划和标准，制定部门规章并组织实施。

（2）组织制定并实施医疗保障基金监督管理办法，建立健全医疗保障基金安全防控机制，推进医疗保障基金支付方式改革。

（3）组织制定医疗保障筹资和待遇政策，完善动态调整和区域调剂平衡机制，统筹城乡医疗保障待遇标准，建立健全与筹资水平相适应的待遇调整机制。组织拟订并实施长期护理保险制度改革方案。

（4）组织制定城乡统一的药品、医用耗材、医疗服务项目、医疗服务设施等医保目录和支付标准，建立动态调整机制，制定医保目录准入谈判规则并组织实施。

（5）组织制定药品、医用耗材价格和医疗服务项目医疗服务设施收费等政策，建立医保支付医药服务价格合理确定和动态调整机制，推动建立市场主导的社会医药服务价格形成机制，建立价格信息监测和信息发布制度。

（6）制定药品、医用耗材的招标采购政策并监督实施，指导药品、医用耗材招标采购平台建设。

（7）制定定点医药机构协议和支付管理办法并组织实施，建立健全医疗保障信用评价体系和信息披露制度，监督管理纳入医保范围内的医疗服务行为和医疗费用，依法查处医疗保障领域违法违规行为。

（8）负责医疗保障经办管理、公共服务体系和信息化建设。组织制定和完善异地就医管理和费用结算政策。建立健全医疗保障关系转移接续制度。开展医疗保障领域国际合作交流。

（9）完成党中央、国务院交办的其他任务。

（10）职能转变。国家医疗保障局应完善统一的城乡居民基本医疗保险制度和大病保险制度，建立健全覆盖全民城乡统筹的多层次医疗保障体系，不断提高医疗保障水平，确保医保资金合理使用、安全可控，推进医疗、医保、医药"三医联动"改革，更好保障人民群众就医需求，减轻医药费用负担。

（11）与国家卫生健康委员会的有关职责分工。国家卫生健康委员会、国家医疗保障局等部门在医疗、医保、医药等方面加强制度、政策衔接，建立沟通协商机制，协同推进改革，提高医疗资源使用效率和医疗保障水平。

（五）发展和改革宏观调控部门

国家发展和改革委员会负责监测和管理药品宏观经济。2018年国务院机构改革，将国家发改委的价格监督检查与反垄断执法职责划入国家市场监督管理总局，国家发改委的药品和医疗服务价格管理职责划入国家医疗保障局。同时，国家发展和改革委员会负责组织监测和评估变动情况及趋势影响，建立人口预测预报制度，开展重大决策人口影响评估，完善重大人口政策咨询机制，研究提出国家人口发展战略，拟订人口发展规划和人口政策，研究提出人口与经济、社会、资源、环境协调可持续发展，以及统筹促进人口长期均衡发展的政策建议。

（六）人力资源和社会保障部门

（1）人力资源和社会保障部负责拟订人力资源和社会保障事业发展政策、规划。

（2）统筹推进建立覆盖城乡的多层次社会保障体系。

（3）拟订养老、失业、工伤等社会保险及其补充保险政策和标准。拟订养老保险全国统筹办法和全国统一的养老、失业、工伤保险关系转续办法。

（4）组织拟订养老、失业、工伤等社会保险及其补充保险基金管理和监督制度。

（5）会同有关部门实施全民参保计划并建立全国统一的社会保险公共服务平台。

（6）统筹拟订劳动人事争议调解仲裁制度和劳动关系政策，组织实施劳动保障监察，协调劳动者维权工作。

（7）牵头推进深化职称制度改革，拟订专业技术人员管理、继续教育管理等政策。完善职业资格制度，健全职业技能多元化评价政策。

（七）工业和信息化部门

（1）工业和信息化部门负责研究提出工业发展战略，拟订工业行业规划和产业政策并组织实施。

（2）提出新型工业化发展战略和政策，制定并组织实施工业行业规划、计划和产业政策，推进产业结构战略性调整和优化升级，推进信息化和工业化融合。

（3）拟订高技术产业中涉及生物医药、新材料等的规划、政策和标准并组织实施，指导行业技术创新和技术进步，以先进适用技术改造提升传统产业。

（4）承担振兴装备制造业组织协调的责任。监测分析工业运行态势，协调解决行业运行发展中的有关问题并提出政策建议。

（5）负责提出工业固定资产投资规模和方向。

（6）承担食品、医药工业等的行业管理工作；拟订卷烟、食盐和糖精的生产计划；承担盐业和国家储备盐行政管理、中药材生产扶持项目管理、国家药品储备管理工作。

同时，工信主管部门负责配合有关部门依法发布药品虚假违法广告，涉嫌仿冒他人网站发布互联网广告的违法违规网站、无线电台，积极引导行业自律。

（八）商务部门

商务部门负责拟定药品流通发展规划和政策，药品监督管理部门在药品监督管理工作中配合执行药品流通发展规划和政策。商务部发放药品类易制毒化学品进口许可前，应当征得国家药品监督管理局同意。

（九）公安部门

公安部门负责组织指导药品、医疗器械和化妆品犯罪案件的侦查工作。药品监督管理部门与公安部门建立行政执法和刑事司法工作衔接机制。药品监督管理部门发现违法行为涉嫌犯罪的，按照有关规定及时移送公安机关，公安机关应当迅速进行审查，并依法作出立案或者不予立案的决定。公安机关依法提请药品监督管理部门作出检验、鉴定、认定等协助的，药品监督管理部门应当予以协助。

【能力训练】

能力训练　熟悉药品监督管理机构的职责

（一）材料准备或背景资料

　　小刘是甲医药公司一名药品销售人员，对国家基本药物目录和医疗机构药品集中采购的有关政策想做详细的了解，应关注什么网站或咨询哪个主管部门？

（二）操作步骤或操作要求

序号	步骤	操作说明
1	国家基本药物目录属于哪个部门职责	制定修订国家基本药物目录属于国家卫生健康委员会的职责，应关注国家卫生健康委员会网站或咨询
2	医疗机构药品集中采购属于哪个部门职责	医疗机构药品集中采购属于国家医疗保障局的职责，应关注国家医疗保障局网站或咨询

（三）注意事项或常见问题

　　1. 遵纪守法。能按照相应法律法规的规定分析问题，解决问题。

　　2. 工匠精神。能举一反三，精益求精。对常见类似药事问题、药事分析处理技能，反复练习，熟练掌握。能对一些细节问题保持敏感度。

　　3. 团队协作。能与小组成员分工合作，完成药事活动实训任务。

　　4. 选择产品、案例或文献数据时，要注意这些信息来源的可靠性、时效性，尽量利用知名度高、认可度高的数据库，如国家药品监督管理局、中国知网等网站信息。

　　5. 注意与旧的法律法规规定相对比，并能区别。

（四）评价标准

序号	评分标准	分值	得分
1	国家基本药物目录属于哪个部门职责	50	
2	医疗机构药品集中采购属于哪个部门职责	50	
合计		100	

【课后练习】

一、单项选择题

根据下列部门的主要职责、内设机构和人员编制规定，负责提出国家基本药物价格政策建议的部门是（　　）。

A. 国家医疗保障局 　　　　　　　　B. 国家卫生健康委员会

C. 国家发展和改革委员会 　　　　　D. 国家市场监督管理总局

【试题答案】B

二、配伍选择题

A. 国家中医药管理局 　　　　　　　B. 国家发展和改革委员会

C. 国家卫生健康委员会 　　　　　　D. 国家医疗保障局

1.【题干】国家药品监督管理局会同组织制定国家药典的机构是（　　）。

2.【题干】负责监测和管理药品宏观经济的机构是（　　）。

3.【题干】组织制定药品价格，推动建立市场主导的社会医药服务价格形成机制的机构是（　　）。

【答案】C、B、D

任务二　认识药品监督管理技术支撑机构

【基本知识】

一、中国食品药品检定研究院（国家药品监督管理局医疗器械标准管理中心，中国药品检验总所）

（1）承担食品、药品、医疗器械、化妆品及有关药用辅料、包装材料与容器（以下统称为食品药品）的检验检测工作。组织开展药品、医疗器械、化妆品抽验和质量分析工作。负责相关复验、技术仲裁。组织开展进口药品注册检验以及上市后有关数据收集分析等工作。

（2）承担药品、医疗器械、化妆品质量标准、技术规范、技术要求、检验检测方法的制修订以及技术复核工作。组织开展检验检测新技术新方法新标准研究。承担相关产品严重不良反应、严重不良事件原因的实验研究工作。

（3）负责医疗器械标准管理相关工作。

（4）承担生物制品批签发相关工作。

（5）承担化妆品安全技术评价工作。

（6）组织开展有关国家标准物质的规划、计划、研究、制备、标定、分发和管理工作。

（7）负责生产用菌毒种、细胞株的检定工作。承担医用标准菌毒种、细胞株的收集、鉴定、保存、分发和管理工作。

（8）承担实验动物饲育、保种、供应和实验动物及相关产品的质量检测工作。

（9）承担食品药品检验检测机构实验室间比对以及能力验证、考核与评价等技术工作。

（10）负责研究生教育培养工作。组织开展对食品药品相关单位质量检验检测工作的培训和技术指导。

（11）开展食品药品检验检测国际（地区）交流与合作。

（12）完成国家局交办的其他事项。

二、国家药典委员会

（1）组织编制、修订和编译《中华人民共和国药典》（以下简称《中国药典》）及配套标准。

（2）组织制定修订国家药品标准。参与拟订有关药品标准管理制度和工作机制。

（3）组织《中国药典》收载品种的医学和药学遴选工作。负责药品通用名称命名。

（4）组织评估《中国药典》和国家药品标准执行情况。

（5）开展药品标准发展战略、管理政策和技术法规研究。承担药品标准信息化建设工作。

（6）开展药品标准国际（地区）协调和技术交流，参与国际（地区）间药品标准适用性认证合作工作。

（7）组织开展《中国药典》和国家药品标准宣传培训与技术咨询，负责《中国药品标准》等刊物编辑出版工作。

（8）负责药典委员会各专业委员会的组织协调及服务保障工作。

（9）承办国家局交办的其他事项。

三、国家药品监督管理局药品审评中心

（1）负责药物临床试验、药品上市许可申请的受理和技术审评。

（2）负责仿制药质量和疗效一致性评价的技术审评。

（3）承担再生医学与组织工程等新兴医疗产品涉及药品的技术审评。

（4）参与拟订药品注册管理相关法律法规和规范性文件，组织拟订药品审评规范和技术指导原则并组织实施。

（5）协调药品审评相关检查、检验等工作。

（6）开展药品审评相关理论、技术、发展趋势及法律问题研究。

（7）组织开展相关业务咨询服务及学术交流，开展药品审评相关的国际（地区）交流与合作。

（8）承担国家局国际人用药品注册技术协调会议（ICH）相关技术工作。

（9）承办国家局交办的其他事项。

四、国家药品监督管理局食品药品审核查验中心

（1）组织制定修订药品、医疗器械、化妆品检查制度规范和技术文件。

（2）承担药物临床试验、非临床研究机构资格认定（认证）和研制现场检查。承担药品注册现场检查。承担药品生产环节的有因检查。承担药品境外检查。

（3）承担医疗器械临床试验监督抽查和生产环节的有因检查。承担医疗器械境外检查。

（4）承担化妆品研制、生产环节的有因检查。承担化妆品境外检查。

（5）承担国家级检查员考核、使用等管理工作。

（6）开展检查理论、技术和发展趋势研究、学术交流及技术咨询。

（7）承担药品、医疗器械、化妆品检查的国际（地区）交流与合作。

（8）承担市场监管总局委托的食品检查工作。

（9）承办国家局交办的其他事项。

五、国家药品监督管理局药品评价中心（国家药品不良反应监测中心）

（1）组织制定修订药品不良反应、医疗器械不良事件、化妆品不良反应监测与上市后安全性评价以及药物滥用监测的技术标准和规范。

（2）组织开展药品不良反应、医疗器械不良事件、化妆品不良反应、药物滥用监测工作。

（3）开展药品、医疗器械、化妆品的上市后安全性评价工作。

（4）指导地方相关监测与上市后安全性评价工作。组织开展相关监测与上市后安全性评价的方法研究、技术咨询和国际（地区）交流合作。

（5）参与拟订、调整国家基本药物目录。

（6）参与拟订、调整非处方药目录。

（7）承办国家局交办的其他事项。

六、国家药品监督管理局行政事项受理服务和投诉举报中心

（1）负责药品、医疗器械、化妆品行政事项的受理服务和审批结果相关文书的制作、送达工作。

（2）受理和转办药品、医疗器械、化妆品涉嫌违法违规行为的投诉举报。

（3）负责药品、医疗器械、化妆品行政事项受理和投诉举报相关信息的汇总、分析、报送工作。

（4）负责药品、医疗器械、化妆品重大投诉举报办理工作的组织协调、跟踪督办，监督办理结果反馈。

（5）参与拟订药品、医疗器械、化妆品行政事项和投诉举报相关法规、规范性文件和规章制度。

（6）负责投诉举报典型、共性问题的筛查和分析，提出相关安全监管建议。承担国家局执法

办案、整治行动的投诉举报案源信息报送工作。

（7）承担国家局行政事项受理服务大厅的运行管理工作。参与国家局行政事项受理、审批网络系统的运行管理。承担国家局行政事项收费工作。

（8）参与药品、医疗器械审评审批制度改革以及国家局"互联网＋政务服务"平台建设、受理服务工作。

（9）指导协调省级药品监管行政事项受理服务及投诉举报工作。

（10）开展与药品、医疗器械、化妆品行政事项受理及投诉举报工作有关的国际（地区）交流与合作。

（11）承办国家局交办的其他事项。

七、国家药品监督管理局执业药师资格认证中心

（1）开展执业药师资格准入制度及执业药师队伍发展战略研究，参与拟订完善执业药师资格准入标准并组织实施。

（2）承担执业药师资格考试相关工作。组织开展执业药师资格考试命审题工作，编写考试大纲和考试指南。负责执业药师资格考试命审题专家库、考试题库的建设和管理。

（3）组织制订执业药师认证注册工作标准和规范并监督实施。承担执业药师认证注册管理工作。

（4）组织制订执业药师认证注册与继续教育衔接标准。拟订执业药师执业标准和业务规范，协助开展执业药师配备使用政策研究和相关执业监督工作。

（5）承担全国执业药师管理信息系统的建设、管理和维护工作，收集报告相关信息。

（6）指导地方执业药师资格认证相关工作。

（7）开展执业药师资格认证国际（地区）交流与合作。

（8）协助实施执业药师能力与学历提升工程。

（9）承办国家局交办的其他事项。

八、国家药品监督管理局高级研修学院（国家药品监督管理局安全应急演练中心）

（1）承担国家局计划内培训任务。承担地方药品监管部门及其所属事业单位负责人国家级轮训。

（2）承担国家局相关司局、直属单位的培训任务，开展公务员初任、任职、在职及专门业务培训。承担省级局委托的培训任务。

（3）实施公务人员高级研修。

（4）承担国家局党校党员干部教学培训，开展相关学科建设。

（5）承担监管政策理论研究及人才队伍发展战略研究。

（6）负责有关学科、课程和教材体系建设。

（7）承担安全应急培训与演练相关工作。

（8）负责系统教育培训师资队伍建设及管理工作。

（9）承担博士后科研工作站管理工作。合作开展有关学历、学位教育。

（10）面向社会开展监管法规政策培训和专业技术培训。组织开展行业安全关键岗位从业人员职业（工种）技能鉴定工作。

（11）承担教育培训国际（地区）交流与合作。

（12）承办国家局交办的其他事项。

【能力训练】

能力训练　认识药品监督管理技术支撑机构职责

（一）材料准备或背景资料

小王是甲药品生产企业一名新药研发人员，对新药注册有关技术问题和药品不良反应监测有关技术问题想做详细的了解，应关注什么网站或咨询哪个主管部门？

（二）操作步骤或操作要求

序号	步骤	操作说明
1	新药注册有关技术问题属于哪个技术机构职责	新药注册有关技术问题属于国家药品监督管理局药品审评中心的职责，应关注国家药品监督管理局药品审评中心网站或咨询
2	药品不良反应监测有关技术问题属于哪个技术机构职责	药品不良反应监测有关技术问题属于国家药品监督管理局药品评价中心的职责，应关注国家药品监督管理局药品评价中心网站或咨询

（三）注意事项或常见问题

1. 遵纪守法。能按照相应法律法规的规定分析问题，解决问题。
2. 工匠精神。能举一反三，精益求精。对常见类似药事问题、药事分析处理技能，反复练习，熟练掌握。能对一些细节问题保持敏感度。
3. 团队协作。能与小组成员分工合作，完成药事活动实训任务。
4. 选择产品、案例或文献数据时，要注意这些信息来源的可靠性、时效性，尽量利用知名度高、认可度高的数据库，如国家药品监督管理局、中国知网等网站信息。
5. 注意与旧的法律法规规定相对比，并能区别。

（四）评价标准

序号	评分标准	分值	得分
1	新药注册有关技术问题属于哪个技术机构职责	50	
2	药品不良反应监测有关技术问题属于哪个技术机构职责	50	
合计		100	

【课后练习】

配伍选择题

A. 国家药品监督管理局高级研修学院　　B. 国家药品监督管理局执业药师资格认证中心
C. 国家药典委员会　　　　　　　　　　D. 国家药品监督管理局信息中心

1. 根据《国家药品监督管理局职能配置、内设机构和人员编制规定》及其有关规定，负责组织开展国家药品标准宣传培训的是（　　　）。

2. 根据《国家药品监督管理局职能配置、内设机构和人员编制规定》及其有关规定，负责组织开展执业药师考前培训、继续教育的是（　　　）。

3. 根据《国家药品监督管理局职能配置、内设机构和人员编制规定》及其有关规定，负责执业药师管理信息系统的建设、管理和维护的是（　　　）。

【试题答案】C、A、B

A. 国家药品监督管理局药品注册司
B. 国家药品监督管理局药品审评中心
C. 国家药品监督管理局行政事项受理服务和投诉举报中心
D. 省级药品监督管理部门

4. 负责境外生产药品再注册审评工作的部门是（　　　）。

5. 负责境内生产药品再注册申请的受理、审查和审批的部门是（　　　）。

【试题答案】B、D

任务三　药品管理立法

【基本知识】

一、法的基本知识

（一）法的概念

法，是由国家制定或者认可，体现统治阶级意志，并由国家强制力保证实施的具有普遍效力的行为规范的总称。根据《中华人民共和国宪法》（以下简称《宪法》）和《中华人民共和国立法法》（以下简称《立法法》），我国的法有宪法、法律、行政法规、地方性法规、自治条例和单行条例以及部门规章、地方政府规章几个层次。

（二）法的特征

（1）法是调整社会关系的规范，具有规范性。法的规范性，是指法所具有的规定人们的行为模式、指导人们行为的性质。法所规定的行为模式包括三种：①人们可以怎样行为（可为模式）；②人们不得怎样行为（勿为模式）；③人们应当或者必须怎样行为（应为模式）。

（2）法是由国家制定或者认可的，体现了国家对人们行为的评价，具有国家意志性。国家的存在是法存在的前提条件。一切法的产生，大体上都是通过制定和认可这两种途径。法的制定，是指国家立法机关按照法定程序创制规范性文件的活动。法的认可，是指国家通过一定的方式承认其他社会规范（道德、宗教、风俗、习惯等）具有法律效力的活动。

（3）法是以国家强制力为最后保证手段的规范体系，具有国家强制性。法不同于其他社会规范，它具有特殊的强制性，即国家强制性。法是以国家强制力为后盾，由国家强制力保证实施的。

在此意义上，法的国家强制性就是指法依靠国家强制力保证实施、强迫人们遵守的性质。也就是说，不管人们的主观愿望如何，都必须遵守法，否则将招致国家强制力的干涉，受到相应的法律制裁。国家的强制力是法实施的最后保障手段。

（4）法在国家权力管辖范围内普遍有效，具有普遍性。法的普遍性，也称"法的普遍适用性""法的概括性"，是指法作为一般的行为规范在国家权力管辖范围内具有普遍适用的效力和特性。具体而言，它包含两方面的内容：其一，法的效力对象的广泛性。在一国范围之内，任何人的合法行为都无一例外地受法的保护；任何人的违法行为也都无一例外地受法的制裁。法不是为特别保护个别人的利益而制定，也不是为特别约束个别人的行为而设立。其二，法的效力的重复性。这是指法对人们的行为有反复适用的效力。在同样的情况下，法可以反复适用，而不仅适用一次。

法具有普遍性，在国家权力管辖范围内普遍有效，是从法的属性上来讲的。就一个国家的具体法律的效力而言，则呈现出不同的情况，不可一概而论。有些法是在全国范围内生效的（如宪法、民法、刑法），有些则是在部分地区或者仅对特定主体生效（如地方性法规、军事法规）。而那些经国家认可的习惯法，其适用范围则可能更为有限。因此，不能将法的普遍性作片面的理解。

（5）法是有严格的程序规定的规范，具有程序性。法是强调程序、规定程序和实行程序的规范。也可以说，法是一个程序制度化的体系或者制度化解决问题的程序。程序是社会制度化的最重要的基石。

（三）法律渊源

法律渊源，也就是法的效力渊源，指一定的国家机关依照法定职权和程序制定或者认可的具有不同法律效力和地位的法的不同表现形式，即根据法的效力来源不同，而划分的法的不同形式，如制定法（包括宪法、法律、行政法规等）、判例法、习惯法、法理等。在我国，对法的渊源的理解，一般指效力意义上的渊源，主要是各种制定法。

（1）宪法　宪法是由全国人民代表大会依据特别程序制定的根本大法，具有最高效力，由全国人大及其常委会监督实施，并由全国人大常委会负责解释，对违反宪法的行为予以追究。我国现行《宪法》是1982年12月4日由第五届全国人大第五次会议通过的，此后又通过了四个宪法修正案。

（2）法律　法律系指全国人大及其常委会制定的规范性文件，由国家主席签署主席令公布。

分为两大类：一类为基本法律，即由全国人大制定和修改的刑事、民事、国家机构和其他方面的规范性文件，例如全国人大制定的《中华人民共和国刑法》。

另一类为基本法律以外的其他法律，即由全国人大常委会制定和修改的规范性文件，例如全国人大常委会制定的《药品管理法》。在全国人大闭会期间，全国人大常委会也有权对全国人大制定的法律在不同该法律基本原则相抵触的条件下进行部分补充和修改。法律的解释权属于全国人大常委会。

（3）行政法规　行政法规是指作为国家最高行政机关的国务院根据宪法和法律所制定的规范性文件，由总理签署国务院令公布。例如，国务院令第360号发布的《中华人民共和国药品管理法实施条例》（以下简称《药品管理法实施条例》）。

（4）地方性法规　地方性法规是一定的地方国家权力机关，根据本行政区域的具体情况和实际需要，依法制定的在本行政区域内具有法律效力的规范性文件。

根据《立法法》的规定，省、自治区、直辖市的人民代表大会及其常务委员会根据本行政区域的具体情况和实际需要，在不同宪法、法律、行政法规相抵触的前提下，可以制定地方性法规。

较大的市的人民代表大会及其常务委员会根据本市的具体情况和实际需要，在不同宪法、法律、行政法规和本省、自治区的地方性法规相抵触的前提下，可以制定地方性法规，报省、自治区的人民代表大会常务委员会批准后施行。

（5）民族自治条例和单行条例　根据《立法法》规定，民族自治地方的人民代表大会有权依照当地民族的政治、经济和文化的特点，制定自治条例和单行条例。自治区的自治条例和单行条例，报全国人民代表大会常务委员会批准后生效。

自治州、自治县的自治条例和单行条例，报省、自治区、直辖市的人民代表大会常务委员会批准后生效。民族自治法规只在本自治区域有效。

自治条例和单行条例可以依照当地民族的特点，对法律和行政法规的规定作出变通规定，但不得违背法律或者行政法规的基本原则，不得对宪法和民族区域自治法的规定以及其他有关法律、行政法规专门就民族自治地方所作的规定作出变通规定。

（6）部门规章　国务院各部、委员会、中国人民银行、审计署和具有行政管理职能的直属机构，可以根据法律和国务院的行政法规、决定、命令，在本部门的权限范围内，制定规章。

（7）地方政府规章　省、自治区、直辖市和较大的市的人民政府，可以根据法律、行政法规和本省、自治区、直辖市的地方性法规，制定规章，地方政府规章应当经政府常务会议或者全体会议决定，由省长或者自治区主席或者市长签署命令予以公布。

（8）国际条约、国际惯例　国际条约是指我国作为国际法主体同外国缔结的双边、多边协议和其他具有条约、协定性质的文件。我国的缔约权由全国人大常委会、国家主席和国务院共同行使。国际惯例是指以国际法院等各种国际裁决机构的判例所体现或者确认的国际法规则和国际交往中形成的共同遵守的不成文的习惯。国际惯例是国际条约的补充。

（四）法律效力

1. 法律效力的概念

法律效力是指法律的适用范围，即法律在什么领域、什么时期和对谁有效的问题，也就是法律规范在空间上、时间上和对人的效力问题。

（1）空间效力　空间效力是指法律在什么地方发生效力。由国家制定的法律和经中央机关制定的规范性文件，在全国范围内生效。地方性法规只在本地区内有效。

（2）时间效力　时间效力是指法律在何时生效和何时终止效力，以及新法律颁布生效之前发生的事件或者行为是否适用该项法规的问题。时间效力一般有三个原则：不溯及既往原则；后法废止前法原则；法律条文到达时间的原则。

（3）对人的效力　对人的效力是指法律适用于什么样的人。对人的效力又分为属地主义、属人主义和保护主义。属地主义：即不论人的国籍如何，在哪国领域内就适用哪国法律。属人主义：即不论人在国内或国外，是哪国公民就适用哪国法律。保护主义：任何人只要损害了本国利益，不论损害者的国籍与所在地如何，都不受到该国法律的制裁。

2. 法律效力的层次

法律效力的层次是指规范性法律文件之间的效力等级关系。法律的效力层次可以概括为：上位法的效力高于下位法。按《立法法》的规定，下位法违反上位法规定的，由有关机关依照该法规定的权限予以改变或者撤销。

在同一位阶的法之间，特别规定优于一般规定，新的规定优于旧的规定。《立法法》第九十二条规定："同一机关制定的法律、行政法规、地方性法规、自治条例和单行条例、规章，特别规定与一般规定不一致的，适用特别规定；新的规定与旧的规定不一致的，适用新的规定。"

《立法法》规定，法律之间对同一事项的，新的一般规定与旧的特别规定不一致，不能确定如何适用时，由全国人民代表大会常务委员会裁决。行政法规之间对同一事项的新的一般规定与旧的特别规定不一致，不能确定如何适用时，由国务院裁决。同一机关制定的新的一般规定与旧的特别规定不一致时，由制定机关裁决。

（五）法律责任

法律责任是指人们对自己的违法行为所应承担的带有强制性的否定法律后果。它包括：民事责任、行政责任、刑事责任。法律责任的构成有两个部分：①法律责任的前提是人们的违法行为，包括侵权行为、不履行义务行为等等。法律责任总是基于一定的违法行为而产生的。②法律责任的内容是否定性的法律后果，法律负担、强制性法律义务、法律不予等。

二、我国药品管理法律体系

法律体系通常是指一个国家全部现行法律规范分类组合为不同的法律部门而形成的有机联系的统一整体。简单地说，法律体系就是部门法体系。法律部门是根据一定标准、原则所制定的同类规范的总称。药品管理法律体系按照法律效力等级依次包括：法律、行政法规、部门规章、规范性文件。

（一）法律

与药品监督管理职责密切相关的法律主要包括《中华人民共和国药品管理法》《中华人民共和国疫苗管理法》《中华人民共和国中医药法》《中华人民共和国基本医疗卫生与健康促进法》；与药品管理有关的法律有《中华人民共和国刑法》《中华人民共和国广告法》《中华人民共和国价格法》《中华人民共和国消费者权益保护法》《中华人民共和国反不正当竞争法》《中华人民共和国专利法》等。

《药品管理法》是我国药品监管的基本法律依据，1984 年 9 月 20 日第五届全国人民代表大会常务委员会第七次会议通过，自 1985 年 7 月 1 日起施行。2019 年 8 月 26 日，新修订的《中华人民共和国药品管理法》经十三届全国人民代表大会常务委员会第十二次会议表决通过，于 2019 年 12 月 1 日起施行。新版《药品管理法》共 12 章、155 条，分总则、药品研制和注册、药品上市许可持有人、药品生产、药品经营、医疗机构药事管理、药品上市后管理、药品价格和广告、药品储备和供应、监督管理、法律责任、附则。

新版《药品管理法》修改主要内容：

（1）取消 GMP/GSP 认证。

（2）国家对药品管理实行药品上市许可持有人制度。药品上市许可持有人应当保证药品安全、有效，对药品研制、生产、经营、使用全过程依法承担责任。

（3）规定从事药品研制，应当遵循药物非临床研究质量管理规范（GLP）、药物临床试验质量管理规范（GCP），保障药品研制全过程持续符合法定要求。

（4）强调数据完整性，要求从事药品研制、生产、经营、使用活动，应当遵循法律、法规、规章、标准和规范，保证全过程信息真实、准确、完整和可追溯。

（5）国家建立健全药品追溯制度，并要求国务院药品监督管理部门制定统一的药品追溯标准和规范，推进药品追溯信息互通互享，建立药物警戒制度。同时，规定县级以上人民政府应当制定药品安全事件应急预案，以及药品上市许可持有人、药品生产企业、药品经营企业和医疗机构等应当制定本单位的药品安全事件处置方案，并组织开展培训和应急演练。

（6）强调药品上市后管理。规定建立年度报告制度，持有人每年将药品生产销售、上市后研究、风险管理等情况按照规定向药品监管部门报告。同时持有人应当主动开展药品上市后研究，对药品安全性、有效性和质量可控性进行进一步确证，对已识别风险的药品及时采取风险控制措施。给用药者造成损害的，依法承担赔偿责任。

（7）加大对药品违法行为的处罚力度，如对无证生产经营、生产销售假药等违法行为，罚款数额由货值金额的二倍到五倍提高到十五倍到三十倍，货值金额不足十万元的以十万元计，也就是最低罚款一百五十万元。生产销售劣药违法行为的罚款，也从货值金额的一倍到三倍提高到十倍到二十倍。

（8）对假劣药违法行为责任人的资格处罚由十年禁业提高到终身禁业，对生产销售假药被吊销许可证的企业，十年内不受理其相应申请。

（9）在对企业依法处罚的同时，对企业法定代表人、主要负责人、直接负责的主管人员和其他责任人员也予以处罚，包括没收违法行为发生期间其所获收入、罚款、一定期限甚至终身禁业等。

（10）网络销售药品问题，规定疫苗、血液制品、麻醉药品、精神药品、医疗用毒性药品、放射性药品等国家实行特殊管理的药品不得在网络上销售。

（二）行政法规

国务院制定、发布的药品管理行政法规主要有 10 部，包括《药品管理法实施条例》《中药品种保护条例》《戒毒条例》《易制毒化学品管理条例》《麻醉药品和精神药品管理条例》《反兴奋剂条例》《血液制品管理条例》《医疗用毒性药品管理办法》《放射性药品管理办法》《野生药材资源保护管理条例》等。

（三）地方性法规

药品管理地方性法规主要有：《吉林省药品监督管理条例》《江苏省药品监督管理条例》《山东省药品使用条例》《湖北省药品管理条例》《湖南省药品和医疗器械流通监督管理条例》《云南省药品管理条例》等。

（四）部门规章

药品管理现行有效的主要规章有 20 多部，包括《药品注册管理办法》《药物非临床研究质量管理规范》《药物临床试验质量管理规范》《药品生产监督管理办法》《药品生产质量管理规范》《医疗机构制剂配制质量管理规范（试行）》《医疗机构制剂配制监督管理办法（试行）》《医疗机构制剂注册管理办法（试行）》《药品经营监督管理办法》《药品经营质量管理规范》《中药材生产质量管理规范》《生物制品批签发管理办法》《处方药与非处方药分类管理办法》《药品进口管理办法》《直接接触药品的包装材料和容器管理办法》《药品说明书和标签管理规定》《互联网药品信息服务管理办法》《药品召回管理办法》《食品药品行政处罚程序规定》等。

（五）地方政府规章

药品管理相关的地方政府规章主要有：《浙江省医疗机构药品和医疗器械使用监督管理办法》《安徽省药品和医疗器械使用监督管理办法》《福建省药品和医疗器械流通监督管理办法》《湖北省药品使用质量管理规定》《陕西省医疗机构药品和医疗器械管理办法》等。

（六）中国政府承认或加入的相关国际条约

1985 年我国加入《1961 年麻醉品单一公约》和《1971 年精神药物公约》等。

【能力训练】

能力训练 判断法律效力

（一）材料准备或背景资料

2022年，国家药监局组织检查组对长春长生生物科技有限责任公司（以下简称"长春长生"）生产现场进行飞行检查。检查组发现，长春长生在冻干人用狂犬病疫苗生产过程中存在记录造假等严重违反《药品生产质量管理规范》（药品GMP）行为。国家药监局对长春长生生物科技有限责任公司生产冻干人用狂犬病疫苗涉嫌违法犯罪案件调查过程中，发现《疫苗管理法》第八十条规定：生产、销售的疫苗属于假药的，由省级以上人民政府药品监督管理部门没收违法所得和违法生产、销售的疫苗以及专门用于违法生产疫苗的原料、辅料、包装材料、设备等物品，责令停产停业整顿，吊销药品注册证书，直至吊销药品生产许可证等，并处违法生产、销售疫苗货值金额十五倍以上五十倍以下的罚款，货值金额不足五十万元的，按五十万元计算。而《药品管理法》第一百一十六条规定：生产、销售假药的，没收违法生产、销售的药品和违法所得，责令停产停业整顿，吊销药品批准证明文件，并处违法生产、销售的药品货值金额十五倍以上三十倍以下的罚款；货值金额不足十万元的，按十万元计算；情节严重的，吊销药品生产许可证、药品经营许可证或者医疗机构制剂许可证，十年内不受理其相应申请；药品上市许可持有人为境外企业的，十年内禁止其药品进口。《疫苗管理法》和《药品管理法》规定不一致。国家药监局依据哪项规定进行处罚？

（二）操作步骤或操作要求

序号	步骤	操作说明
1	判断《疫苗管理法》和《药品管理法》之间的关系	《疫苗管理法》和《药品管理法》都属于法律，两者之间关系属于特别规定和一般规定的关系
2	判断国家药监局的处罚依据	根据"在同一位阶的法之间，特别规定优于一般规定"，国家药监局应依据《疫苗管理法》第八十条规定进行处罚

（三）注意事项或常见问题

1. 遵纪守法。能按照相应法律法规的规定分析问题，解决问题。

2. 工匠精神。能举一反三，精益求精。对常见类似药事问题、药事分析处理技能，反复练习，熟练掌握。能对一些细节问题保持敏感度。

3. 团队协作。能与小组成员分工合作，完成药事活动实训任务。

4. 选择产品、案例或文献数据时，要注意这些信息来源的可靠性、时效性，尽量利用知名度高、认可度高的数据库，如国家药品监督管理局、中国知网等网站信息。

5. 注意与旧的法律法规规定相对比，并能区别。

（四）评价标准

序号	评分标准	分值	得分
1	判断《疫苗管理法》和《药品管理法》之间的关系	50	
2	判断国家药监局的处罚依据	50	
合计		100	

【课后练习】

配伍选择题

A. 法律　　　　　　　　　　　　　B. 行政法规

C. 规范性文件　　　　　　　　　　D. 部门规章

1.《药品经营质量管理规范》的法律层级属于（　　　）。

2.《药品生产监督管理办法》的法律层级属于（　　　）。

3.《医疗用毒性药品管理办法》的法律层级属于（　　　）。

4.《中药品种保护条例》的法律层级属于（　　　）。

答案：D、D、B、B

项目三　药品研制与药品生产

【学习目标】

知识目标： 了解新药的定义及分类；熟悉药品注册、仿制药的定义；熟悉药品注册申请的类型，药品注册管理机构，药品注册管理的中心内容；熟悉药品注册的概念，药物临床研究的分期和要求；了解药品上市许可持有人制度及其实施意义；了解药品生产及药品生产管理的特点；掌握药品生产质量管理规范的主要规定；药品委托生产的管理。

技能目标： 能够依据药品注册管理的法律法规体系、各类药品注册的程序和规定从事药品研发、注册等相关工作。在中国境内进行药品注册应按新药申请和已有国家药品标准申请进行；境外应该按照进口药品的申报与审批程序进行。能根据国家现行 GMP 等法规要求，正确开展药品生产和质量管理的相关工作，确保生产药品的合格性；能按照药品生产的相关规定，进行药品生产许可证的申请开办等工作；能根据相关规定，进行药品委托生产及生产监督检查等工作。

素质目标： 使学生能从药品注册管理的原则出发，明确药品注册工作是保障药品质量的源头，也是药品监管工作的中心环节。严格执行药品注册管理制度是保证药品安全、有效、质量可控的重要手段。深刻理解药品生产企业的质量管理是药品生产企业管理的核心内容，从事药品生产必须严格按照批准的工艺组织生产，生产过程严格执行《药品生产质量管理规范》相关条款。

【知识导图】

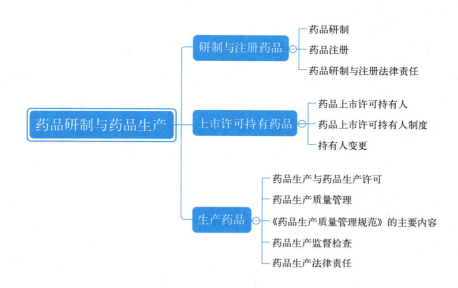

任务一　研制与注册药品

【基本知识】

一、药品研制

药品研制是指在化学、生物学、医学、统计学和药学等诸多以生命科学为主的理论指导下，运用先进的科学理论和技术完成药物研究和开发一系列的试验和验证项目，使研究成果最终能够获得批准，供临床诊断、预防和治疗使用的全部活动。

《药品管理法》规定，国家鼓励研究和创制新药，保护公民、法人和其他组织研究、开发新药的合法权益。新药研制是药品的一种创新性研究和制造活动，故也称之为新药创制。通过发现、识别、筛选和测定新的化学或生物物质，分析其有效的生物活性，继而进行成药性研究，按照国家规定，通过临床前和临床研究，获得申请上市所需要的试验数据和资料，经国家药品监督管理部门审评和批准，最终实现新药的问世。

（一）药品研制的类型

1. 按照研制的创新程度分类

（1）研究和开发新原料药与制剂；

（2）已知化合物用作新药；

（3）对已上市药品进行结构改造（也叫 me-too drug）；

（4）上市药品的延伸性研究——新剂型、新适应症、新复方制剂；

（5）上市药品的新工艺、新辅料的开发。

2. 按照药物的来源分类

从天然产物活性成分中发现新药：植物来源，如解痉药阿托品是从茄科植物颠茄、曼陀罗及莨菪等中分离提取的生物碱；微生物来源，如青霉素；动物来源，如替普罗肽是从巴西毒蛇的毒液中分离出来的，具有降压作用；海洋药物来源，如来源于海洋真菌中的头孢菌素。

从化学合成物中发现新药，包括从药物合成的中间体中发现新药；从代谢产物中发现新药；从临床药物的副作用或者老药新用途中发现新药。

3. 按照研究方法分类

根据发现药物的前体——先导物的方法，可以分为：通过随机机遇发现先导化合物；通过分子生物学途径发现先导化合物；通过药物设计发现先导化合物，通过计算机进行高通量筛选的方式获得先导化合物。

（二）药品研制的阶段

由于不同类型的新药所具有的创新程度各不相同，其研究内容和阶段划分也无法整齐划一。以创新程度最高的新化学实体（先导化合物）为例，可将新药研制分为三个阶段：第一个阶段是临床前研究阶段，主要包括新活性成分的发现与筛选，并开展药理药效研究和毒理试验（安全性评价试验）；第二个阶段是新药的临床试验；第三个阶段是生产和上市后研究。每一个研究阶段的研究内容、目的、对象和侧重点各不相同，见下图。

临床前研究		临床研究		新药上市后研究
实验室研究 药理毒理研究 （新药临床安全性评价）	申请临床研究 →	Ⅰ期临床试验 Ⅱ期临床试验 Ⅲ期临床试验	申请新药生产 → 新药证书批准文号	临床评价 Ⅳ期临床试验

（三）药物临床前研究

1. 药物临床前研究

为申请药品注册而进行的药物临床前研究，包括药物合成工艺、提取方法、理化性质及纯度、剂型选择、处方筛选、制备工艺、检验方法、质量指标、稳定性、药理、毒理、动物药代动力学等。中药制剂还包括原药材的来源、加工及炮制等，生物制品还包括菌毒种、细胞株、生物组织等起始材料的来源、质量标准、保存条件、生物学特征、遗传稳定性及免疫学的研究等。

根据药品注册申报资料要求，临床前研究可概括为三方面：

（1）文献研究　包括药品名称和命名依据、立题目的与依据。

（2）药学研究　原料药工艺研究、制剂处方及工艺研究、确证化学结构或组分的试验、药品质量试验、药品标准起草及说明、样品检验、辅料、稳定性试验、包装材料和容器有关试验等。

（3）药理毒理研究　包括一般药理试验，主要药效学试验，动物药代动力学试验，以及临床前药物安全性评价，如急性毒性试验、长期毒性试验、过敏性、溶血性和局部刺激性试验、致突变试验、生殖毒性试验、致癌毒性试验、依赖性试验等。临床前药物安全性评价是药物临床前研究的核心内容。

2. 临床前研究的要求

（1）临床前药物安全性评价执行 GLP　我国《药品管理法》及《药品注册管理办法》中均明确规定，药物的安全性评价研究必须执行《药物非临床研究质量管理规范》（GLP）。

（2）从事药物研究开发的机构的要求　应当具有与试验研究项目相适应的人员、场地、设备、仪器和管理制度，所用试验动物、试剂和原材料应当符合国家有关规定和要求，并应当保证试验数据和资料的真实性。

（3）研究用原料药的规定　单独申请注册药物制剂的，研究用原料药必须具有药品批准文号、进口药品注册证或者医药产品注册证，该原料药必须通过合法的途径获得。研究用原料药不具有药品批准文号、进口药品注册证或者医药产品注册证的，必须经国家药品监督管理部门批准。

（4）技术指导原则　药物研究应当参照国家药品监督管理部门发布的有关技术指导原则进行。申请人采用其他评价方法和技术，应当提交证明其科学性的资料。

（5）委托研究　申请人委托其他机构进行药物研究或者进行单项试验、检测、样品试制的，应当与被委托方签订合同，并在申请注册时予以说明。申请人对申报资料中的药物研究数据的真实性负责。

（6）药品生产工艺　申请人获得药品批准文号后，应当按照国家药品监督管理部门批准的生产工艺生产。药品监督管理部门根据批准的生产工艺和质量标准对申请人的生产情况进行监督检查。

（四）药物临床研究

1. 药物临床研究的基本要求

根据《药品管理法》的规定，药物临床研究必须经国家药品监督管理部门批准后实施，临床研究必须执行《药物临床试验质量管理规范》（GCP）。

药物临床研究包括临床试验和生物等效性试验。临床试验分为Ⅰ、Ⅱ、Ⅲ、Ⅳ期，新药在批准上市前，应当进行Ⅰ、Ⅱ、Ⅲ期临床试验。经批准后，有些情况下可仅进行Ⅰ期和Ⅱ期临床试验或者仅进行Ⅱ期临床试验。

（1）Ⅰ期临床试验　初步的临床药理学及人体安全性评价试验。其目的在于观察人体对于新药的耐受程度和药代动力学，为制订给药方案提供依据。Ⅰ期临床试验要求健康志愿者作为受试者进行试验，是药品第一次用于人体的探索性研究，试验人数为20～30例。

（2）Ⅱ期临床试验　对治疗作用的初步评价阶段。其目的在于对新药的有效性和安全性做出评价，同时为Ⅲ期临床试验和给药剂量方案提供依据。Ⅱ期临床试验阶段的研究设计可以根据具体研究目的，采取多种形式，包括随机盲法对照试验，试验病例数要求不少于100例。

（3）Ⅲ期临床试验　治疗作用确证阶段。也是为药品注册申请获得批准提供依据的关键阶段。其目的是进一步验证药物对目标适应症患者的治疗作用和安全性，评价利益与风险关系，为制订药品使用说明提供充分的数据。在Ⅰ、Ⅱ期临床试验的基础上，进行扩大的多中心临床试验，试验一般应为具有足够样本量的随机盲法对照试验。Ⅲ期临床试验病例数要求不少于300例。

（4）Ⅳ期临床试验　新药上市后应用的评价研究阶段。其目的是考察广泛使用条件下的药物的疗效和不良反应，评价在普通或者特殊人群中使用的利益与风险关系，以及改进给药剂量等。Ⅳ期临床试验为开放试验，不要求设对照组，试验病例数要求不少于2000例。

生物等效性试验，是指用生物利用度研究的方法，以药代动力学参数为指标，比较同一种药物的相同或者不同剂型的制剂，在相同的试验条件下，其活性成分吸收程度和速度有无统计学差异的人体试验。目的在于通过测定血药浓度，来比较不同制剂对药物吸收的影响，以及药物不同制剂之间的差异，以此来推测其临床治疗效果差异的可接受性，即不同制剂之间的可替换性。生物等效性试验对象为健康志愿者，一般要求18～24例。

罕见病、特殊病种及其他情况，要求减少临床试验病例数或者免做临床试验的，必须经国家药品监督管理局审查批准。

2. 临床研究的质量管理

为了保证药物临床试验过程规范、结果科学可靠，保护受试者的权益并保障其安全，参照国际公认原则，根据《药品管理法》《药品管理法实施条例》的要求，国家药品监督管理局、国家卫生健康委员会联合组织修订并发布了《药物临床试验质量管理规范》（GCP），并于2020年7月1日起正式实施。GCP是进行临床试验、人体生物利用度或生物等效性试验的实施依据，是临床试验全过程的标准规定。包括临床试验前的准备与必要条件、受试者的权益保障、方案设计、组织实施、监察、稽查、记录、分析总结和报告等内容。

（1）药物临床试验场所　药物临床试验机构的设施与条件应满足安全有效地进行临床试验的需要。疫苗临床试验应当由符合国家药品监督管理局和国家卫生健康委员会规定条件的三级医疗机构或者省级以上疾病预防控制机构实施或者组织实施。在我国，临床试验机构需要依法进行资格认定。申请人在获得药物临床试验批准后，应从具有药物临床试验资格的机构中选择承担药物临床试验的机构。

（2）临床试验用药管理　药物临床试验用药品的管理应当符合药物临床试验质量管理规范的有关要求。临床试验所用药物应当严格按照GMP要求制备，经检验合格后才能用于临床试验。疫苗类制品、血液制品、国家药品监督管理局规定的其他生物制品应当由国家药品监督管理局指定的药品检验机构进行检验。临床试验药物使用由临床试验者负责，必须保证按照研究方案使用于受试者，不得把药物交给任何非临床试验者。临床试验用药物不得销售。

（3）临床试验风险管理　临床试验必须有科学依据。在进行人体试验前，必须周密考虑该试验的目的及要解决的问题，应当权衡对受试者和公众健康预期的受益与风险，预期的受益应超过可能出现的损害。临床试验方案必须符合科学性和伦理的合理性要求。临床试验机构和临床试验者有义务采取必要措施，最大程度保障受试者权益。保障受试者权益的主要措施有伦理委员会和知情同意书。研究者未经申请人和/或伦理委员会同意，不应偏离或改变试验方案，对任何临床试验偏离方案的行为都应当记录存档并给予合理解释，并告知申请人。伦理委员会在临床试验危及受试者权益时应进行紧急审查，保护受试者的安全和权益。在药物临床试验的过程中，应当密切注意药物不良反应，必须本着受试者的权益、安全和健康高于科学和社会利益的原则，按照规定进行报告和处理。对于药物临床试验期间出现的可疑且非预期严重不良反应和其他潜在的严重安全性风险信息，或者有证据证明临床试验用药品存在严重质量问题时，申办者应当按照相关要求及时向药品审评中心报告。根据安全性风险严重程度，可以要求申办者采取调整药物临床试验方案、知情同意书、研究者手册等加强风险控制的措施，必要时可以要求申办者暂停或者终止药物临床试验。

药物临床试验应当在批准后三年内实施，药物临床试验申请自获准之日起，三年内未有受试者签署知情同意书的，该药物临床试验许可自行失效。仍需实施药物临床试验的，应当重新申请。

二、药品注册

20 世纪 60 年代前后，欧美至少 15 个国家的医生都在使用沙利度胺（反应停）来治疗妇女妊娠反应，很多人吃了药后的确就不吐了，恶心的症状得到了明显的改善，于是它成了"孕妇的理想选择"（当时的广告用语）。于是，"反应停"被大量生产、销售，仅在联邦德国就有近 100 万人服用过"反应停"，"反应停"每月的销量达到 1 吨的水平。在联邦德国的某些州，患者甚至不需要医生处方就能购买到"反应停"。但随之而来的是，许多出生的婴儿都是短肢畸形，形同海豹，被称为"海豹肢畸形"。1961 年，这种症状终于被证实是孕妇服用"反应停"所导致的。于是，该药被禁用，然而，受其影响的婴儿已多达 1.2 万名。

1960 年 9 月，该药向美国 FDA 申报，并由刚进入 FDA 工作的弗朗西斯·奥尔德姆·凯尔西（Frances Oldham Kelsey）医师负责审批。凯尔西在审阅梅瑞尔公司的申请时，认为产品的临床数据不足，个人证词多于科学数据，要求梅瑞尔公司提交更详尽而可信的研究数据。梅瑞尔公司认为沙利度胺已经在欧洲和澳大利亚等上市 3 年，全世界有超过 200 万人服用，疗效良好，凯尔西的要求属于吹毛求疵。梅瑞尔公司的老板甚至直接给 FDA 局长打电话，要求尽快批准其在美国上市。然而凯尔西坚持原则，不为所动。凯尔西的职业精神和专业素质让美国的很多人幸免于一场灾祸。为嘉奖凯尔西的杰出贡献，1962 年，肯尼迪总统授予她"杰出联邦公务员奖"。这位伟大的女士为 FDA 服务 45 年后，2005 年以 90 岁高龄退休，2014 年走完了自己的百年人生历程。

虽然"反应停惨剧"仅涉及药品安全性，而与药效无关，但事件的发生促使美国国会关于药品上市监管以及上市前研究进一步严格化的讨论迅速激烈起来，并在 1962 年迅速通过了《科沃夫-哈里斯修正案》（Kefauver-Harris Amendments）。《科沃夫-哈里斯修正案》的标志性成果是第一次要求制药商在新药上市前必须向 FDA 提供经临床试验证明的药物安全性和有效性双重信息。

（一）基本概念

（1）**药品注册**　是指药品注册申请人（以下简称申请人）依照法定程序和相关要求提出药物临床试验、药品上市许可、再注册等申请以及补充申请，药品监督管理部门基于法律法规和现有科学认知进行安全性、有效性和质量可控性等审查，决定是否同意其申请的活动。

申请人取得药品注册证书后，为药品上市许可持有人（以下简称持有人）。

药品注册按其来源和标准分为新药、仿制药和进口药，按种类分为中药、化学药和生物制品。药品品种范畴差别很大，对其研究的内容、技术要求和审评重点也各不相同。为了保证药品研究质量，同时又能提高新药研制的投入和产出的效率，我国采用药品注册进行分类审批管理的办法。《药品注册管理办法》附件中将药品按照中药和天然药物、化学药品、生物制品分别进行分类，对各类药品申请注册时应提交的研究资料分门别类做出规定。

（2）**药品注册申请人**　是指提出药品注册申请并承担相应法律责任的机构。境内申请人应当是在中国境内合法登记并能独立承担民事责任的机构，境外申请人应当是境外合法制药厂商。境外申请人办理进口药品注册，应当由其驻中国境内的办事机构或者由其委托的中国境内代理机构办理。

（3）药品注册申请 包括新药申请、仿制药申请、进口药品申请及其补充申请和再注册申请。

（4）新药申请 是指未曾在中国境内外上市销售药品的注册申请。对已上市药品改变剂型、改变给药途径、增加新适应症的药品注册按照新药申请的程序申报。

（5）仿制药申请 是指生产国家药品监督管理部门已批准上市的已有国家标准的药品的注册申请；但是生物制品按照新药申请的程序申报。

（6）进口药品申请 是指在境外生产的药品在中国境内上市销售的注册申请。

（7）补充申请 是指新药申请、仿制药申请或者进口药品申请经批准后，改变、增加或取消原批准事项或内容的注册申请。

（8）再注册申请 是指当药品批准证明文件有效期满后，申请人拟继续生产或进口该药品的注册申请。

（二）药品注册机构

国家药品监督管理局主管全国药品注册管理工作，负责建立药品注册管理工作体系和制度，制定药品注册管理规范，依法组织药品注册审评审批以及相关的监督管理工作。

国家药品监督管理局药品审评中心（以下简称药品审评中心）负责药物临床试验申请、药品上市许可申请、补充申请和境外生产药品再注册申请等的审评。

中国食品药品检定研究院（以下简称中检院）、国家药典委员会（以下简称药典委）、国家药品监督管理局食品药品审核查验中心（以下简称药品核查中心）、国家药品监督管理局药品评价中心（以下简称药品评价中心）、国家药品监督管理局行政事项受理服务和投诉举报中心、国家药品监督管理局信息中心（以下简称信息中心）等药品专业技术机构，承担依法实施药品注册管理所需的药品注册检验、通用名称核准、核查、监测与评价、制证送达以及相应的信息化建设与管理等相关工作。

省、自治区、直辖市药品监督管理部门负责本行政区域内以下药品注册相关管理工作：境内生产药品再注册申请的受理、审查和审批；药品上市后变更的备案、报告事项管理；组织对药物非临床安全性评价研究机构、药物临床试验机构的日常监管及违法行为的查处；参与国家药品监督管理局组织的药品注册核查、检验等工作；国家药品监督管理局委托实施的药品注册相关事项。省、自治区、直辖市药品监督管理部门设置或者指定的药品专业技术机构，承担依法实施药品监督管理所需的审评、检验、核查、监测与评价等工作。

药品注册管理遵循公开、公平、公正的原则，以临床价值为导向，鼓励研究和创制新药，积极推动仿制药发展。

国家药品监督管理局持续推进审评审批制度改革，优化审评审批程序，提高审评审批效率，建立以审评为主导，检验、核查、监测与评价等为支撑的药品注册管理体系。

国家药品监督管理局建立药品加快上市注册制度，支持以临床价值为导向的药物创新。对符合条件的药品注册申请，申请人可以申请适用突破性治疗药物、附条件批准、优先审评审批及特别审批程序。国家药品监督管理局建立化学原料药、辅料及直接接触药品的包装材料和容器关联审评审批制度。在审批药品制剂时，对化学原料药一并审评审批，对相关辅料、直接接触药品的包装材料和容器也一并审评。药品审评中心等专业技术机构根据工作需要建立专家咨询制度，成立专家咨询委员会，在审评、核查、检验、通用名称核准等过程中就重大问题听取专家意见，充分发挥专家的技术支撑作用。

（三）药品注册的分类

我国对药品注册实行分类审批管理。根据国家市场监督管理总局于 2020 年 3 月 30 日发布的

《药品注册管理法》（局令第 27 号）规定，药品注册按照中药、化学药和生物制品等进行分类注册管理。

中药注册按照中药创新药、中药改良型新药、古代经典名方中药复方制剂、同名同方药等进行分类。

化学药注册按照化学药创新药、化学药改良型新药、仿制药等进行分类。

生物制品注册按照生物制品创新药、生物制品改良型新药、已上市生物制品（含生物类似药）等进行分类。

中药、化学药和生物制品等药品的细化分类和相应的申报资料要求，由国家药品监督管理局根据注册药品的产品特性、创新程度和审评管理需要组织制定，并向社会公布。

境外生产药品的注册申请，按照药品的细化分类和相应的申报资料要求执行。

1. 中药注册分类

中药是指在我国中医药理论指导下使用的药用物质及其制剂。国家药品监督管理局于 2020 年 9 月 28 日发布的《中药注册分类及申报资料要求》（2020 年第 68 号通告），将中药注册分为以下类型：

（1）中药创新药，指处方未在国家药品标准、药品注册标准及国家中医药主管部门发布的《古代经典名方目录》中收载，具有临床价值，且未在境外上市的中药新处方制剂。一般包含以下情形：

① 中药复方制剂，系指由多味饮片、提取物等在中医药理论指导下组方而成的制剂。

② 从单一植物、动物、矿物等物质中提取得到的提取物及其制剂。

③ 新药材及其制剂，即未被国家药品标准、药品注册标准以及省、自治区、直辖市药材标准收载的药材及其制剂，以及具有上述标准药材的原动、植物新的药用部位及其制剂。

（2）中药改良型新药。指改变已上市中药的给药途径、剂型，且具有临床应用优势和特点，或增加功能主治等的制剂。一般包含以下情形：

① 改变已上市中药给药途径的制剂，即不同给药途径或不同吸收部位之间相互改变的制剂。

② 改变已上市中药剂型的制剂，即在给药途径不变的情况下改变剂型的制剂。

③ 中药增加功能主治。

④ 已上市中药生产工艺或辅料等改变引起药用物质基础或药物吸收、利用明显改变的。

（3）古代经典名方中药复方制剂。古代经典名方是指符合《中华人民共和国中医药法》规定的，至今仍广泛应用、疗效确切、具有明显特色与优势的古代中医典籍所记载的方剂。古代经典名方中药复方制剂是指来源于古代经典名方的中药复方制剂。包含以下情形：

① 按古代经典名方目录管理的中药复方制剂。

② 其他来源于古代经典名方的中药复方制剂。包括未按古代经典名方目录管理的古代经典名方中药复方制剂和基于古代经典名方加减化裁的中药复方制剂。

（4）同名同方药。指通用名称、处方、剂型、功能主治、用法及日用饮片量与已上市中药相同，且在安全性、有效性、质量可控性方面不低于该已上市中药的制剂。

天然药物是指在现代医药理论指导下使用的天然药用物质及其制剂。天然药物参照中药注册分类。

其他情形，主要指境外已上市境内未上市的中药、天然药物制剂。

2. 化学药品注册分类

国家药品监督管理局于 2020 年 6 月 30 日发布的《化学药品注册分类及申报资料要求》（2020 年第 44 号通告），将化学药品注册分类分为创新药、改良型新药、仿制药、境外已上市境内未上市化学药品，分为以下 5 个类别：

1 类：境内外均未上市的创新药。指含有新的结构明确的、具有药理作用的化合物，且具有临床价值的药品。

2 类：境内外均未上市的改良型新药。指在已知活性成分的基础上，对其结构、剂型、处方工艺、给药途径、适应症等进行优化，且具有明显临床优势的药品。

① 含有用拆分或者合成等方法制得的已知活性成分的光学异构体，或者对已知活性成分成酯，或者对已知活性成分成盐（包括含有氢键或配位键的盐），或者改变已知盐类活性成分的酸根、碱基或金属元素，或者形成其他非共价键衍生物（如络合物、螯合物或包合物），且具有明显临床优势的药品。

② 含有已知活性成分的新剂型（包括新的给药系统）、新处方工艺、新给药途径，且具有明显临床优势的药品。

③ 含有已知活性成分的新复方制剂，且具有明显临床优势。

④ 含有已知活性成分的新适应症的药品。

3 类：境内申请人仿制境外上市但境内未上市原研药品的药品。该类药品应与参比制剂的质量和疗效一致。

4 类：境内申请人仿制已在境内上市原研药品的药品。该类药品应与参比制剂的质量和疗效一致。

5 类：境外上市的药品申请在境内上市。

① 境外上市的原研药品和改良型药品申请在境内上市。改良型药品应具有明显临床优势。

② 境外上市的仿制药申请在境内上市。

原研药品是指境内外首个获准上市，且具有完整和充分的安全性、有效性数据作为上市依据的药品。

参比制剂是指经国家药品监管部门评估确认的仿制药研制使用的对照药品。参比制剂的遴选与公布按照国家药品监管部门相关规定执行。

3. 生物制品注册分类

生物制品是指以微生物、细胞、动物或人源组织和体液等为起始原材料，用生物学技术制成，用于预防、治疗和诊断人类疾病的制剂。为规范生物制品注册申报和管理，将生物制品分为预防用生物制品、治疗用生物制品和按生物制品管理的体外诊断试剂。

预防用生物制品是指为预防、控制疾病的发生、流行，用于人体免疫接种的疫苗类生物制品，包括免疫规划疫苗和非免疫规划疫苗。

治疗用生物制品是指用于人类疾病治疗的生物制品，如采用不同表达系统的工程细胞（如细菌、酵母、昆虫、植物和哺乳动物细胞）所制备的蛋白质、多肽及其衍生物；细胞治疗和基因治疗产品；变态反应原制品；微生态制品；人或者动物组织或者体液提取或者通过发酵制备的具有生物活性的制品等。生物制品类体内诊断试剂按照治疗用生物制品管理。

按照生物制品管理的体外诊断试剂包括用于血源筛查的体外诊断试剂、采用放射性核素标记的体外诊断试剂等。

药品注册分类在提出上市申请时确定，审评过程中不因其他药品在境内外上市而变更。

国家药监局于 2020 年 6 月 29 日发布《生物制品注册分类及申报资料要求》（2020 年第 43号）的通告，将生物制品注册分为以下类型：

（1）预防用生物制品

1 类：创新型疫苗，境内外均未上市的疫苗。

① 无有效预防手段疾病的疫苗。

② 在已上市疫苗基础上开发的新抗原形式，如新基因重组疫苗、新核酸疫苗、已上市多糖疫苗基础上制备的新的结合疫苗等。

③ 含新佐剂或新佐剂系统的疫苗。

④ 含新抗原或新抗原形式的多联/多价疫苗。

2 类：改良型疫苗。对境内或境外已上市疫苗产品进行改良，使新产品的安全性、有效性、质量可控性有改进，且具有明显优势的疫苗，包括：

① 在境内或境外已上市产品基础上改变抗原谱或型别，且具有明显临床优势的疫苗。

② 具有重大技术改进的疫苗，包括对疫苗菌毒种/细胞基质/生产工艺/剂型等的改进。（如更换为其他表达体系或细胞基质的疫苗；更换菌毒株或对已上市菌毒株进行改造；对已上市细胞基质或目的基因进行改造；非纯化疫苗改进为纯化疫苗；全细胞疫苗改进为组分疫苗等）

③ 已有同类产品上市的疫苗组成的新的多联/多价疫苗。

④ 改变给药途径，且具有明显临床优势的疫苗。

⑤ 改变免疫剂量或免疫程序，且新免疫剂量或免疫程序具有明显临床优势的疫苗。

⑥ 改变适用人群的疫苗。

3类：境内或境外已上市的疫苗。

① 境外生产的境外已上市、境内未上市的疫苗申报上市。

② 境外已上市、境内未上市的疫苗申报在境内生产上市。

③ 境内已上市疫苗。

（2）治疗用生物制品

1类：创新型生物制品。境内外均未上市的治疗用生物制品。

2类：改良型生物制品。对境内或境外已上市制品进行改良，使新产品的安全性、有效性、质量可控性有改进，且具有明显优势的治疗用生物制品。

① 在已上市制品基础上，对其剂型、给药途径等进行优化，且具有明显临床优势的生物制品。

② 增加境内外均未获批的新适应症和/或改变用药人群。

③ 已有同类制品上市的生物制品组成新的复方制品。

④ 在已上市制品基础上，具有重大技术改进的生物制品，如重组技术替代生物组织提取技术；较已上市制品改变氨基酸位点或表达系统、宿主细胞后具有明显临床优势等。

3类：境内或境外已上市生物制品。

① 境外生产的境外已上市、境内未上市的生物制品申报上市。

② 境外已上市、境内未上市的生物制品申报在境内生产上市。

③ 生物类似药。

④ 其他生物制品。

（3）按生物制品管理的体外诊断试剂

1类：创新型体外诊断试剂。

2类：境内外已上市的体外诊断试剂。

（四）药品的申报与审批

1. 药品注册基本要求

药品注册必须按照规定要求的申报资料项目报送申请资料。申请资料主要包括四个部分，分别是综述资料、药学研究资料、药理毒理研究资料和临床研究资料。申请人在申请药品上市注册前，应当完成药学、药理毒理学和药物临床试验等相关研究工作。药物非临床安全性评价研究应当在经过药物非临床研究质量管理规范认证的机构开展，并遵守药物非临床研究质量管理规范。药物临床试验应当经批准，其中生物等效性试验应当备案；药物临床试验应当在符合相关规定的药物临床试验机构开展，并遵守药物临床试验质量管理规范。

申请药品注册，应当提供真实、充分、可靠的数据、资料和样品，证明药品的安全性、有效性和质量可控性。

使用境外研究资料和数据支持药品注册的，其来源、研究机构或者实验室条件、质量体系要求及其他管理条件等应当符合国际人用药注册技术要求协调会通行原则，并符合我国药品注册管理的相关要求。

药品注册证书有效期为五年，药品注册证书有效期内持有人应当持续保证上市药品的安全性、有效性和质量可控性，并在有效期届满前六个月申请药品再注册。

2. 药品上市许可

申请人在完成支持药品上市注册的药学、药理毒理学和药物临床试验等研究，确定质量标准，完成商业规模生产工艺验证，并做好接受药品注册核查检验的准备后，提出药品上市许可申请，按照申报资料要求提交相关研究资料。经对申报资料进行形式审查，符合要求的，予以受理。

综合审评结论通过的，批准药品上市，发给药品注册证书。综合审评结论不通过的，作出不予批准决定。药品注册证书载明药品批准文号、持有人、生产企业等信息。非处方药的药品注册证书还应当注明非处方药类别。

经核准的药品生产工艺、质量标准、说明书和标签作为药品注册证书的附件一并发给申请人，必要时还应当附药品上市后研究要求。上述信息纳入药品品种档案，并根据上市后变更情况及时更新。

药品批准上市后，持有人应当按照国家药品监督管理局核准的生产工艺和质量标准生产药品，并按照药品生产质量管理规范要求进行细化和实施。

3. 关联审评审批

国家药品监督管理局建立化学原料药、辅料及直接接触药品的包装材料和容器关联审评审批制度。在审批药品制剂时，对化学原料药一并审评审批，对相关辅料、直接接触药品的包装材料和容器一并审评。药品审评中心建立化学原料药、辅料及直接接触药品的包装材料和容器信息登记平台，对相关登记信息进行公示，供相关申请人或者持有人选择，并在相关药品制剂注册申请审评时关联审评。

4. 药品注册核查

药品注册核查，是指为核实申报资料的真实性、一致性以及药品上市商业化生产条件，检查药品研制的合规性、数据可靠性等，对研制现场和生产现场开展的核查活动，以及必要时对药品注册申请所涉及的化学原料药、辅料及直接接触药品的包装材料和容器生产企业、供应商或者其他受托机构开展的延伸检查活动。

药品注册核查启动的原则、程序、时限和要求，由药品审评中心制定公布；药品注册核查实施的原则、程序、时限和要求，由药品核查中心制定公布。

5. 药品注册检验

药品注册检验，包括标准复核和样品检验。标准复核，是指对申请人申报药品标准中设定项目的科学性、检验方法的可行性、质控指标的合理性等进行的实验室评估。样品检验，是指按照申请人申报或者药品审评中心核定的药品质量标准对样品进行的实验室检验。

药品注册检验启动的原则、程序、时限等要求，由药品审评中心组织制定公布。药品注册申请受理前提出药品注册检验的具体工作程序和要求以及药品注册检验技术要求和规范，由中检院制定公布。

6. 药品加快上市注册程序

在发生突发公共卫生事件的威胁时以及突发公共卫生事件发生后，国家药品监督管理局可以依法决定对突发公共卫生事件应急所需防治药品实行特别审批。对实施特别审批的药品注册申请，国家药品监督管理局按照统一指挥、早期介入、快速高效、科学审批的原则，组织加快并同步开展药品注册受理、审评、核查、检验工作。特别审批的情形、程序、时限、要求等按照药品特别审批程序规定执行。对纳入特别审批程序的药品，可以根据疾病防控的特定需要，限定其在一定期限和范围内使用。对纳入特别审批程序的药品，发现其不再符合纳入条件的，应当终止该药品的特别审批程序，并告知申请人。

（1）突破性治疗药物程序 药物临床试验期间，用于防治严重危及生命或者严重影响生存质量的疾病，且尚无有效防治手段或者与现有治疗手段相比有足够证据表明具有明显临床优势的创新药或者改良型新药等，申请人可以申请适用突破性治疗药物程序。

申请适用突破性治疗药物程序的，申请人应当向药品审评中心提出申请。符合条件的，药品审评中心按照程序公示后纳入突破性治疗药物程序。

对纳入突破性治疗药物程序的药物临床试验，给予以下政策支持：

① 申请人可以在药物临床试验的关键阶段向药品审评中心提出沟通交流申请，药品审评中心安排审评人员进行沟通交流；

② 申请人可以将阶段性研究资料提交药品审评中心，药品审评中心基于已有研究资料，对下一步研究方案提出意见或者建议，并反馈给申请人。

对纳入突破性治疗药物程序的药物临床试验，申请人发现不再符合纳入条件时，应当及时向药品审评中心提出终止突破性治疗药物程序。药品审评中心发现不再符合纳入条件的，应当及时终止该品种的突破性治疗药物程序，并告知申请人。

（2）附条件批准程序　药物临床试验期间，符合以下情形的药品，可以申请附条件批准：

① 治疗严重危及生命且尚无有效治疗手段的疾病的药品，药物临床试验已有数据证实疗效并能预测其临床价值的；

② 公共卫生方面急需的药品，药物临床试验已有数据显示疗效并能预测其临床价值的；

③ 应对重大突发公共卫生事件急需的疫苗或者国家卫生健康委员会认定急需的其他疫苗，经评估获益大于风险的。

申请附条件批准的，申请人应当就附条件批准上市的条件和上市后继续完成的研究工作等与药品审评中心沟通交流，经沟通交流确认后提出药品上市许可申请。

经审评，符合附条件批准要求的，在药品注册证书中载明附条件批准药品注册证书的有效期、上市后需要继续完成的研究工作及完成时限等相关事项。

审评过程中发现纳入附条件批准程序的药品注册申请不能满足附条件批准条件的，药品审评中心应当终止该品种附条件批准程序，并告知申请人按照正常程序研究申报。

对附条件批准的药品，持有人应当在药品上市后采取相应的风险管理措施，并在规定期限内按照要求完成药物临床试验等相关研究，以补充申请方式申报。

对批准疫苗注册申请时提出进一步研究要求的，疫苗持有人应当在规定期限内完成研究。

对附条件批准的药品，持有人逾期未按照要求完成研究或者不能证明其获益大于风险的，国家药品监督管理局应当依法处理，直至注销药品注册证书。

（3）优先审评审批程序　药品上市许可申请时，以下具有明显临床价值的药品，可以申请适用优先审评审批程序：

① 临床急需的短缺药品、防治重大传染病和罕见病等疾病的创新药和改良型新药；

② 符合儿童生理特征的儿童用药品新品种、剂型和规格；

③ 疾病预防、控制急需的疫苗和创新疫苗；

④ 纳入突破性治疗药物程序的药品；

⑤ 符合附条件批准的药品；

⑥ 国家药品监督管理局规定其他优先审评审批的情形。

申请人在提出药品上市许可申请前，应当与药品审评中心沟通交流，经沟通交流确认后，在提出药品上市许可申请的同时，向药品审评中心提出优先审评审批申请。符合条件的，药品审评中心按照程序公示后纳入优先审评审批程序。

对纳入优先审评审批程序的药品上市许可申请，给予以下政策支持：

① 药品上市许可申请的审评时限为一百三十日；

② 临床急需的境外已上市境内未上市的罕见病药品，审评时限为七十日；

③ 需要核查、检验和核准药品通用名称的，予以优先安排；

④ 经沟通交流确认后，可以补充提交技术资料。

审评过程中发现纳入优先审评审批程序的药品注册申请不能满足优先审评审批条件的，药品审评中心应当终止该品种优先审评审批程序，按照正常审评程序审评，并告知申请人。

（4）特别审批程序　在发生突发公共卫生事件的威胁时以及突发公共卫生事件发生后，国家药品监督管理局可以依法决定对突发公共卫生事件应急所需防治药品实行特别审批。

对实施特别审批的药品注册申请，国家药品监督管理局按照统一指挥、早期介入、快速高效、科学审批的原则，组织加快并同步开展药品注册受理、审评、核查、检验工作。特别审批的情形、程序、时限、要求等按照药品特别审批程序规定执行。

对纳入特别审批程序的药品，可以根据疾病防控的特定需要，限定其在一定期限和范围内使用。

对纳入特别审批程序的药品，发现其不再符合纳入条件的，应当终止该药品的特别审批程序，并告知申请人。

化学药品命名原则

（1）药品名称读音应清晰易辨，全词不宜过长，且应避免与目前已经使用的药品名称混淆；

（2）属于同一药效类别的药物，其名称应力求用适当的方法使之显示这一关系；

（3）凡是易令病人从解剖学、生理学、病理学和治疗学角度猜测药效的名称，一般不应采用。

三、药品研制与注册法律责任

（1）伪造、变造、出租、出借、非法买卖许可证或者药品批准证明文件的，没收违法所得，并处违法所得一倍以上五倍以下的罚款；情节严重的，并处违法所得五倍以上十五倍以下的罚款，吊销药品生产许可证、药品经营许可证、医疗机构制剂许可证或者药品批准证明文件，对法定代表人、主要负责人、直接负责的主管人员和其他责任人员，处二万元以上二十万元以下的罚款，十年内禁止从事药品生产经营活动，并可以由公安机关处五日以上十五日以下的拘留；违法所得不足十万元的，按十万元计算。

（2）提供虚假的证明、数据、资料、样品或者采取其他手段骗取临床试验许可、药品生产许可、药品经营许可、医疗机构制剂许可或者药品注册等许可的，撤销相关许可，十年内不受理其相应申请，并处五十万元以上五百万元以下的罚款；情节严重的，对法定代表人、主要负责人、直接负责的主管人员和其他责任人员，处二万元以上二十万元以下的罚款，十年内禁止从事药品生产经营活动，并可以由公安机关处五日以上十五日以下的拘留。

（3）未经批准开展药物临床试验，没收违法生产、销售的药品和违法所得以及包装材料、容器，责令停产停业整顿，并处五十万元以上五百万元以下的罚款；情节严重的，吊销药品批准证明文件、药品生产许可证、药品经营许可证，对法定代表人、主要负责人、直接负责的主管人员和其他责任人员处二万元以上二十万元以下的罚款，十年直至终身禁止从事药品生产经营活动。

（4）开展生物等效性试验未备案；药物临床试验期间，发现存在安全性问题或者其他风险，临床试验申办者未及时调整临床试验方案、暂停或者终止临床试验，或者未向国务院药品监督管理部门报告的，责令限期改正，给予警告；逾期不改正的，处十万元以上五十万元以下的罚款。

（5）进口已获得药品注册证书的药品，未按照规定向允许药品进口的口岸所在地药品监督管理部门备案的，责令限期改正，给予警告；逾期不改正的，吊销药品注册证书。

【能力训练】

能力训练一　注册申请连连（练练）看

（一）材料准备或背景资料

结合以下药品申报事项，进行药品管理分类连连看，答案请扫描二维码。

药品申报事项	药品管理分类
申请人在批件有效期满后的药品申请	注册申请
申请人申请药品上市许可	再注册申请
申请人增加药品规格	进口药品申请
境外生产药品申请国内上市销售	补充申请

参考答案

（二）操作步骤或操作要求

序号	步骤	操作说明
1	判断什么事项属于注册申请	药品注册是指药品注册申请人（以下简称申请人）依照法定程序和相关要求提出药物临床试验、药品上市许可、再注册等申请以及补充申请，药品监督管理部门基于法律法规和现有科学认知进行安全性、有效性和质量可控性等审查，决定是否同意其申请的活动
2	判断什么事项属于再注册申请	
3	判断什么事项属于进口药品申请	
4	判断什么事项属于补充申请	

（三）评价标准

序号	评分标准	分值	得分
1	药品申报事项4项，能根据药品注册管理办法内容，准确判断药品申报事项，每判断对一个，计15分	60	
2	规定时间为3分钟，超过规定时间，没有完成一种，扣10分，全部完成，计40分	40	
合计		100	

能力训练二　药品注册批件识别

（一）材料准备或背景资料

课前准备多种药品的注册批件，扫描二维码。

要求学生识别批件内信息列表说明，批件号、药品名称、剂型、规格、申请事项、注册分类、药品有效期、药品批准文号、药品批准文号有效期等内容，并登录国家药品监督局网站查询登记信息；掌握注册批件关键信息，让学生对药品注册有更深的认识。

药品注册批件

（二）操作步骤或操作要求

序号	步骤	操作要求
1	读懂并识别批件信息	《药品注册批件》是国家药品监督管理局批准某药品生产企业生产该品种，发给"批准文号"的法定文件，也就是通常说的"生产批件"
2	能够查询一个药品的登记信息	通过登录国家药品监督管理局官网，根据批准文号，查询某个药品注册信息

（三）评价标准

序号	评分标准	分值	得分
1	注册批件6个，能根据批件信息列出关键内容，每判断对一个，计5分	30	
2	根据批准文号等信息，查询注册信息，规定时间内，完成查询一个，计5分	30	
3	规定时间为10分钟，超过规定时间，没有完成一种，扣10分，全部完成，计40分	40	
合计		100	

【课后练习】

一、单项选择题

1. 关于药物临床试验管理的说法，错误的是（   ）。
A. 药物临床试验应当在具备相应条件并按规定备案的药物临床试验机构开展
B. 药物临床试验用药品的管理应当符合药物临床试验质量管理规范的有关要求
C. 应保证受试者在自愿参与前被告知足够的试验信息，理解并签署知情同意书
D. 开展药物临床试验，均经国家药品监督管理局的批准
【试题答案】D

2. 根据《药品注册管理办法》，初步评价药物对目标适应症患者的治疗作用和安全性的临床试验属于（   ）。
A. Ⅰ期临床试验   B. Ⅱ期临床试验
C. Ⅲ期临床试验   D. Ⅳ期临床试验
【试题答案】B

3. 在药物临床试验中，所采用的具有足够样本量随机盲法对照试验属于（   ）。
A. Ⅰ期临床试验   B. Ⅱ期临床试验
C. Ⅲ期临床试验   D. Ⅳ期临床试验
【试题答案】C

4. 《药物非临床研究质量管理规范》的英文缩写为（   ）。
A. GMP   B. GCP
C. GLP   D. GSP
【试题答案】C

5. 根据《药品注册管理办法》，药品注册事项不包括（   ）。
A. 许可事项   B. 备案事项
C. 报告事项   D. 认证事项
【试题答案】D

6. 新药申请的申报与审批，分为（   ）两次申报和审批。
A. 临床前研究申请和临床试验申请   B. 临床试验申请和生产上市申请
C. 生产申请和上市申请   D. 临床前研究申请和生产上市申请
【试题答案】B

7. 临床研究用药物，应当（   ）。
A. 在符合 GLP 要求的实验室制备   B. 在符合 GMP 条件的车间制备
C. 在符合 GCP 规定的环境中制备   D. 在符合 GDP 条件的操作室制备
【试题答案】B

8. 药品注册申请不包括（   ）。
A. 新药申请   B. 进口药品申请
C. 医疗机构制剂申请   D. 仿制药的申请
【试题答案】C

9. 下列与药品注册管理无关的药品监督管理部门或技术机构是（   ）。
A. 国家药品监督管理局   B. 省级药品监督管理部门
C. 药品评价中心   D. 药品审评中心
【试题答案】C

10. 新药注册的"两报两批"是（   ）。

任务一　研制与注册药品　　103

A. 药物临床前研究申报与审批，药物非临床研究申报与审批

B. 药物临床前研究申报与审批，药物临床研究申报与审批

C. 药物非临床研究申报与审批，药物临床研究申报与审批

D. 药物临床研究申报与审批，药品生产上市申报与审批

【试题答案】D

11. 新药临床研究方案需经哪个机构审查批准后方可实施（　　）。

A. 国家药品监督管理局　　　　　　　　B. 省级药品监督管理部门

C. 国家卫计委　　　　　　　　　　　　D. 临床试验机构伦理委员会

【试题答案】A

二、配伍选择题

1. A. 国家药品监督管理局药品评价中心

　　B. 国家药品监督管理局药品审评中心

　　C. 国家药品监督管理局食品药品审核查验中心

　　D. 中国食品药品检定研究院

（1）负责组织对药品注册申请进行技术审评的机构是（　　）。

（2）负责标定和管理国家药品标准品、对照品的机构是（　　）。

（3）受国家药品监督管理局委托，对取得认证证书的企业实施跟踪检查和监督抽查的机构是（　　）。

【试题答案】B、D、C

2. A. 抽查检验　　　　　　　　　　　　B. 指定检验

　　C. 注册检验　　　　　　　　　　　　D. 复验

（1）药品上市销售前须经指定的药品检验机构进行的检验属于（　　）。

（2）国家对新药审批时进行的检验属于（　　）。

（3）结果由药品监督管理部门以药品质量公告形式发布的检验属于（　　）。

【试题答案】B、C、A

3. A. Ⅱ期临床试验　　　　　　　　　　B. Ⅰ期临床试验

　　C. Ⅲ期临床试验　　　　　　　　　　D. Ⅳ期临床试验

（1）初步的临床药理学及人体安全性评价试验属于（　　）。

（2）新药上市后的应用讨论阶段属于（　　）。

（3）药物治疗作用初步评价阶段属于（　　）。

【试题答案】B、D、A

4. A. 仿制药申请　　　　　　　　　　　B. 再注册申请

　　C. 进口药品申请　　　　　　　　　　D. 补充申请

（1）申请人拟在进口药品批准证明文件有效期期满后连续进口该药品的注册申请属于（　　）。

（2）境外生产的药品在中国境内上市销售的注册申请属于（　　）。

（3）仿制药注册申请批准后，增加或者取消原批准事项的注册申请属于（　　）。

【试题答案】B、C、D

任务二　上市许可持有药品

【基本知识】

一、药品上市许可持有人

依据《中华人民共和国药品管理法》第三十条，药品上市许可持有人（marketing authorization holder，MAH）是指取得药品注册证书的企业或者药品研制机构等。

药品上市许可持有人依照法规，对药品的非临床研究、临床试验、生产经营、上市后研究、不良反应监测及报告与处理等承担责任。其他从事药品研制、生产、经营、储存、运输、使用等活动的单位和个人依法承担相应责任。

药品上市许可持有人的法定代表人、主要负责人对药品质量全面负责。

二、药品上市许可持有人制度

2019年12月1日开始实施的《药品管理法》已经明确我国已经开始进入全面实施药品上市许可持有人制度的时代。这一制度的建立借鉴了国外发达国家关于这方面的相关法规与制度，同时结合了我国基本国情。药品上市许可持有人制度里规定了对于持有人的资质要求，如何进行变更，还有如何进行境外监管的相关要求。这个制度的实行将大大提高我国新药创新的动力，优化医药行业资源配置。然而一个制度的建立并不是一蹴而就的，还需要后续的实施过程中不断进行完善与修订，建立健全具有中国特色的药品上市许可持有人制度。

药品上市许可持有人制度，通常指拥有药品技术的药品研发机构、科研人员、药品生产企业等主体，通过提出药品上市许可申请并获得药品上市许可批件，并对药品质量在其整个生命周期内承担主要责任的制度。在该制度下，上市许可持有人和生产许可持有人可以是同一主体，也可以是两个相互独立的主体。

根据自身状况，上市许可持有人可以自行生产，也可以委托其他生产企业进行生产。如果委托生产，上市许可持有人依法对药品的安全性、有效性和质量可控性负全责，生产企业则依照委托生产合同的规定就药品质量对上市许可持有人负责。可见，上市许可持有人制度与现行药品注册许可制度的最大区别不仅在于获得药品批准文件的主体由药品生产企业扩大到了药品研发机构、科研人员，而且对药品质量自始至终负责的主体也更为明确，从而有利于确保和提升药品质量。也就是说，以药品上市许可持有人制度试点为突破口，我国药品注册制度将由上市许可与生产许可的"捆绑制"，向上市许可与生产许可分离的"上市许可持有人制度"转型。推动这一制度的必要性包括以下四个方面。

（1）有利于药品研发和创新　药品上市许可和生产许可分离的管理模式有助于研发者获得和集中资金、技术及人力进行持续研究和新药研发；有助于明确和强化研发者在药品研发、生产、流通和使用的整个周期中承担相应的法律责任，促使其不断改进和完善技术，保障药品安全，提高药品质量；有助于改变研发者为眼前利益而"一女多嫁"或"隐形持有"的现象；有助于成为上市许可持有人的研发者通过技术转让、委托生产或其他合作形式生产药品，提高现有生产设备利用率，促进药品产业的专业化分工，真正实现产学研紧密结合的机制，从而改变我国药品研发投入不足和研发乏力的被动局面。

（2）有利于优化行业资源配置　该制度有利于改变生产企业把"批文号"作为资本，以逐利为导向，忽视药品安全，低层次重复，低水平发展的表面"繁荣"，而实际上设备重复或空置浪费的混乱现状，进而优化药品产业的资源配置；有利于药品研发和生产企业的优胜劣汰、结构调整和升级换代。

（3）有利于提升行政监管效能　该制度能够使药品监管机构集中精力和资源建立与上市许可持有人进行沟通交流的稳定和有效机制，对"上市许可申请"进行全过程监管并落实其主要责任；能够以"上市许可持有人"为龙头，并通过其在药品整个生命周期的全程参与和监管，形成"政府主导、多元参与"的药品监管新模式。

（4）有利于厘清各主体法律责任　该制度有助于厘清和落实药品生命周期中所有参与方的法律责任，强化研发者、生产者和其他参与者的药品质量、安全责任意识，有利于在发生药品安全事件时明确各主体相应的法律责任，更好地保障用药者的健康权益。

三、持有人变更

持有人变更情况参照下图。

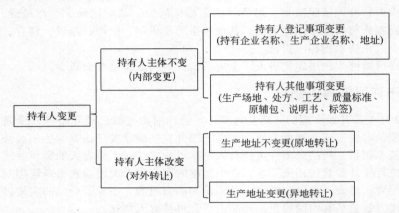

2021年1月13日，国家药监局发布了《药品上市后变更管理办法（试行）》（以下简称《办法》），《办法》落实了《药品管理法》对药品生产过程中的变更按照风险及影响程度实行分类管理的要求，明确了持有人是药品上市后变更的责任主体，规定了药品上市后变更的分类原则和常见情形，为药品上市后的变更管理提供了充足依据。

（一）持有人变更流程

如果按照持有人主体是否变更进行划分，则分为持有人主体改变和持有人主体不变两类，具体如下：

1. 持有人主体不变更申报流程

持有人主体不变更，生产场地、处方、工艺、质量标准、原辅包、说明书和标签有变更，其变更申报流程如下页图（以生产场地变更为例）。

2. 持有人主体变更申报流程

持有人主体变更，生产场地、处方、工艺、质量标准、原辅包、说明书和标签有变更，其变更申报流程如下页图（以持有人变更＋生产场地是否变更为例）。

（二）变更审批及实施时间

药品上市后变更申请时间根据变更类别（审批类变更、备案类变更、报告类变更）及是否需要技术审评，申请时间有一定的区别。

（1）审批类变更申请时间　不需技术审评最长3个月，需技术审评最长6个月，若发补，最长需11个月。

① 受理所需时间（35日）：5日内形式审查并通知补正，申请人在30日内补正资料。

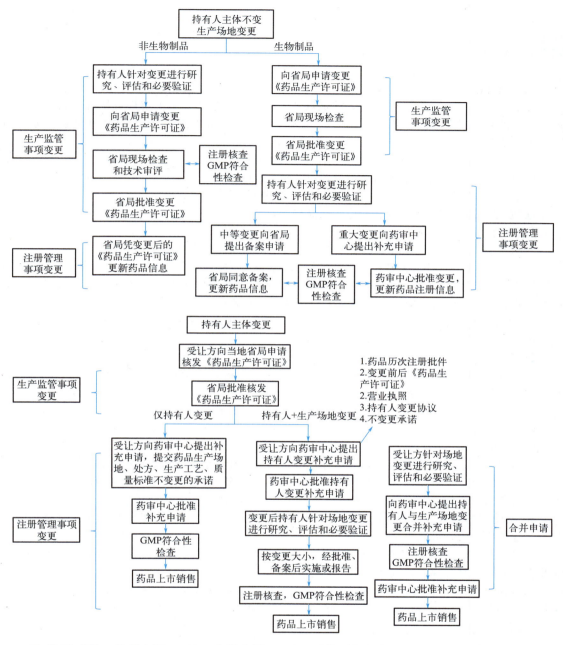

② 审评时限：单项申请 60 日，合并申请 80 日，延长时间不超过 1/3。
③ 技术资料补充时限：80 日（不计入审评时限）。
④ 行政审批决定：20 日
⑤ 制证，送达：10 日
（2）备案类变更申请时间　最长 3 个月。
① 受理所需时间（35 日）：5 日内形式审查并通知补正，申请人在 30 日内补正法定资料。
② 资料审查：30 日内完成资料审查。
（3）报告类变更　年度报告。
（4）变更实施时间　最长不得超过变更批准后 6 个月。

【课后练习】

单项选择题

1. 2019年《药品管理法》修订，将试点和实践经验成果的药品上市许可持有人制度确定为药品管理的基本制度、核心制度。申请人为境外企业等的，应当指定中国境内的企业法人办理相关药品注册事项。上述情景中的药品上市许可持有人是指（　　）。

A. 取得药品注册证书的企业或者药品研制机构等

B. 取得进口药品注册证书的企业或者药品研制机构等

C. 取得医药产品注册证书的企业或者药品研制机构等

D. 取得药品生产许可证的企业或者药品研制机构等

【试题答案】A

2. 关于药品上市许可持有人的资质和能力要求的说法，错误的是（　　）。

A. 药品上市许可持有人是药品安全的第一责任人

B. 药品上市许可持有人应当具备保障药品安全性、有效性和质量可控性的质量管理、风险防控和责任赔偿等能力，能够履行药品上市许可持有人义务

C. 药品上市许可持有人的身份是由药品注册申请人转变而来的

D. 药品注册申请人即药品上市许可持有人

【试题答案】D

3. 药品上市许可持有人委托生产药品的，应当符合药品注册管理的有关规定。下列药品不得再次委托第三方生产的是（　　）。

A. 麻醉药品　　　　　　　　　　　　B. 精神药品

C. 受托方接受委托生产的药品　　　　D. 经批准或者通过关联审评审批的原料药

【试题答案】C

4. 关于药品上市许可持有人委托储存、运输行为管理要求的说法，正确的是（　　）。

A. 药品上市许可持有人应当将受托方储存、运输、销售等行为纳入己方质量管理体系，与其签订委托协议，约定双方药品质量责任，并对受托方进行监督

B. 接受委托储存、运输药品的企业表明不知道承运承储的药品已超过有效期，而为其提供储存、运输服务的，可以免予行政处罚

C. 接受疫苗上市许可持有人委托储存、运输的企业，不得再次委托储存、运输疫苗，不得将疫苗与其他药品混库储存或者混车、混箱运输

D. 药品上市许可持有人应当对受托方的质量保证能力及风险管理能力进行评估，确认受托方符合《药品经营质量管理规范》有关储存、运输的相关要求

【试题答案】D

任务三 生产药品

【基本知识】

一、药品生产与药品生产许可

药品质量关系到用药者的生命和健康，只有加强药品生产全过程的规范管理，才能保证药品的质量，保障人体用药安全。

（一）药品生产

药品生产是指将原料加工制备成防病治病物质的过程。药品生产分为原料药生产和制剂生产。

1. 原料药的生产

原料药有植物、动物或其他生物产品、无机物和有机化合物等。原料药的生产根据原材料性质的不同、加工制造方法的不同，大体可分为：

（1）生药的加工制造　生药一般来自植物、动物和矿物等，通常为植物或动物机体、器官、分泌物，以及矿物。我国传统用中药进行加工处理的方法称为炮制，中药材必须经过蒸、炒、炙、煅等炮制操作制成中药饮片。

（2）药用元素和化合物的加工制造　主要包括从天然物（植物、动物）分离提取制备；用化学合成法（合成法、半合成法）制备，如维生素、甾体、激素等。

（3）用生物技术获得的生物材料的生物制品　生物技术有普通生物技术、基因工程、细胞工程、蛋白质工程、发酵工程等，生物材料有微生物、细胞、各种动物和人体的细胞及体液等。

2. 制剂的生产

制剂生产是指将原料药制成一定剂型（供临床使用的制剂）的生产。由各种来源和不同方法制得的原料药，需进一步制成适合于医疗或预防用的形式，即药物制剂（或称药物剂型），才能用于患者，如大输液、粉针剂、水针剂、片剂、胶囊剂、颗粒剂、丸剂、软膏剂等。各种不同的剂型有不同的加工制造方法。

（二）药品生产的特点

药品生产属于工业生产，具有一般工业生产的共性。由于药品的特殊性，药品生产同其他行业相比主要有以下特点：

（1）准入条件严格　药品生产必须经过严格的审批，药品生产企业的开办不同于一般的生产企业。药品生产企业的建立有严格的法定条件，《药品管理法》规定，所有的药品生产企业必须取得药品生产许可证后才具有药品生产资格，必须取得国家药品监督管理部门核发的药品批准文号才能生产药品。

（2）品种多、更新快、生产技术复杂　新药的研制开发，使药品种类不断增多，对药品生产企业设施设备、人员素质等要求越来越高。药品的生产技术涉及化学、药学、生物学、医学、化学工程等诸多领域，生产过程中许多问题必须综合运用多种科学知识和技术来解决。药品生产技术水平反映了一个国家的生产技术水平。

（3）产品质量要求严格　药品的特殊性决定了药品质量的严格性。一般产品有合格品、次品和等外品之分，有些产品的次品、等外品仍具有一定使用价值。药品则不同，不合格品完全不能使用。药品出厂要经过严格的质量检验，必须符合法定的药品标准。

（4）生产管理规范化　为了保证药品质量，国家颁布和修订了《药品生产质量管理规范》。生产企业必须依法实施《药品生产质量管理规范》，加强药品生产各环节的管理。

（三）药品生产许可条件

生产企业是应用现代科学技术，自主地从事商品生产、经营活动，实行独立核算，具有法人地位的经济实体。

国家药品监督管理部门依法对药品生产企业进行监督管理，包括药品生产企业的开办申请与审批、药品生产许可证管理、药品生产全过程与质量管理及日常监督检查管理等，依法进行的药品生产监督管理，可以保证药品质量，保障公众用药安全。

1. 药品生产企业的开办条件

《药品管理法》规定："从事药品生产活动，应当经所在地省、自治区、直辖市人民政府药品监督管理部门批准，取得药品生产许可证。无药品生产许可证的，不得生产药品。"从事药品生产活动，应当具备以下条件：

（1）有依法经过资格认定的药学技术人员、工程技术人员及相应的技术工人。人员是药品生产的首要条件。"依法经过资格认定"的药学技术人员，是指依照国家有关规定，取得药师、工程师等专业技术职称，具有药品生产所需要的专业技术的人员。

（2）有与药品生产相适应的厂房、设施和卫生环境。为保证生产药品的质量，消除可能产生的污染、混淆、差错等质量隐患，对药品生产的厂房、设施和卫生条件必须有严格的规定，确保药品生产的"硬件"符合《药品生产质量管理规范》的要求。

（3）具有能对所生产药品进行质量管理和质量检验的机构、人员及必要的仪器设备。能够对本企业生产的药品进行质量管理和质量检验是国家对药品生产企业最基本的要求。不符合《药品生产质量管理规范》要求的质量管理和质量检验机构、人员及必要的仪器设备，就不可能保证药品生产的质量。

（4）有保证药品质量的规章制度，并符合国务院药品监督管理部门依据本法制定的药品生产质量管理规范要求。开办药品生产企业不仅"硬件"要符合要求，相应的"软件"也是必需的。即建立健全企业规章制度，科学规范管理，使之真正起到保证药品质量的关键作用。

2. 药品生产企业开办的法定程序

（1）申请　药品生产企业的申请人应当向拟办企业所在地省、自治区、直辖市药品监管部门提出申请，并根据规定提交申请材料。

（2）受理　省级药品监管部门收到申请后，申请材料符合受理条件，受理；申请材料不全或不符合法定形式，要求其补齐补正或不予受理。

（3）行政许可　省级药品监管部门对资料进行审核，应当根据不同情况分别作出处理，并依据《药品生产监督管理办法》的规定，在自收到申请之日起 30 个工作日内，作出是否同意其申请的决定。

药品生产许可证由国家药品监督管理部门统一印制。药品生产许可证除载明公司名称、注册地址、生产地址和生产范围、社会信用代码、法定代表人、企业负责人、质量负责人及有效期之外，还应注明日常监管机构、日常监管人员及监督举报电话，以便落实监管责任，接受社会监督。根据《中华人民共和国药品管理法实施条例》规定，药品生产许可证有效期均为 5 年。有效期届满、需要继续生产药品的，药品生产企业应当按照《药品生产监督管理办法》（国家市场监督管理总局令第 28 号）的规定，向所在地省级药品监督管理部门提交"药品生产许可证申请表"和相关申请资料，提出换证申请。

3. 药品生产许可证需提交的开办材料

申请《药品生产许可证》，药品上市持有人自行生产的情形，应当向省级药品监督管理局提交下列材料：

（1）基本情况，包括企业名称、生产线、拟生产品种、剂型、工艺及生产能力（含储备产能）。

（2）组织机构图（注明各部门的职责及相互关系、部门负责人）。

（3）法定代表人、企业负责人、生产负责人、质量负责人、质量受权人及部门负责人简历、学历、职称证书和身份证（护照）复印件；依法经过资格认定的药学及相关专业技术人员、工程技术人员、技术工人登记表，并标明所在部门及岗位；高级、中级、初级技术人员的比例情况表。

（4）周边环境图、总平面布置图、仓储平面布置图、质量检验场所平面布置图。

（5）生产工艺布局平面图（包括更衣室、盥洗间、人流和物流通道、气闸等，并标明人、物流向和空气洁净度等级），空心净化系统的送风、回风、排风平面布置图，工艺设备平面布置图。

（6）拟生产的范围、剂型、品种、质量标准及依据。

（7）拟生产制型及品种的工艺流程图，并注明主要质量控制点与项目、拟共线生产情况。

（8）空气净化系统、制水系统、主要设备确认或验证概况，生产、检验用仪器、仪表、衡器校验情况。

（9）主要生产设备及检验仪器目录。

（10）生产管理、质量管理主要文件目录。

（11）企业的场地、周边环境、基础设施、设备等条件说明以及投资规模等情况说明。

（12）药品出厂、上市放行规程。

（13）疫苗的储存、运输管理情况，并明确相关的单位及配送方式（疫苗上市许可持有人提供）。

（14）申请材料全部内容真实性承诺书。

（15）凡申请企业申报材料时，申请人不是法定代表人本人的，企业应当提交《授权委托书》。

（16）药品监督管理部门认为应当提供的其他材料。

（17）创新通道的理由及材料；快捷通道的理由及材料。

4. 生产药品的管理

国家药品监督管理部门对企业生产药品（或药品上市许可持有人）的申请和相关资料进行审查，符合规定条件的，发给药品注册证。生产新药或者已有国家标准的药品，都必须经国家药品监督管理部门批准，取得药品注册证；生产没有实施批准文号管理的中药材和中药饮片除外，对中药材、中药饮片逐步实施批准文号管理。药品生产企业在取得药品注册证后，方可生产该药品。药品注册证的有效期为 5 年，期满前 6 个月需再申请审批。药品生产许可证和药品注册证是药品生产企业有权生产药品的资格证明，二者缺一不可。

5. 药品质量检验的管理

药品生产企业必须对其生产的药品进行质量检验，不符合国家药品标准，不得出厂。生产药品所需的原料、辅料，必须符合药用要求。

二、药品生产质量管理

（一）《药品生产质量管理规范》简介

《药品生产质量管理规范》最早是由美国坦普尔大学六位制药专家提出的全面质量管理方案，是专为制药工业进行质量管理制定的。它的英文全称是 Good Manufacturing Practice for Drugs，简称为药品 GMP。1963 年，美国食品药品监督管理局（FDA）颁布了世界上第一部药品 GMP。1969 年世界卫生组织（WHO）在第 22 届世界卫生大会上，建议各成员国的药品生产采用药品 GMP 制度。

为了对药品生产过程进行严格的管理，确保药品的质量，借鉴国外的经验，我国在 20 世纪

80 年代初期制定了《药品生产管理规范（试行稿）》，1988 年由卫生部颁布了《药品生产质量管理规范》，并于 1992 年、1998 年、2010 年进行了 3 次修订。2011 年 3 月 1 日起施行《药品生产质量管理规范（2010 年修订）》。

《药品生产质量管理规范（2010 年修订）》作为质量管理体系的一部分，是药品生产管理和质量控制的基本要求，旨在最大限度地降低药品生产过程中污染、交叉污染，以及混淆、差错等风险，确保持续稳定地生产出符合预定用途和注册要求的药品。实践证明，药品 GMP 是制药企业进行质量管理的优良必备制度，是使药品安全有效、稳定均一的可靠保证。实施药品 GMP 能有效防止药物污染、混淆、差错，并能保证重复生产出始终如一的高质量药品；有利于对药品生产质量进行监督管理，为管理部门提供了监督检查药品生产质量的标准化依据；药品 GMP 也是国际贸易的"通行证"，世界卫生组织的"国际贸易中药品质量签证体制"中规定，出口药品生产企业必须按照药品 GMP 要求进行监督，是否按照药品 GMP 要求生产药品已成为药品能否进入国际市场的先决条件；实施药品 GMP 有利于我国制药企业参与国际竞争，缩小和国际间的差距。和先进国家相比，我国现有药品生产企业在整体上呈现多、小、散、低的格局，生产集中度较低，自主创新能力不足。实施新版药品 GMP，是顺应国家战略性新兴产业发展和转变经济发展方式的要求，有利于促进医药行业资源向优势企业集中，淘汰落后生产力；有利于调整医药经济结构，促进产业升级；有利于培育具有国际竞争力的企业，加快医药产品进入国际市场。

（二）我国 GMP 的发展

GMP 在我国是 20 世纪 70 年代末随着对外开放政策和出口药品的需要而受到各方面的重视，并在一些企业和某些产品生产中得到部分应用。中国医药工业公司于 1982 年制订了《药品生产管理规范（试行本）》。1985 年经修改，由国家医药管理局作为《药品生产管理规范》推行并颁发，在推动我国药品生产企业实施 GMP 制度方面发挥了积极的作用。

1988 年 3 月 17 日卫生部以（88）卫药字第 20 号文件"关于颁布《药品生产质量管理规范》的通知"下达了我国法定的 GMP。之后又进行修订，颁布了 1992 年修订版。1993 年中国医药工业公司颁布了修订的《药品生产管理规范实施指南》。

随着 GMP 的发展，国际实施了药品 GMP 认证。我国卫生部于 1995 年 7 月 11 日下达卫药发（1995）第 53 号"关于开展药品 GMP 认证工作的通知"。药品 GMP 认证是国家依法对药品生产企业（车间）和药品品种实施药品 GMP 监督检查并取得认可的一种制度，是国际药品贸易和药品监督管理的重要内容，也是确保药品质量稳定性、安全性和有效性的一种科学的、先进的管理手段。同年，成立中国药品认证委员会（缩写为 CCCD）。1998 年国家药品监督管理局成立后，建立了国家药品监督管理局药品认证管理中心。

国家药品监督管理局 1999 年 6 月 18 日以第 9 号令颁布《药品生产质量管理规范》（1998 年修订）。2001 年修订的《药品管理法》第九条规定：药品生产企业必须按照《药品生产质量管理规范》组织生产；药品监督管理部门按照规定对药品生产企业是否符合《药品生产质量管理规范》的要求进行认证，对认证合格的，发给认证证书。《药品管理法》赋予了强制实施《药品生产质量管理规范》的法律依据，为提高药品质量，促进医药工业的发展奠定了法律基础。截至 2004 年 6 月，实现了所有原料药和制剂均在符合药品生产质量管理规范的条件下生产的目标。《药品生产质量管理规范》成为药品生产和质量管理的基本准则，依法实施《药品生产质量管理规范》已成为药品生产企业的基本要求。

2011 年 2 月 12 日卫生部发布《药品生产质量管理规范（2010 年修订）》（以下所述 GMP 均指 2010 年版），2011 年 3 月 1 日起施行。新建药品生产企业、药品生产企业新建（改、扩建）车间应符合药品 GMP 的要求。现有药品生产企业将给予不超过 5 年的过渡期，并依据产品风险程度，按类别分阶段达到 GMP 的要求。

2019 年修订的《药品管理法》第四十三条规定：从事药品生产活动，应当遵守药品生产质量管理规范，建立健全药品生产质量管理体系，保证药品生产全过程持续符合法定要求。同期，国家药监局发布"关于贯彻实施《中华人民共和国药品管理法》有关事项的公告（2019 年第 103号）"，自 2019 年 12 月 1 日起，取消药品 GMP 认证，不再受理 GMP 认证申请，不再发放药品GMP 证书。2019 年 12 月 1 日以前受理的认证申请，按照原药品 GMP 认证有关规定办理。2019年 12 月 1 日前完成现场检查并符合要求的，发放药品 GMP 证书。凡现行法规要求进行现场检查的，2019 年 12 月 1 日后应当继续开展现场检查，并将现场检查结果通知企业；检查不符合要求的，按照规定依法予以处理。

GMP 是为保证药品在规定的质量下持续生产的体系。制订和实施 GMP 的目的主要表现在以下几方面：

（1）将人为的差错控制在最低的限度，防止对药品的污染和降低质量，保护消费者的利益，保证人们用药安全有效。

（2）保护药品生产企业，使企业有法可依、有章可循。

（3）GMP 是政府和法律赋予制药行业的责任，并且也是中国加入 WTO 之后实行药品质量保证制度的需要，因为药品生产企业若未按照 GMP 要求组织生产，就可能被拒之于国际贸易的技术壁垒之外。

（三）　GMP 的基本要素

实施药品 GMP 主要有三要素：硬件、软件和人员。硬件系指药品生产的总体布局、生产环境及设备设施。软件系指完整的管理体系，规范企业行为的一系列标准，执行标准结果的记录，包括组织机构、组织工作、生产工艺、记录、制度、方法、文件化程序、培训等，可概括为以智力为主的投入产出。人员包括软、硬件系统的制定者和执行者。

1. 硬件是基础

实行药品 GMP 管理是关系到制药企业能否发展的大事，而硬件是实施药品 GMP 的必要条件。制药企业实施 GMP 的最终目的是最大限度降低药品生产过程中的污染、交叉污染，以及混淆、差错等风险，确保持续稳定地生产出符合规定用途和注册要求的药品。没有良好的厂房设备、完善的设施，就很难生产出符合规定用途和注册要求的药品，有了这样的生产能力之后才能够谈及其他。

2. 软件是保障

软件系统能准确反映出该国、该企业的管理和技术水平。但由于软件不如硬件那样直观、引人注目，所以常被忽视。众所周知，药品是设计和制造出来的，而药品质量是要通过遵循各种标准的操作和管理来保证。这就需要建立一套具有实用性、可行性且经过验证的软件。同其他事物一样，企业的软件管理也经历了一个形成、发展和完善的过程，技术标准、管理标准、工作标准是在长期的生产过程及各类验收检查、质量审计中逐步形成的。

3. 人员是保证

对制药企业来说，在药品的设计、研制、生产、质控到销售的全过程中，人员是最重要的因素，是组成药品 GMP 的第一要素。因为优良的硬件设备要由人来设计和操作，好的软件系统要由人来制定和执行，同时人又是造成药品污染和混淆的最大污染源和肇事者，因此，离开了具有高素质、具有药品 GMP 理念的人，再好的硬件和软件都难以发挥作用，不能保证生产出高质量的药品。

三、《药品生产质量管理规范》的主要内容

《药品生产质量管理规范（2010 版修订）》吸收了国际先进经验，结合了我国国情，按照"软件硬件并重"的原则，贯彻质量风险管理和药品生产全过程管理的理念，更加注重科学性，强调指导性和可操作性，达到了与世界卫生组织药品 GMP 的一致性。

《药品生产质量管理规范（2010 版修订）》共 14 章 313 条，具有以下主要特点：一是加强了药品生产质量管理体系建设，大幅提高对企业质量管理软件方面的要求。细化了对构建实用、有

效质量管理体系的要求，强化药品生产关键环节的控制和管理，以促进企业质量管理水平的提高。二是全面强化了从业人员的素质要求，增加了对从事药品生产质量管理人员素质要求的条款和内容，进一步明确职责。如明确药品生产企业的关键人员包括企业负责人、生产管理负责人、质量管理负责人、质量受权人等必须具有的资质和应履行的职责。三是细化了操作规程、生产记录等文件管理规定，增加了指导性和可操作性。四是进一步完善了药品安全保障措施。引入了质量风险管理的概念，在原辅料采购、生产工艺变更、操作中的偏差处理、发现问题的调查和纠正、上市后药品质量的监控等方面，增加了供应商审计、变更控制、纠正和预防措施、产品质量回顾分析等新制度和措施，对各个环节可能出现的风险进行管理和控制，主动防范质量事故的发生。提高了无菌制剂生产环境标准，增加了生产环境在线监测要求，提高无菌药品的质量保证水平。

（一）总则

本规范为药品生产质量管理的基本要求。企业应当建立药品质量管理体系，该体系应当涵盖影响药品质量的所有因素，包括确保药品质量符合预定用途的有组织、有计划的全部活动。企业应当严格执行GMP，坚持诚实守信，禁止任何虚假、欺骗行为。

（二）质量管理

企业应当建立符合药品质量管理要求的质量目标，将药品注册的有关安全、有效和质量可控的所有要求，系统地贯彻到药品生产、控制及产品放行、贮存、发运的全过程中，确保所生产的药品符合预定用途和注册要求。

1. 质量保证

质量保证是质量管理体系的一部分。企业必须建立质量保证系统，同时建立完整的文件体系，以保证系统有效运行。

质量保证系统包括药品的设计与研发体现GMP的要求；生产管理和质量控制活动符合GMP的要求；管理职责明确；采购和使用的原辅料和包装材料正确无误；中间产品得到有效控制；确认、验证的实施；严格按照规程进行生产、检查、检验和复核；每批产品经质量受权人批准后方可放行；在贮存、发运和随后的各种操作过程中有保证药品质量的适当措施；按照自检操作规程，定期检查评估质量保证系统的有效性和适用性。

2. 质量控制

质量控制包括相应的组织机构、文件系统，以及取样、检验等，确保物料或产品在放行前完成必要的检验，确认其质量符合要求。

质量控制的基本要求：应当配备适当的设施、设备、仪器和经过培训的人员，有效、可靠地完成所有质量控制的相关活动；应当有批准的操作规程，用于原辅料、包装材料、中间产品、待包装产品和成品的取样、检查、检验，以及产品的稳定性考察，必要时进行环境监测，以确保符合GMP的要求；由经授权的人员按照规定的方法对原辅料、包装材料、中间产品、待包装产品和成品取样；检验方法应当经过验证或确认；取样、检查、检验应当有记录，偏差应当经过调查并记录；物料、中间产品、待包装产品和成品必须按照质量标准进行检查和检验，并有记录；物料和最终包装的成品应当有足够的留样（留样是指企业按规定保存的、用于药品质量追溯或调查的物料、产品样品。用于产品稳定性考察的样品不属于留样），以备必要的检查或检验；除最终包装容器过大的成品外，成品的留样包装应当与最终包装相同。

3. 质量风险管理

产品生命周期指产品从最初的研发、上市直至退市的所有阶段。质量风险管理是在整个产品生命周期中采用前瞻或回顾的方式，对质量风险进行评估、控制、沟通、审核的系统过程。应当根据科学知识及经验对质量风险进行评估，以保证产品质量。质量风险管理过程所采用的方法、措施、形式及形成的文件应当与存在风险的级别相适应。

（三）机构与人员

企业应当建立与药品生产相适应的管理机构，并有组织机构图。应当设立独立的质量管理部门，履行质量保证和质量控制的职责。质量管理部门应当参与所有与质量有关的活动，负责审核所有与GMP有关的文件。所有人员应当明确并理解自己的职责，熟悉与其职责相关的要求，并接受必要的培训，包括上岗前培训和继续培训。

1. 关键人员

关键人员应当为企业的全职人员，至少应当包括企业负责人、生产管理负责人、质量管理负责人和质量受权人。质量管理负责人和生产管理负责人不得互相兼任，质量管理负责人和质量受权人可以兼任。应当制定操作规程确保质量受权人独立履行职责，不受企业负责人和其他人员的干扰。

企业负责人是药品质量的主要责任人，全面负责企业日常管理。为确保企业实现质量目标并按照GMP要求生产药品，企业负责人应当负责提供必要的资源，合理计划、组织和协调，保证质量管理部门独立履行其职责。

生产管理负责人应当至少具有药学或相关专业本科学历（或中级专业技术职称或执业药师资格），具有至少3年从事药品生产和质量管理的实践经验，其中至少有1年的药品生产管理经验，接受过与所生产产品相关的专业知识培训。GMP明确规定了生产管理负责人的主要职责。

质量管理负责人应当至少具有药学或相关专业本科学历（或中级专业技术职称或执业药师资格），具有至少5年从事药品生产和质量管理的实践经验，其中至少1年的药品质量管理经验，接受过与所生产产品相关的专业知识培训。GMP明确规定了质量管理负责人的主要职责。

生产管理负责人和质量管理负责人通常的共同职责：审核和批准产品的工艺规程、操作规程等文件；监督厂区卫生状况；确保关键设备经过确认；确保完成生产工艺验证；确保企业所有相关人员都已经过必要的上岗前培训和继续培训，并根据实际需要调整培训内容；批准并监督委托生产；确定和监控物料及产品的贮存条件；保存记录；监督GMP执行状况；监控影响产品质量的因素。

质量受权人应当至少具有药学或相关专业本科学历（或中级专业技术职称或执业药师资格），具有至少5年从事药品生产和质量管理的实践经验，从事过药品生产过程控制和质量检验工作。质量受权人应当具有必要的专业理论知识，并经过与产品放行有关的培训，方能独立履行其职责。质量受权人的主要职责：一是参与企业质量体系建立、内部自检、外部质量审计、验证以及药品不良反应报告、产品召回等质量管理活动；二是承担产品放行的职责，确保每批已放行产品的生产、检验均符合相关法规、药品注册要求和质量标准；三是在产品放行前，质量受权人必须按照上述第二项的要求出具产品放行审核记录，并纳入批记录。

2. 培训

企业应当指定部门或专人负责培训管理工作，应当有经生产管理负责人或质量管理负责人审核或批准的培训方案或计划，培训记录应当予以保存。与药品生产、质量有关的所有人员都应当经过培训，培训的内容应当与岗位的要求相适应。除进行GMP理论和实践的培训外，还应当有相关法规、相应岗位的职责、技能的培训，并定期评估培训的实际效果。高风险操作区（如高活性、高毒性、传染性、高致敏性物料的生产区）的工作人员应当接受专门的培训。

3. 人员卫生

所有人员都应当接受卫生要求的培训，企业应当建立人员卫生操作规程，最大限度地降低人员对药品生产造成污染的风险。污染包括在生产、取样、包装或重新包装、贮存或运输等操作过程中，原辅料、中间产品、待包装产品、成品受到具有化学或微生物特性的杂质或异物的不利影响。卫生操作规程应当包括与健康、卫生习惯及人员着装相关的内容。企业应当采取措施确保人员卫生操作规程的执行，并对人员健康进行管理，建立健康档案。直接接触药品的生产人员上岗前应当接受健康检查，以后每年至少进行一次健康检查。企业应当采取适当措施，避免体表有伤口、患有传染病或其他可能污染药品疾病的人员从事直接接触药品的生产。

参观人员和未经培训的人员不得进入生产区和质量控制区，特殊情况确需进入的，应当事先对个人卫生、更衣等事项进行指导。任何进入生产区的人员均应当按照规定更衣，工作服的选材、式样及穿戴方式应当与所从事的工作和空气洁净度级别要求相适应。进入洁净生产区的人员不得化妆和佩戴饰物。生产区、仓储区应当禁止吸烟和饮食，禁止存放食品、饮料、香烟和个人用药品等非生产用物品。操作人员应当避免裸手直接接触药品、与药品直接接触的包装材料和设备表面。

（四）厂房与设施

厂房的选址、设计、布局、建造、改造和维护必须符合药品生产要求，应当能够最大限度地避免污染、交叉污染、混淆和差错，便于清洁、操作和维护。应当根据厂房及生产防护措施综合考虑选址，厂房所处的环境应当能够最大限度地降低物料或产品遭受污染的风险。企业应当有整洁的生产环境，厂区的地面、路面及运输等不应当对药品的生产造成污染，生产、行政、生活和辅助区的总体布局应当合理，不得互相妨碍。厂区和厂房内的人、物流走向应当合理。

厂房应当有适当的照明、温度、湿度和通风，确保生产和贮存的产品质量以及相关设备性能不会直接或间接地受到影响。厂房、设施的设计和安装应当能够有效防止昆虫或其他动物进入。采取必要的措施，避免所使用的灭鼠药、杀虫剂、烟熏剂等对设备、物料、产品造成污染。防止未经批准人员的进入。生产、贮存和质量控制区不应当作为非本区工作人员的直接通道。

1. 生产区

交叉污染是指不同原料、辅料及产品之间发生的相互污染。为降低污染和交叉污染的风险，厂房、生产设施和设备应当根据所生产药品的特性、工艺流程及相应洁净度级别要求合理设计、布局和使用，并符合下列要求：

（1）应当综合考虑药品的特性、工艺和预定用途等因素，确定厂房、生产设施和设备多产品共用的可行性，并有相应评估报告。

（2）生产特殊性质的药品，如高致敏性药品（如青霉素类）或生物制品（如卡介苗或其他用活性微生物制备而成的药品），必须采用专用和独立的厂房、生产设施和设备。青霉素类药品产尘量大的操作区域应当保持相对负压，排至室外的废气应当经过净化处理并符合要求，排风口应当远离其他空气净化系统的进风口。

（3）生产 β-内酰胺结构类药品、性激素类避孕药品必须使用专用设施（如独立的空气净化系统）和设备，并与其他药品生产区严格分开。

（4）生产某些激素类、细胞毒性类、高活性化学药品应当使用专用设施（如独立的空气净化系统）和设备；特殊情况下，如采取特别防护措施并经过必要的验证，上述药品制剂则可通过阶段性生产方式（阶段性生产方式是指在共用生产区内，在一段时间内集中生产某产品，再对相应的共用生产区、设施、设备、工器具等进行彻底清洁，更换生产另一种产品的方式）共用同一生产设施和设备。

（5）用于上述第（2）、（3）、（4）项的空气净化系统，其排风应当经过净化处理。

生产区和贮存区应当有足够的空间，确保有序地存放设备、物料、中间产品、待包装产品和成品，避免不同产品或物料的混淆、交叉污染，避免生产或质量控制操作发生遗漏或差错。

洁净区是指需要对环境中尘粒及微生物数量进行控制的房间（区域），其建筑结构、装备及其使用应当能够减少该区域内污染物的引入、产生和滞留。应当根据药品品种、生产操作要求及外部环境状况等配置空调净化系统，使生产区有效通风，并有温度、湿度控制和空气净化过滤，保证药品的生产环境符合要求。洁净区与非洁净区之间、不同级别洁净区之间的压差应当不低于10帕斯卡。必要时，相同洁净度级别的不同功能区域（操作间）之间也应当保持适当的压差梯度。

洁净区的内表面（墙壁、地面、天棚）应当平整光滑、无裂缝、接口严密、无颗粒物脱落，避免积尘，便于有效清洁，必要时应当进行消毒。各种管道、照明设施、风口和其他公用设施的设计和安装应当避免出现不易清洁的部位，应当尽可能在生产区外部对其进行维护。排水设施应当大小适宜，并安装防止倒灌的装置。应当尽可能避免明沟排水；不可避免时，明沟宜浅，以方便清洁和消毒。

2. 仓储区

仓储区应当有足够的空间，确保有序存放待验、合格、不合格、退货或召回的原辅料、包装材料、中间产品、待包装产品和成品等各类物料和产品。仓储区的设计和建造应当确保良好的仓储条件，并有通风和照明设施。仓储区应当能够满足物料或产品的贮存条件（如温湿度、避光）和安全贮存的要求，并进行检查和监控。高活性的物料或产品，以及印刷包装材料应当贮存于安全的区域。此外还对质量控制区和休息室等辅助区做出相关要求。

（五）设备

设备的设计、选型、安装、改造和维护必须符合预定用途，应当尽可能降低产生污染、交叉污染、混淆和差错的风险，便于操作、清洁、维护，以及必要时进行的消毒或灭菌。应当建立设备使用、清洁、维护和维修的操作规程，并保存相应的操作记录。应当建立并保存设备采购、安装、确认的文件和记录。

1. 设计和安装

生产设备不得对药品质量产生任何不利影响。与药品直接接触的生产设备表面应当平整、光洁、易清洗或消毒、耐腐蚀，不得与药品发生化学反应、吸附药品或向药品中释放物质。应当配备有适当量程和精度的衡器、量具、仪器和仪表。应当选择适当的清洗、清洁设备，并防止这类设备成为污染源。设备所用的润滑剂、冷却剂等不得对药品或容器造成污染，应当尽可能使用食用级或级别相当的润滑剂。

2. 维护和维修

设备的维护和维修不得影响产品质量。应当制定设备的预防性维护计划和操作规程，设备的维护和维修应当有相应的记录。经改造或重大维修的设备应当进行再确认，符合要求后方可用于生产。

3. 使用和清洁

主要生产和检验设备都应当有明确的操作规程。生产设备应当在确认的参数范围内使用，按照详细规定的操作规程清洁生产设备。用于药品生产或检验的设备和仪器，应当有使用日志，记录内容包括使用、清洁、维护和维修情况，以及日期、时间、所生产及检验的药品名称、规格和批号等。生产设备应当有明显的状态标识，标明设备编号和内容物（如名称、规格、批号），没有内容物的应当标明清洁状态。主要固定管道应当标明内容物名称和流向。

4. 校准

应当按照操作规程和校准计划定期对生产和检验用衡器、量具、仪表、记录和控制设备及仪器进行校准和检查，并保存相关记录。校准的量程范围应当涵盖实际生产和检验的使用范围。应当确保生产和检验使用的关键衡器、量具、仪表、记录和控制设备及仪器经过校准，所得出的数据准确、可靠。在生产、包装、仓储过程中使用自动或电子设备的，应当按照操作规程定期进行校准和检查，确保其操作功能正常。校准和检查应当有相应的记录。

5. 制药用水

制药用水应当适合其用途，并符合《中华人民共和国药典》的质量标准及相关要求。制药用水至少应当采用饮用水。

水处理设备及其输送系统的设计、安装、运行和维护应当确保制药用水达到设定的质量标准。水处理设备的运行不得超出其设计能力。纯化水、注射用水储罐和输送管道所用材料应当无毒、耐腐蚀；储罐的通气口应当安装不脱落纤维的疏水性除菌滤器；管道的设计和安装应当避免死角、盲管。纯化水、注射用水的制备、贮存和分配应当能够防止微生物的滋生。纯化水可采用循环，注射用水可采用70℃以上保温循环。应当对制药用水及原水的水质进行定期监测，按照操作规程对纯化水、注射用水管道进行清洗消毒，并有相关记录。发现制药用水微生物污染达到警戒限度、纠偏限度时应当按照操作规程处理。

警戒限度是指系统的关键参数超出正常范围，但未达到纠偏限度，需要引起警觉，可能需要采取纠正措施的限度标准。纠偏限度是指系统的关键参数超出可接受标准，需要进行调查并采取纠正措施的限度标准。

（六）物料与产品

物料指原料、辅料和包装材料等。原辅料是指除包装材料之外，药品生产中使用的任何物料。药品生产所用的原辅料、与药品直接接触的包装材料应当符合相应的质量标准。药品上直接印字所用油墨应当符合食用标准要求。进口原辅料应当符合国家相关的进口管理规定。应当建立物料和产品的操作规程，确保物料和产品的正确接收、贮存、发放、使用和发运，防止污染、交叉污染、混淆和差错。

产品包括药品的中间产品、待包装产品和成品。中间产品指完成部分加工步骤的产品，尚需进一步加工方可成为待包装产品。待包装产品指尚未进行包装但已完成所有其他加工工序的产品。成品是指已完成所有生产操作步骤和最终包装的产品。原辅料、中间产品和待包装产品、包装材料、成品、特殊管理的物料和产品均应符合相应的操作规程，确保物料与产品的正确无误。

不合格的物料、中间产品、待包装产品和成品的每个包装容器上均应当有清晰醒目的标志，并在隔离区内妥善保存。产品回收须经预先批准，并对相关的质量风险进行充分评估，根据评估结论决定是否回收。

（七）确认与验证

确认是指证明厂房、设施、设备能正确运行并可达到预期结果的一系列活动。验证是指证明任何操作规程（或方法）、生产工艺或系统能够达到预期结果的一系列活动。企业应当确定需要进行的确认或验证工作，以证明有关操作的关键要素能够得到有效控制。确认或验证的范围和程度应当经过风险评估来确定。企业的厂房、设施、设备和检验仪器应当经过确认，应当采用经过验证的生产工艺、操作规程和检验方法进行生产、操作和检验，并保持持续的验证状态。

应当建立确认与验证的文件和记录，并能以文件和记录证明达到以下预定的目标：设计确认应当证明厂房、设施、设备的设计符合预定用途和GMP要求，安装确认应当证明厂房、设施、设备的建造和安装符合设计标准，运行确认应当证明厂房、设施、设备的运行符合设计标准，性能确认应当证明厂房、设施、设备在正常操作方法和工艺条件下能够持续符合标准，工艺验证应当证明一个生产工艺按照规定的工艺参数能够持续生产出符合预定用途和注册要求的产品。

采用新的生产处方或生产工艺前，以及当影响产品质量的主要因素等发生变更时均应当进行确认或验证。确认和验证不是一次性的行为。首次确认或验证后，应当根据产品质量回顾分析情况进行再确认或再验证。关键的生产工艺和操作规程应当定期进行再验证，确保其能够达到预期结果。企业应当制定验证总计划，以文件形式说明确认与验证工作的关键信息。验证总计划或其他相关文件中应当做出规定，确保厂房、设施、设备、检验仪器、生产工艺、操作规程和检验方法等能够保持持续稳定。应当根据确认或验证的对象制定确认或验证方案，并经审核、批准。确认或验证方案应当明确职责。确认或验证应当按照预先确定和批准的方案实施，并有记录。确认或验证工作完成后，应当写出报告，并经审核、批准。确认或验证的结果和结论（包括评价和建议）应当有记录并存档。应当根据验证的结果确认工艺规程和操作规程。

（八）文件管理

文件是质量保证系统的基本要素。企业必须有内容正确的书面质量标准、生产处方和工艺规程、操作规程及记录等文件。企业应当建立文件管理的操作规程，系统地设计、制定、审核、批准和发放文件，与 GMP 有关的文件应当经质量管理部门的审核。文件的内容应当与药品生产许可、药品注册等相关要求一致，并有助于追溯每批产品的历史情况。文件的起草、修订、审核、批准、替换或撤销、复制、保管和销毁等应当按照操作规程管理，并有相应的文件分发、撤销、复制、销毁记录。文件的起草、修订、审核、批准均应当由适当的人员签名并注明日期。文件应当标明题目、种类、目的，以及文件编号和版本号。文字应当确切、清晰、易懂，不能模棱两可。

文件应当分类存放、条理分明，便于查阅。原版文件复制时，不得产生任何差错；复制的文件应当清晰可辨。文件应当定期审核、修订；文件修订后，应当按照规定管理，防止旧版文件的误用。分发、使用的文件应当为批准的现行文本，已撤销的或旧版文件除留档备查外，不得在工作现场出现。

与 GMP 有关的每项活动均应当有记录，以保证产品生产、质量控制和质量保证等活动可以追溯。记录应当留有填写数据的足够空格。记录应当及时填写，内容真实，字迹清晰、易读，不易擦除。应当尽可能采用生产和检验设备自动打印的记录、图谱和曲线图等，并标明产品或样品的名称、批号和记录设备的信息，操作人应当签注姓名和日期。记录应当保持清洁，不得撕毁和任意涂改。记录填写的任何更改都应当签注姓名和日期，并使原有信息仍清晰可辨，必要时，应当说明更改的理由。记录如需重新誊写，则原有记录不得销毁，应当作为重新誊写记录的附件保存。每批药品应当有批记录，包括批生产记录、批包装记录、批检验记录和药品放行审核记录等与本批产品有关的记录。批记录应当由质量管理部门负责管理，至少保存至药品有效期后一年。

质量标准、工艺规程、操作规程、稳定性考察、确认、验证、变更等其他重要文件应当长期保存。如使用电子数据处理系统、照相技术或其他可靠方式记录数据资料，应当有所用系统的操作规程，记录的准确性应当经过核对。使用电子数据处理系统的，只有经授权的人员方可输入或更改数据，更改和删除情况应当有记录；应当使用密码或其他方式来控制系统的登录；关键数据输入后，应当由他人独立进行复核。用电子方法保存的批记录，应当采用磁带、缩微胶卷、纸质副本或其他方法进行备份，以确保记录的安全，且数据资料在保存期内便于查阅。

每种药品的每个生产批量均应当有经企业批准的工艺规程，不同药品规格的每种包装形式均应当有各自的包装操作要求。工艺规程的制定应当以注册批准的工艺为依据。工艺规程不得任意更改。如需更改，应当按照相关的操作规程修订、审核、批准。

每批产品均应当有相应的批生产记录，可追溯该批产品的生产历史以及与质量有关的情况。批生产记录应当依据现行批准的工艺规程的相关内容制定。每批产品或每批中部分产品的包装都应当有批包装记录，以便追溯该批产品包装操作以及与质量有关的情况。批包装记录应当依据工艺规程中与包装相关的内容制定。

（九）生产管理

所有药品的生产和包装均应当按照批准的工艺规程和操作规程进行操作并有相关记录，以确保药品达到规定的质量标准，并符合药品生产许可和注册批准的要求。

批是指经一个或若干加工过程生产的、具有预期均一质量和特性的一定数量的原辅料、包装材料或成品。为完成某些生产操作步骤，可能有必要将一批产品分成若干亚批，最终合并成为一个均一的批。在连续生产情况下，批必须与生产中具有预期均一特性的确定数量的产品相对应，批量可以是固定数量或固定时间段内生产的产品量。例如，口服或外用的固体、半固体制剂在成型或分装前使用同一台混合设备一次混合所生产的均质产品为一批，口服或外用的液体制剂以灌装（封）前经最后混合的药液所生产的均质产品为一批。

批号是指用于识别一个特定批的具有唯一性的数字和（或）字母的组合。

批记录用于记述每批药品生产、质量检验和放行审核的所有文件和记录，可追溯所有与成品质量有关的历史信息。

企业应当建立划分产品生产批次的操作规程，生产批次的划分应当能够确保同一批次产品质量和特性的均一性。应当建立编制药品批号和确定生产日期的操作规程。每批药品均应当编制唯一的批号。除另有法定要求外，生产日期不得迟于产品成型或灌装（封）前经最后混合的操作开始日期，不得以产品包装日期作为生产日期。

每批产品应当检查产量和物料平衡，确保物料平衡符合设定的限度。如有差异，必须查明原因，确认无潜在质量风险后，方可按照正常产品处理。物料平衡是指产品或物料实际产量或实际用量及收集到的损耗之和与理论产量或理论用量之间的比较，并考虑可允许的偏差范围。

在生产的每一阶段，应当保护产品和物料免受微生物和其他污染。在干燥物料或产品，尤其是高活性、高毒性或高致敏性物料或产品的生产过程中，应当采取特殊措施，防止粉尘的产生和扩散。生产期间使用的所有物料、中间产品或待包装产品的容器及主要设备、必要的操作室应当贴签标识或以其他方式标明生产中的产品或物料名称、规格和批号，如有必要，还应当标明生产工序。容器、设备或设施所用标识应当清晰明了，标识的格式应当经企业相关部门批准。除在标识上使用文字说明外，还可采用不同的颜色区分被标识物的状态（如待验、合格、不合格或已清洁等）。应当检查产品从一个区域输送至另一个区域的管道和其他设备连接，确保连接正确无误。每次生产结束后应当进行清场，确保设备和工作场所没有遗留与本次生产有关的物料、产品和文件。下次生产开始前，应当对前次清场情况进行确认。应当尽可能避免出现任何偏离工艺规程或操作规程的偏差。一旦出现偏差，应当按照偏差处理操作规程执行。

此外，对生产操作、包装操作，以及如何防止生产过程中的污染和交叉污染做出了规定。

（十）质量控制与质量保证

1. 质量控制实验室管理

质量控制实验室的人员、设施、设备应当与产品性质和生产规模相适应。质量控制负责人应当具有足够的管理实验室的资质和经验，可以管理同一企业的一个或多个实验室。质量控制实验室的检验人员至少应当具有相关专业中专或高中以上学历，并经过与所从事的检验操作相关的实践培训且通过考核。质量控制实验室应当配备药典、标准图谱等必要的工具书，以及标准品或对照品等相关的标准物质。

此外，GMP对质量控制实验室文件、取样、物料和不同生产阶段产品的检验、留样、标准品或对照品的管理，以及试剂、试液、培养基和检定菌的管理等提出了具体要求。

2. 物料和产品放行

GMP规定应当分别建立物料和产品批准放行的操作规程，明确批准放行的标准、职责，并有相应的记录。对物料、产品的放行提出了具体要求。

3. 持续稳定性考察

持续稳定性考察的目的是在有效期内监控已上市药品的质量，以发现药品与生产相关的稳定性问题（如杂质含量或溶出度特性的变化），并确定药品能够在标示的贮存条件下，符合质量标准的各项要求。

持续稳定性考察主要针对市售包装药品，但也需兼顾待包装产品。持续稳定性考察的时间应当涵盖药品有效期。考察批次数和检验频次应当能够获得足够的数据，以供趋势分析。通常情况下，每种规格、每种内包装形式的药品，至少每年应当考察一个批次，除非当年没有生产。某些情况下，持续稳定性考察中应当额外增加批次数，如重大变更或生产和包装有重大偏差的药品应当列入稳定性考察。此外，重新加工、返工或回收的批次，也应当考虑列入考察，除非已经过验证和稳定性考察。

应当对不符合质量标准的结果或重要的异常趋势进行调查。对任何已确认的不符合质量标准的结果或重大不良趋势，企业都应当考虑是否可能对已上市药品造成影响，必要时应当实施召回，调查结果及采取的措施应当报告当地药品监督管理部门。

应当根据所获得的全部数据资料，包括考察的阶段性结论，撰写总结报告并保存。应当定期审核总结报告。

4. 变更控制

企业应当建立变更控制系统，对所有影响产品质量的变更进行评估和管理。需要经药品监督管理部门批准的变更应当在得到批准后方可实施。

应当建立操作规程，规定原辅料、包装材料、质量标准、检验方法、操作规程、厂房、设施、设备、仪器、生产工艺和计算机软件变更的申请、评估、审核、批准和实施。质量管理部门应当指定专人负责变更控制。

变更都应当评估其对产品质量的潜在影响。变更实施时，应当确保与变更相关的文件均已修订。质量管理部门应当保存所有变更的文件和记录。

5. 偏差处理

各部门负责人应当确保所有人员正确执行生产工艺、质量标准、检验方法和操作规程，防止偏差的产生。企业应当建立偏差处理的操作规程，规定偏差的报告、记录、调查、处理，以及所采取的纠正措施，并有相应的记录。

任何偏差都应当评估其对产品质量的潜在影响。任何偏离生产工艺、物料平衡限度、质量标准、检验方法、操作规程等的情况均应当有记录，并立即报告主管人员及质量管理部门，应当有清楚的说明，重大偏差应当由质量管理部门会同其他部门进行彻底调查，并有调查报告。偏差调查报告应当由质量管理部门的指定人员审核并签字。企业还应当采取预防措施有效防止类似偏差的再次发生。质量管理部门应当负责偏差的分类，保存偏差调查、处理的文件和记录。

6. 纠正措施和预防措施

企业应当建立纠正措施和预防措施系统，对投诉、召回、偏差、自检或外部检查结果、工艺性能和质量监测趋势等进行调查并采取纠正和预防措施。调查的深度和形式应当与风险的级别相适应。纠正措施和预防措施系统应当能够增进对产品和工艺的理解，改进产品和工艺。企业应当建立实施纠正和预防措施的操作规程。

7. 供应商的评估和批准

供应商指物料、设备、仪器、试剂、服务等的提供方，如生产商、经销商等。质量管理部门应当对所有生产用物料的供应商进行质量评估，会同有关部门对主要物料供应商（尤其是生产商）的质量体系进行现场质量审计，并对质量评估不符合要求的供应商行使否决权。

应当建立物料供应商评估和批准的操作规程，明确供应商的资质、选择的原则、质量评估方式、评估标准、物料供应商批准的程序。质量管理部门应当指定专人负责物料供应商质量评估和现场质量审计，分发经批准的合格供应商名单。

同时，对于质量管理部门对物料供应商的评估内容、质量管理部门应当向物料管理部门分发经批准的合格供应商名单内容，以及企业对每家物料供应商建立质量档案的内容均做出相关规定。

8. 产品质量回顾分析

应当按照操作规程，每年对所有生产的药品按品种进行产品质量回顾分析，以确认工艺稳定可靠，以及原辅料、成品现行质量标准的适用性，及时发现不良趋势，确定产品及工艺改进的方向。应当考虑以往回顾分析的历史数据，还应当对产品质量回顾分析的有效性进行自检。当有合理的科学依据时，可按照产品的剂型分类进行质量回顾，如固体制剂、液体制剂和无菌制剂等，回顾分析应当有报告。GMP同时对企业应当进行回顾分析的情形，以及对回顾分析的结果进行评估的情形做出了规定。

9. 投诉与不良反应报告

企业应当建立药品不良反应报告和监测管理制度，设立专门机构并配备专职人员负责管理。主动收集药品不良反应，对不良反应应当详细记录、评价、调查和处理，及时采取措施控制可能存在的风险，并按照要求向药品监督管理部门报告。应当有专人及足够的辅助人员负责进行质量投诉的调查和处理，所有投诉、调查的信息应当向质量受权人通报。投诉调查和处理应当有记录，并注明所查相关批次产品的信息。应当定期回顾分析投诉记录，以便发现需要警觉、重复出现，以及可能需要从市场召回药品的问题，并采取相应措施。

（十一）委托生产与委托检验

药品委托生产，是指已合法取得某一药品生产批准文号的企业，经国家药品监督管理部门或者省、自治区、直辖市人民政府药品监督管理部门批准，委托另一持有与该药品的生产条件相适应的《药品生产质量管理规范》认证证书的企业生产该药品的行为。委托生产目前在国际上已被普遍认可和采纳。对委托方来说，可以在不丧失该药品批准文号的前提下组织生产，减少投入，取得一定的经济效益。对受托方来说，可以充分利用企业的生产资源，创造更多的经济效益。

1. 对委托生产双方的要求

委托方应取得委托生产药品的批准文号，负责该药品的质量和销售；应对受托方的生产条件、生产技术水平和质量管理状况进行详细考察；应向受托方提供委托生产药品的技术和质量文件，对生产全过程进行指导和监督。受托方应具备与生产该药品的生产条件相适应的GMP认证证书；应按照GMP进行生产，并按规定保存所有受托生产药品的文件和记录。注射剂、生物制品（不含疫苗制品、血液制品）和跨省、自治区、直辖市的药品委托生产申请，由国家药品监督管理部门负责受理和审批。麻醉药品、精神药品、医疗用毒性药品、放射性药品、药品类易制毒化学品的委托生产按照有关法律法规办理。除以上规定之外的其他药品委托生产申请，由委托生产双方所在地省、自治区、直辖市药品监督管理部门负责受理和审批。

疫苗制品、血液制品，以及国家药品监督部门规定的其他药品不得委托生产。

2019年《药品管理法》第三十二条修订为"血液制品、麻醉药品、精神药品、医疗用毒性药品、药品类易制毒化学品不得委托生产；但是，国务院药品监督管理部门另有规定的除外"。

2. 委托生产的审批及有关规定

药品委托生产的，由委托方向国家药品监督管理部门或者省、自治区、直辖市药品监督管理部门提出申请，并提交申请材料。经审查符合规定的，予以批准，向委托方发放"药品委托生产批件"；不符合规定的，书面通知委托方并说明理由，同时告知其享有依法申请行政复议或者提起行政诉讼的权利。"药品委托生产批件"有效期不得超过2年，且不得超过该药品批准证明文件规定的有效期限。

委托生产药品的质量标准应执行国家药品质量标准，其处方、生产工艺、包装规格、标签、使用说明书、批准文号等应与原批准的内容相同。在委托生产的药品包装、标签和说明书上，应标明委托方企业名称和注册地址、受托方企业名称和生产地址。

3. GMP中相关要求

为确保委托生产产品的质量和委托检验的准确性和可靠性，委托方和受托方必须签订书面合同，明确规定各方责任、委托生产或委托检验的内容及相关的技术事项。委托生产或委托检验的所有活动，包括在技术或其他方面拟采取的任何变更，均应当符合药品生产许可和注册的有关要求。

委托方应当对受托方进行评估，对受托方的条件、技术水平、质量管理情况进行现场考核，确认其具有完成受托工作的能力，并能保证符合GMP的要求。委托方应当向受托方提供所有必要的资料，以使受托方能够按照药品注册和其他法定要求正确实施所委托的操作，并对受托生产或检验的全过程进行监督。委托方应当确保物料和产品符合相应的质量标准。

受托方必须具备足够的厂房、设备、知识和经验以及人员，满足委托方所委托的生产或检验工作的要求。不得从事对委托生产或检验的产品质量有不利影响的活动。

委托方与受托方之间签订的合同应当详细规定各自的产品生产和控制职责，其中的技术性条款应当由具有制药技术、检验专业知识和熟悉GMP的主管人员拟订。委托生产及检验的各项工作必须符合药品生产许可和药品注册的有关要求并经双方同意。合同应当详细规定质量受权人批准放行每批药品的程序，确保每批产品都已按照药品注册的要求完成生产和检验；规定何方负责物料的采购、检验、放行、生产和质量控制；规定由受托方保存的生产、检验和发运记录及样品，委托方应当能够随时调阅或检查；出现投诉、怀疑产品有质量缺陷或召回时，委托方应当能够方便地查阅所有与评价产品质量相关的记录。合同还应当明确规定委托方可以对受托方进行检查或现场质量审计，受托方有义务接受药品监督管理部门检查等内容。

（十二）产品发运与召回

企业应当建立产品召回系统，必要时可迅速、有效地从市场召回任何一批存在安全隐患的产品。因质量原因退货和召回的产品，均应当按照规定监督销毁，有证据证明退货产品质量未受影响的除外。

每批产品均应当有发运记录。根据发运记录，应当能够追查每批产品的销售情况，必要时应当能够及时全部追回。发运记录应当至少保存至药品有效期后一年。

企业应当制定召回操作规程，确保召回工作的有效性。

（十三）自检

质量管理部门应当定期组织对企业进行自检，监控 GMP 的实施情况，评估企业是否符合 GMP 要求，并提出必要的纠正和预防措施。

自检应当有计划，对机构与人员、厂房与设施、设备、物料与产品、确认与验证、文件管理、生产管理、质量控制与质量保证、委托生产与委托检验、产品发运与召回等项目定期进行检查。应当由企业指定人员进行独立、系统、全面的自检，也可由外部人员或专家进行独立的质量审计。自检应当有记录。自检完成后应当有自检报告，内容至少包括自检过程中观察到的所有情况、评价的结论，以及提出纠正和预防措施的建议。自检情况应当报告企业高层管理人员。

四、药品生产监督检查

药品生产监督管理是指药品监督管理部门依法对药品生产条件和生产过程进行审查、许可、监督检查等管理活动。

国务院药品监督管理部门主管全国药品监督管理工作。省、自治区、直辖市药品监督管理部门负责对本行政区域内药品上市许可持有人，制剂、化学原料药、中药饮片生产企业的监督管理，应当对原料、辅料、直接接触药品的包装材料和容器等供应商、生产企业开展日常监督检查，必要时开展延伸检查。

（一）药品生产监督检查的主要内容

药品生产监督检查的主要内容包括：
（1）药品上市许可持有人、药品生产企业执行有关法律、法规及实施药品生产质量管理规范、药物警戒质量管理规范以及有关技术规范等情况。
（2）药品生产活动是否与药品品种档案载明的相关内容一致。
（3）疫苗储存、运输管理规范执行情况。
（4）药品委托生产质量协议及委托协议。
（5）风险管理计划实施情况。
（6）变更管理情况。

（二）药品生产企业需提供的情况和材料

监督检查时，药品生产企业应当根据检查需要说明情况、提供有关材料：
（1）药品生产场地管理文件以及变更材料。
（2）药品生产企业接受监督检查及整改落实情况。
（3）药品质量不合格的处理情况。
（4）药物警戒机构、人员、制度制订情况以及疑似药品不良反应监测、识别、评估、控制情况。

（5）实施附条件批准的品种，开展上市后研究的材料。

（6）需要审查的其他必要材料。

五、药品生产法律责任（药品管理法有关违反药品生产的法律责任）

药品生产企业违反《药品生产监督管理办法》应承担的法律责任。

药品生产企业有下列情形之一的，由所在地省、自治区、直辖市药品监督管理部门处一万元以上三万元以下的罚款：

（1）企业名称、住所（经营场所）、法定代表人未按规定办理登记事项变更。

（2）未按照规定每年对直接接触药品的工作人员进行健康检查并建立健康档案。

（3）未按照规定对列入国家实施停产报告的短缺药品清单的药品进行停产报告。

【能力训练】

能力训练一　完成药品委托生产

（一）材料准备或背景资料

某药品企业 A 为乙酰氨基酚片的药品上市许可持有人。A 企业想把乙酰氨基酚片委托给另外一家药品生产企业生产。作为药品上市许可持有人的 A 企业如果要完成委托生产需要做哪些工作？

（二）操作步骤或操作要求

序号	步骤	操作说明
1	判断持有人主体是否变更	持有人主体不变更，生产场地、处方、工艺、质量标准、原辅包、说明书和标签有变更
2	变更前期准备	对变更做研究，风险评估和必要的验证工作
3	变更实施过程	申请变更《药品生产许可证》，省药监局进行现场检查和技术审评，根据变更后的《药品生产许可证》更新药品信息

（三）评价标准

序号	评分标准	分值	得分
1	能分析出都有哪些变更	30	
2	能分析出变更前的准备工作	30	
3	能按照要求完成对乙酰氨基酚片委托变更流程梳理	40	
合计		100	

能力训练二　如何做好药品生产人员卫生

（一）材料准备或背景资料

药品生产过程中，人是最大的污染源，请列举在药品生产车间需要进行个人卫生管理的项目有哪些？

（二）操作步骤或操作要求

序号	步骤	操作说明
1	生产岗位容易造成污染的动作	饮食、吸烟
2	进入生产区域要做哪些必要的程序	经过培训后，能够严格按照六步洗手法洗手，规范更鞋、更衣，帽子完全遮住头发
3	从业人员资质	至少每年一次健康体检，有健康证；发生外伤需要调离直接生产岗位

生产岗位禁止饮食

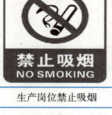

生产岗位禁止吸烟

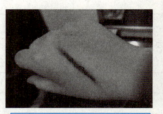

有外伤人员不能从事药品生产

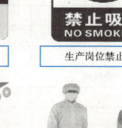

规范洗手

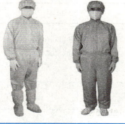

规范穿戴工作服、鞋、帽

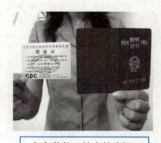

每年体检，持有健康证

（三）评价标准

序号	评分标准	分值	得分
1	个人卫生管理 6 个项目，能根据 GMP 要求，分析出个人卫生管理的关键项目，每分析对一个，计 10 分	60	
2	规定时间为 10 分钟，超过规定时间，没有完成一种，扣 10 分，全部完成，计 40 分	40	
合计		100	

126　项目三　药品研制与药品生产

【课后练习】

一、单项选择题

1. 可以接受委托生产的药品是（　　　）。

A. 维C银翘片
B. 盐酸布桂嗪注射液
C. 复方盐酸伪麻黄碱缓释胶囊
D 地西泮片

【试题答案】A

2. 以下关于药品生产企业关键人员说法错误的是（　　　）。

A. 企业中关键人员应为全职人员
B. 企业中关键人员至少包括企业负责人、生产管理负责人和质量受权人
C. 质量管理负责人和质量受权人可以兼任
D. 质量管理负责人和生产管理负责人可以兼任

【试题答案】D

3. 药品生产企业不得申请委托生产的药品包括（　　　）。

A. 天然药物提取物
B. 中药饮片
C. 各类注射剂
D. 血液制品、疫苗制品

【试题答案】D

4 药品生产和质量管理部门的负责人应具有（　　　）。

A. 受过中等教育或具有相当学历
B. 医药或相关专业本科以上学历
C. 受过中等专业教育或具有相当学历
D. 受过成人高等教育

【试题答案】B

5. 甲省乙市丙医院使用丁药品企业生产的某抗菌药物，发生严重的不良反应，如该药品需要实施召回，制订召回计划并组织实施的主体是（　　　）。

A. 甲省药品监督管理部门
B. 乙市卫生行政部门
C. 丙医院
D. 丁药品生产企业

【试题答案】D

6. 我国甲药品批发企业代理了境外乙制药厂商生产的疫苗，销售使用后，发现该疫苗存在安全隐患，应实施召回，该药品召回的责任主体应是（　　　）。

A. 乙制药厂商
B. 疫苗销售地省级药品监督管理部门
C. 甲药品批发企业所在地省级药品监督管理部门
D. 甲药品批发企业

【试题答案】A

二、配伍选择题

A. 一级召回
B. 二级召回
C. 三级召回
D. 四级召回

1. 对可能引起严重健康危害的药品，实施的药品召回属于（　　　）。
2. 对不会引起健康危害，但由于其他原因需要收回的药品，实施的药品召回属于（　　　）。
3. 对可能引起暂时的或者可逆的健康危害的药品，实施的药品召回属于（　　　）。

【试题答案】A、C、B

项目四　药品经营与分类管理

【学习目标】

知识目标：掌握药品经营企业的开办、GSP 的主要内容；医疗机构处方管理及调剂业务的相关规定；医疗机构制剂的申请及管理；处方药与非处方药分类管理；药品广告审查管理暂行办法的相关规定。熟悉药品流通监督管理的要求及网络药品的经营管理；药物临床应用的管理；处方药与非处方药经营管理；药品价格管理的模式及药品价格管理规定。了解药品经营法律责任及医疗机构的法律责任；非处方药遴选与转换；药品价格管理的意义及药品价格和广告的监督管理。

技能目标：根据药品经营相关法律法规，能够开展药品经营企业开办申请、GSP 实施工作，能够进行首营企业、首营品种，药品收货、验收和养护操作；根据医疗机构相关法律法规，能够正确识别处方和准确调剂药品，能够进行医疗机构制剂许可的申请。能说明处方药与非处方药的区别；会处理药品广告的申请事务，能辨别药品广告是否合规。

素质目标：培养学生养成学法、知法、用法的守法合规意识，诚信、认真、科学的从业精神。在药品经营与使用工作中需养成认真严谨、精益求精的精神，牢记药品质量第一之初心，护佑人民健康之使命。要规范地经营处方药与非处方药，严格按照药品价格及广告管理的规定从事药品价格及广告申请工作，尤其不能发布虚假药品广告。

【知识导图】

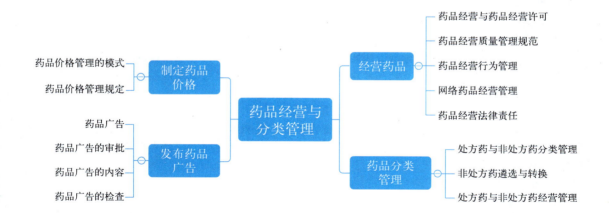

任务一　经营药品

【基本知识】

药品经营，是以药品上市许可持有人为核心，通过对药品信息流、物流、资金流的有效控制，将药品或药品物流服务提供给药品供应链中各个环节的参与方，并完成药品信息化追溯的过程。药品经营活动包括药品采购、储存、运输、销售及售后服务等具体活动。药品经营活动具有一般商品经营活动的共性，但由于药品与公众生命健康、人身安全直接相关，属于一类特殊的商品，因此国家对药品经营活动实施更为严格的监督管理，制定法律、法规和标准对药品经营行为和质量控制过程进行规范和引导。《药品管理法》对药品经营活动及其监督管理作出严格的规定。

一、药品经营与药品经营许可

根据《药品管理法》的规定，国家对药品经营实施许可制度，在中华人民共和国境内，除药品上市许可持有人自行批发药品外，经营药品必须依法持有《药品经营许可证》。

（一）药品经营方式、经营类别与经营范围

1. 药品经营方式

药品经营方式分为药品批发企业、零售连锁和零售三种，划分依据是药品销售对象，与药品具体销售数量多少无关。

（1）药品批发　药品批发是指将药品销售给符合购进药品资质的药品上市许可持有人、药品生产企业、药品经营企业和药品使用单位的药品经营方式。特点是成批购进和成批出售，并不直接服务于最终消费者。

（2）药品零售　药品零售包括药品零售连锁企业和药品零售企业，是药品流通的终端，规模小，品种少，流通周期长，是直接将药品销售给个人消费者的药品经营方式，同时提供相应的药学服务，对保证药品质量和合理用药具有重要作用。

药品零售连锁企业是指经营同类药品、使用统一商号的若干个门店，在同一总部的管理下，采取统一采购配送、统一质量标准、采购同销售分离、实行规模化管理经营的组织形式。

药品零售企业指依法取得《药品经营许可证》的单一门店的药品零售经营企业，又称独立零售药店和单体药店。

2. 药品经营类别

药品经营类别是药品零售企业《药品经营许可证》载明事项之一，具体分为：处方药、甲类非处方药、乙类非处方药。从事药品零售审批时，药品监督管理部门应当先核定经营类别，并在经营范围中予以明确。

3. 药品经营范围

药品经营范围包括：麻醉药品、第一类精神药品、第二类精神药品、药品类易制毒化学品、医疗用毒性药品、生物制品、体外诊断试剂（药品）、中药饮片、中成药、化学药。其中，麻醉药品、精神药品、药品类易制毒化学品、医疗用毒性药品等经营范围的核定，按照国家有关规定执行；经营冷藏、冷冻药品或者蛋白同化制剂、肽类激素的，还应当在《药品经营许可证》经营范围项下予以明确。

麻醉药品、第一类精神药品、药品类易制毒化学品及蛋白同化制剂、胰岛素外的肽类激素等不得列入药品零售企业持有的药品经营许可证的经营范围内。

（二）药品经营企业的开办条件与许可

开办药品经营企业应具备所需的条件，并取得《药品经营许可证》方可开展相应的经营活动，具体要求见表4-1。

表 4-1　开办药品经营企业所需条件和许可

药品批发企业(含药品零售连锁企业总部)的开办条件与许可	药品零售企业(含药品零售连锁门店)的开办条件与许可
从事药品批发活动,应当具备以下条件: (1)企业质量负责人具有大学本科以上学历,质量负责人、质量管理部门负责人应当是执业药师;企业法定代表人、主要负责人(企业负责人)、质量负责人、质量管理部门负责人无《药品管理法》规定的禁止从事药品经营活动的情形。 (2)具有能够保证药品储存质量、与其经营品种和规模相适应的仓库,仓库中配备适合药品储存的专用货架和设施设备。其中,药品批发企业设置的仓库还应当具备实现药品入库、传送、分拣、上架出库等操作的现代物流设施设备。 (3)具有独立的计算机管理信息系统,能覆盖企业药品经营和质量控制全过程,并实现药品信息化追溯。 (4)具有与所经营药品相适应的质量管理机构和人员。 (5)具有保证药品质量的规章制度,符合药品 GSP 的要求。	从事药品零售活动,应当具备以下条件: (1)经营处方药、甲类非处方药的,应当按规定配备执业药师或者其他依法经过资格认定的药学技术人员;经营乙类非处方药的,应当根据省、自治区、直辖市药品监督管理部门的规定配备药学技术人员;企业法定代表人、主要负责人、质量负责人无《药品管理法》规定的禁止从事药品经营活动的情形。 (2)具有与所经营药品相适应的营业场所、设备、计算机系统、陈列(仓储)设施设备以及卫生环境;在超市等其他场所从事药品零售活动的,应当具有独立的经营区域。 (3)具有独立的计算机管理信息系统,能覆盖企业药品经营和质量控制全过程,并实现药品信息化追溯。 (4)具有保证药品质量的规章制度,符合药品 GSP 的要求。
许可: 开办药品批发企业的,应当向省(自治区、直辖市)药品监督管理部门申请,经审批同意,依法获取《药品经营许可证》后,方可开展相应药品经营活动。	许可: 应当向县级以上药品监督管理部门申请,经审批同意,依法获取《药品经营许可证》后,方可开展相应药品经营活动。

（三）鼓励药品零售连锁的措施

《药品管理法》第五十三条明确指出:国家鼓励、引导药品零售连锁经营。《麻醉药品和精神药品管理条例》中规定,只有经过审批的药品零售连锁企业定点门店方可经营第二类精神药品。多年来,国务院和有关部委（局）陆续下发了一系列文件鼓励支持药品零售连锁发展,在商务部《关于"十四五"时期促进药品流通行业高质量发展的指导意见》中,提出了新的要求。具体措施主要有:

(1) 允许药品零售连锁委托符合药品 GSP 的企业向企业所属门店配送药品,药品零售连锁企业可不再设立仓库,药品零售连锁企业总部经批准可以跨管辖区域设置仓库。

(2) 支持药品零售连锁企业专业化、多元化发展。

(3) 鼓励"互联网＋药品流通"模式,鼓励药品零售连锁企业率先推进"网订店取""网订店送"方式销售药品。

(4) 推进基层医疗机构与连锁药店的合作,鼓励连锁药店在社区健康服务、老年患者康复、慢性病患者健康管理等方面做出尝试,发挥其服务专业、管理规范的优势和全方位满足人民群众不同用药与健康需求的社会职能。

(5) 鼓励药品零售连锁企业在乡镇、村镇设店的积极性,支持进入农村市场。

(6) 鼓励药品零售连锁企业结合城市一刻钟便民生活圈、新建社区的服务网点建设,有效融入以多业态集聚形成的社区服务商圈,实现药品流通对基层的有效覆盖,提升人民群众用药的可及性、便利性。

(7) 鼓励兼并重组,推进药品零售连锁化经营。

（四）药品经营许可证管理

药品经营许可证分为正本和副本，有效期为 5 年。药品经营许可证样式由国家药品监督管理局统一制定。药品经营许可证电子证书与纸质证书具有同等法律效力。禁止伪造、变造、出租、出借、买卖药品经营许可证。

药品经营许可证应当载明许可证编号、企业名称、统一社会信用代码、经营地址（注册地址）、法定代表人、主要负责人（企业负责人）、质量负责人、仓库地址、经营范围、经营方式、发证机关、发证日期、有效期限等内容。其中，企业名称、统一社会信用代码、法定代表人等项目应当与市场监督管理部门核发的营业执照中载明的相关内容一致。药品经营许可证登载事项发生变更的，由原发证机关在副本上记录变更的内容和时间，并按变更后的内容重新核发药品经营许可证正本，收回原药品经营许可证正本。新核发的药品经营许可证证号、有效期不变。

（五）药品经营许可证核发、变更、换发、遗失补办和注销

1. 药品经营许可证核发

（1）申报材料　开办药品经营企业，应当依管理权限向企业所在地药品监督管理部门提交申报材料。包括：药品经营许可证申请表；企业法人营业执照（可联网核查）；企业组织机构情况；企业法定代表人、主要负责人（企业负责人）、质量负责人、质量管理部门负责人学历证明复印件及个人简历；执业药师或者药学技术人员资格证书（证明文件）及聘书或者任命文件；拟经营药品的范围；企业质量管理体系文件及陈列、仓储的设施设备目录；拟设营业场所、设施设备、仓储地址及周边卫生环境等情况，仓库平面布置图及房屋产权或使用权证明。申请企业应当对其申请材料全部内容的真实性负责。

（2）许可受理　药品监督管理部门收到药品经营许可证申请后，应当根据申请人具体情况及时作出处理。申请事项不属于本部门职权范围的，应当即时作出不予受理的决定，发给《不予受理通知书》，并告知申请人向有关部门申请；申请材料存在可以当场更正错误的，应当允许申请人当场更正；申请材料不齐或者不符合法定形式的，应当当场或者在 5 个工作日内发给申请人《补正材料通知书》，一次性告知需要补正的全部内容；逾期不告知的，自收到申请材料之日起即为受理；申请事项属于本部门职权范围，材料齐全、符合法定形式，或者申请人按要求提交全部补正材料的，发给申请人《受理通知书》。《受理通知书》注明的日期为受理日期。

（3）审核批准　药品监督管理部门自受理申请之日起 30 个工作日内，对申请材料进行审查，并依据《药品检查管理办法（试行）》组织现场检查。经材料审查和现场检查，符合条件的，予以批准，并自批准决定作出之日起 5 个工作日内核发药品经营许可证；不符合条件的，应当书面通知申请人并说明理由，同时告知申请人享有依法申请行政复议或提起行政诉讼的权利。药品经营许可证核发许可期间必要的技术审查、现场检查、企业整改等的时间，不计入审批时限。

（4）信息公开　受理许可的药品监督管理部门应当在其网站和办公场所公示申请药品经营许可证所需要的条件、程序、期限、需要提交的全部材料目录和申请表示范文本等。省（自治区、直辖市）药品监督管理部门颁发药品经营许可证的有关信息应当予以公开，公众有权查阅。

（5）陈述申辩与听证　在药品监督管理部门审查药品经营许可证申请过程中，申请人和利害关系人可以对直接关系其重大利益的事项提出书面意见进行陈述和申辩。药品监督管理部门应当听取申请人、利害关系人的陈述和申辩。依法应当听证的，按照法律规定举行听证。

根据《国家药监局关于当前药品经营监督管理有关事宜的通告》（2020 年第 23 号）的规定，新开办药品经营企业申请核发《药品经营许可证》的，药品监督管理部门可将筹建和验收程序合并执行。根据《国务院办公厅关于印发全国深化"放管服"改革优化营商环境电视电话会议重点任务分工方案的通知》（国办发〔2020〕43 号）的规定，在全国范围内对申请开办只经营乙类非处方药的药品零售企业的审批实行告知承诺制，推动取消药品零售企业筹建审批，督促地方清理对开办药品零售企业的间距限制等不合理条件，并同步加强事中事后监管。

2. 药品经营许可证变更

（1）变更分类　药品经营许可证变更分为许可事项变更和登记事项变更。许可事项变更是指经营地址（注册地址）、质量负责人、经营方式、经营范围、仓库地址（包括增减仓库）的变更。登记事项变更是指企业名称、统一社会信用代码、法定代表人、主要负责人（企业负责人）等事项的变更。

（2）许可事项变更　药品经营企业变更许可事项的，应当向原发证机关提交药品经营许可证变更申请及相关材料。原发证机关应当自受理企业变更申请之日起15个工作日内作出准予变更或不予变更的决定。需现场检查的，原发证机关依据《药品检查管理办法（试行）》组织现场检查。现场检查、企业整改的时间不计入审批时限。未经批准，企业不得擅自变更许可事项。药品经营企业如未经原发证机关许可，擅自变更药品经营许可证经营方式、经营范围、仓库地址（包括增减仓库）、经营地址（注册地址）的，依照《药品管理法》第一百一十五条给予处罚。

（3）登记事项变更　药品经营企业变更登记事项的，应当在市场监督管理部门核准变更后30日内，向原发证机关提交药品经营许可证变更申请。原发证机关应当自受理企业变更申请之日起10个工作日内完成变更事项。

企业分立、新设合并、改变经营方式、跨原管辖地迁移，按照新开办药品经营企业申领药品经营许可证。

药品零售连锁经营企业收购、兼并其他药品零售企业时，如实际经营地址、经营范围未发生变化的，可按变更药品经营许可证办理。

3. 药品经营许可证换发

药品经营企业持有的药品经营许可证有效期届满、需要继续经营药品的，应当在有效期届满前6个月，向原发证机关申请换发药品经营许可证。

原发证机关按照《药品检查管理办法（试行）》关于申请办理药品经营许可证的程序和要求进行审查，在药品经营许可证有效期届满前做出是否准予其换证的决定。符合规定准予换证的，收回原证，换发新证；不符合规定的，做出不予换证的书面决定，并说明理由，同时告知申请人享有依法申请行政复议或者提起行政诉讼的权利；逾期未做出决定的，视为同意换证，并予补办相应手续。（递交换发药品经营许可证申请的时间过于接近有效期届满日期，导致无法在法定的工作时限内做出决定的情形除外）

4. 药品经营许可证遗失补办

药品经营许可证遗失的，药品经营企业应当立即向原发证机关申请补发。原发证机关按照原核准事项在10个工作日内补发药品经营许可证。

5. 药品经营许可证注销

药品经营企业有下列情形之一的，药品经营许可证由原发证机关注销，并予以公告：申请人主动申请注销药品经营许可证的；药品经营许可证有效期届满未申请换证的；药品经营企业终止经营药品的；药品经营许可证被依法撤销或吊销的；营业执照被依法吊销或注销的；法律、法规规定的应当注销行政许可的其他情形。

药品经营许可证核发、换发、变更、补发、吊销、撤销、注销等信息办理情况，药品监督管理部门应当在办理工作完成后10个工作日内在信息系统中更新，并予以公开。对依法收回、作废的药品经营许可证，发证机关应当建档保存5年。

二、药品经营质量管理规范

《药品管理法》第五十三条规定，从事药品经营活动，应当遵守药品经营质量管理规范，建立健全药品经营质量管理体系，保证药品经营全过程持续符合法定要求。

《药品经营质量管理规范》（Good Supply Practice，GSP）是药品经营管理和质量控制的基本准则，其目的是通过药品流通的全过程质量管理，规范药品经营行为，保障人体用药安全、有效。

（一）药品 GSP 相关术语的含义如下

（1）在职：与企业确定劳动关系的在册人员。

（2）在岗：相关岗位人员在工作时间内在规定的岗位履行职责。

（3）首营企业：采购药品时，与本企业首次发生供需关系的药品生产或者经营企业。

（4）首营品种：本企业首次采购的药品。

（5）原印章：企业在购销活动中，为证明企业身份在相关文件或者凭证上加盖的企业公章、发票专用章、质量管理专用章、药品出库专用章的原始印记，不能是印刷、影印、复印等复制后的印记。

（6）待验：对到货、销后退回的药品采用有效的方式进行隔离或者区分，在入库前等待质量验收的状态。

（7）零货：拆除了用于运输、储藏包装的药品。

（8）拼箱发货：将零货药品集中拼装至同一包装箱内发货的方式。

（9）拆零销售：将最小包装拆分销售的方式。

（10）国家有专门管理要求的药品：国家对蛋白同化制剂、肽类激素、含特殊药品复方制剂等品种实施特殊监管措施的药品。

（11）药品零售连锁企业总部的管理：应当符合药品 GSP 中药品批发企业相关规定，门店的管理应当符合药品 GSP 中药品零售企业相关规定。

（二）现行版 GSP 修订的特点

现行的药品 GSP 吸收了许多国外药品流通管理的先进经验，促进我国药品经营质量管理与国际药品流通质量管理的逐步接轨，主要具有以下几方面的特点：

1. 全面提升从事药品经营和涉药流通行为的软硬件要求

软件方面，明确要求企业建立质量管理体系，设立质量管理部门或者配备质量管理人员，并对质量管理制度、操作规程、记录及凭证、档案及报告等一系列质量管理体系文件提出详细要求；明确全员参与质量管理要求，并对质量负责人、质量管理部门负责人以及质管、验收等岗位人员的专业资质提出明确要求。

硬件要求，要求企业全面实行计算机信息化管理，着重规定计算机管理的设施、网络环境、数据库及应用软件功能要求；明确规定企业应对药品仓库采用温湿度自动监测系统，并实行 24 小时持续实时监测。

2. 针对薄弱环节和高风险环节着重提出要求

针对经营行为不规范、购销渠道不清、票据管理混乱等问题，GSP 明确要求药品购销过程必须开具发票，出库运输药品必须有随货同行单并在收货环节查验，从而进一步规范药品经营行为，维护药品市场秩序。针对以往管理空白的委托第三方运输，药品 GSP 要求委托方应考察承运方的运输能力和相关质量保证条件，并签订明确质量责任的委托协议，提高了管理的效率，降低了成本。针对问题频现的冷链储运管理，药品 GSP 提高了对冷链药品储存、运输设施设备的要求，特别规定了冷链药品运输、收货等环节的交接程序和温度监测、跟踪及查验要求，提高了药品质量安全保证能力。

3. 与时俱进更新，遵循国家政策调整

落实药品经营企业追溯管理责任，强化企业主体意识，促进建设来源可查、去向可追、责任可究的药品全链条追溯体系，要求药品经营企业应制订执行药品追溯的制度，并对药品验收入库、出库、销售等环节追溯数据上传等操作提出具体要求；根据《国务院办公厅关于加快推进"三证合一"登记制度改革的意见》（国办发〔2015〕50 号），原使用组织机构代码证、税务登记证办理相关事务的，改为使用"三证合一"后的营业执照。

4. 与执业药师制度紧密衔接

对药品批发企业质量负责人、质量管理部门负责人以及药品零售企业法定代表人或企业负责人提出执业药师从业要求，并要求药品零售企业配备执业药师负责处方审核，指导合理用药。

药品 GSP 正文部分共 4 章。其基本框架内容包括：

第一章　总则。主要阐明了 GSP 制定的依据、目的、适用客体范围、经营活动的诚信原则。

第二章　药品批发的质量管理，分为 14 节。主要内容包括药品批发企业的质量管理体系、组织机构与质量管理职责、人员与培训、质量管理体系文件、设施与设备、校准与验证、计算机系统、采购、收货与验收、储存与养护、销售、出库、运输与配送、售后管理。

第三章　药品零售的质量管理，分为 8 节。主要内容包括药品零售企业的质量管理与职责、人员管理、文件、设施与设备、采购与验收、陈列与储存、销售管理、售后管理。

第四章　附则。主要阐述了药品 GSP 中使用的用语含义、药品 GSP 的解释权以及实施时间。

（三）药品经营质量管理规范总体要求

药品 GSP 是为保证药品在流通全过程中始终符合质量标准，依据《药品管理法》等法律法规制定的针对药品采购、购进验收、储存运输、销售及售后服务等环节的质量管理规范，其核心是要求企业通过严格的质量管理制度来约束自身经营相关行为，对药品流通全过程进行质量控制。药品上市许可持有人、药品经营企业应当严格执行药品 GSP，依法从事药品经营活动，不得采取任何虚假欺骗行为，在药品采购、储存、销售、运输等环节采取有效的质量控制措施，确保药品质量，并按照国家有关要求，建立药品追溯体系，实现药品可追溯。同时，药品流通过程中其他涉及储存与运输药品的参与方，也应当符合药品 GSP 的相关要求。

（四）药品批发的经营质量管理规范主要内容

1. 质量管理体系

（1）质量管理体系的建立及要素　药品批发企业应当建立质量管理体系，确定质量方针，制订质量管理体系文件，开展质量策划、质量控制、质量保证、质量改进和质量风险管理等活动。

企业质量管理体系应当与其经营范围和规模相适应，包括组织机构、人员、设施设备、质量管理体系文件及相应的计算机系统等。

（2）质量方针　企业制订的质量方针文件应当明确企业总的质量目标和要求，并贯彻到药品经营活动的全过程。

（3）内审　企业应当定期以及在质量管理体系关键要素发生重大变化时，组织开展内审，应当对内审的情况进行分析，依据分析结论制订相应的质量管理体系改进措施，不断提高质量控制水平，保证质量管理体系持续有效运行。

（4）质量风险管理　企业应当采用前瞻或者回顾的方式，对药品流通过程中的质量风险进行评估、控制、沟通和审核。

（5）外审企业　应当对药品供货单位、购货单位的质量管理体系进行评价，确认其质量保证能力和质量信誉，必要时进行实地考察。

（6）全员质量管理　企业应当全员参与质量管理。各部门、岗位人员应当正确理解并履行职责，承担相应质量责任。

2. 组织机构与质量管理职责

（1）企业负责人及质量负责人　企业负责人是药品质量的主要责任人，全面负责企业日常管理，负责提供必要的条件，保证质量管理部门和质量管理人员有效履行职责，确保企业实现质量目标并按照药品 GSP 的要求经营药品。

质量负责人应当由高层管理人员担任，全面负责药品质量管理工作，独立履行职责，在企业内部对药品质量管理具有裁决权。

（2）质量管理部门　企业应当设立质量管理部门，有效开展质量管理工作。质量管理部门的职责不得由其他部门及人员履行。

质量管理部门应当履行的职责包括：督促相关部门和岗位人员执行药品管理的法律法规及药品 GSP；组织制订质量管理体系文件，并指导、监督文件的执行；负责对供货单位和购货单位的合法性、购进药品的合法性以及供货单位销售人员、购货单位采购人员的合法资格进行审核，并根据审核内容的变化进行动态管理；负责质量信息的收集和管理，并建立药品质量档案；负责药品的验收，指导并监督药品采购、储存、养护、销售、退货、运输等环节的质量管理工作；负责不合格药品的确认，对不合格药品的处理过程实施监督；负责药品质量投诉和质量事故的调查、处理及报告；负责假劣药品的报告；负责药品质量查询；负责指导设定计算机系统质量控制功能；负责计算机系统操作权限的审核和质量管理基础数据的建立及更新；组织验证、校准相关设施设备；负责药品召回的管理；负责药品不良反应的报告；组织质量管理体系的内审和风险评估；组织对药品供货单位及购货单位质量管理体系和服务质量的考察和评价；组织对被委托运输的承运方运输条件和质量保障能力的审查；协助开展质量管理教育和培训；其他应当由质量管理部门履行的职责。

3. 人员与培训

（1）相关人员资质要求　药品批发企业从事药品经营和质量管理工作的人员应当符合《药品管理法》的规定，不得有法律法规禁止从业的情形，同时 GSP 对药品批发企业的有关岗位的人员资质做出规定，具体见表 4-2。

表 4-2　药品批发企业人员资质要求

人员	资质要求
企业负责人	应当具有大学专科以上学历或者中级以上专业技术职称，经过基本的药学专业知识培训，熟悉有关药品管理的法律法规及药品 GSP
企业质量负责人	应当具有大学本科以上学历、执业药师资格和 3 年以上药品经营质量管理工作经历，在质量管理工作中具备正确判断和保障实施的能力
企业质量管理部门负责人	应当具有执业药师资格和 3 年以上药品经营质量管理工作经历，能独立解决经营过程中的质量问题
质量管理工作人员	应当具有药学中专或者医学、生物、化学等相关专业大学专科以上学历或者具有药学初级以上专业技术职称
验收、养护工作人员	应当具有药学或者医学、生物、化学等相关专业中专以上学历或者具有药学初级以上专业技术职称
中药材、中药饮片批发企业验收工作人员	应当具有中药学专业中专以上学历或者具有中药学中级以上专业技术职称
中药材、中药饮片批发企业养护工作人员	应当具有中药学专业中专以上学历或者具有中药学初级以上专业技术职称
直接收购地产中药材的验收人员	应当具有中药学中级以上专业技术职称
负责疫苗质量管理和验收工作人员	从事疫苗配送的，还应当配备 2 名以上专业技术人员专门负责疫苗质量管理和验收工作。专业技术人员应当具有预防医学、药学、微生物学或者医学等专业本科以上学历及中级以上专业技术职称，并有 3 年以上从事疫苗管理或者技术工作经历
药品采购工作人员	应当具有药学或者医学、生物、化学等相关专业中专以上学历，从事销售、储存等工作的人员应当具有高中以上文化程度

（2）人员培训　企业应当按照培训管理制度制订年度培训计划并开展培训，使相关人员能正确理解并履行职责，且做好记录、建立档案。培训内容应当与职责和工作内容相关，包括相关法律法规、药品专业知识及技能、质量管理制度、职责及岗位操作规程等的岗前培训和继续培训。

从事特殊管理的药品和冷藏冷冻药品的储存、运输等工作的人员，应当接受相关法律法规和专业知识培训，且必须经考核合格后方可上岗参与相关工作。

（3）卫生及劳动保障　企业应当制订员工个人卫生管理制度，储存、运输等岗位人员的着装应当符合劳动保护和产品防护的要求。

（4）健康管理　质量管理、验收、养护、储存等直接接触药品岗位的人员应当进行岗前及年度健康检查，并建立健康档案。患有传染病或者其他可能污染药品的疾病的，不得从事直接接触药品的工作。身体条件不符合相应岗位特定要求的，不得从事相关工作。

4. 质量管理体系文件

（1）文件管理　从文件内容上看，企业制订质量管理体系文件应当符合企业实际。文件包括质量管理制度、部门及岗位职责、操作规程、档案、报告、记录和凭证等。

从文件执行上看，文件的起草、修订、审核、批准、分发、保管，以及修改、撤销、替换、销毁等应当按照文件管理操作规程进行，并保存相关记录。

文件应当标明题目、种类、目的以及文件编号和版本号。文字应当准确、清晰、易懂。

文件应当分类存放，便于查阅。企业应当定期审核、修订文件，使用的文件应当为现行有效的文本，已废止或者失效的文件除留档备查外，不得在工作现场出现。

（2）质量管理制度　质量管理制度应当包括以下内容：质量管理体系内审的规定；质量否决权的规定；质量管理文件的管理；质量信息的管理；供货单位、购货单位、供货单位销售人员及购货单位采购人员等资格审核的规定；药品采购、收货、验收、储存、养护、销售、出库、运输的管理；特殊管理的药品的规定；药品有效期的管理；不合格药品、药品销毁的管理；药品退货的管理；药品召回的管理；质量查询的管理；质量事故、质量投诉的管理；药品不良反应报告的规定；环境卫生、人员健康的规定；质量方面的教育、培训及考核的规定；设施设备保管和维护的管理；设施设备验证和校准的管理；记录和凭证的管理；计算机系统的管理；药品追溯的规定；其他应当规定的内容。

（3）部门及岗位职责　部门及岗位职责应当包括：质量管理、采购、储存、销售、运输、财务和信息管理等部门职责；企业负责人、质量负责人及质量管理、采购、储存、销售、运输、财务和信息管理等部门负责人的岗位职责；质量管理、采购、收货、验收、储存、养护、销售、出库复核、运输、财务、信息管理等岗位职责；与药品经营相关的其他岗位职责。

（4）操作规程和相关的其他岗位职责　企业应当制订药品采购、收货、验收、储存、养护、销售、出库复核、运输等环节及计算机系统的操作规程。

企业应当建立药品采购、验收、养护、销售、出库复核、销后退回和购进退出、运输、储运温湿度监测、不合格药品处理等相关记录，做到真实、完整、准确、有效和可追溯。

通过计算机系统记录数据时，有关人员应当按照操作规程，通过授权及密码登录后方可进行数据的录入或者复核；数据的更改应当经质量管理部门审核并在其监督下进行，更改过程应当留有记录。

书面记录及凭证应当及时填写，并做到字迹清晰，不得随意涂改，不得撕毁。更改记录的，应当注明理由、日期并签名，保持原有信息清晰可辨。

记录及凭证应当至少保存5年。疫苗、特殊管理的药品的记录及凭证按相关规定保存。

5. 设施与设备

企业应当具有与其药品经营范围、经营规模相适应的经营场所和库房。

（1）仓库条件　库房的选址、设计、布局、建造、改造和维护应当符合药品储存的要求，防止药品的污染、交叉污染、混淆和差错。药品储存作业区、辅助作业区应当与办公区和生活区分开一定距离或者有隔离措施。

库房的规模及条件应当满足药品的合理、安全储存，并达到以下要求，便于开展储存作业：库房内外环境整洁，无污染源；库区地面硬化或者绿化；库房内墙、顶光洁，地面平整，门窗结构严密；库房有可靠的安全防护措施，能够对无关人员进入实行可控管理，防止药品被盗、替换或者混入假药；有防止室外装卸、搬运、接收、发运等作业受异常天气影响的措施。

经营中药材、中药饮片的，应当有专用的库房和养护工作场所，直接收购地产中药材的应当设置中药样品室（柜）。

（2）仓库设施设备　库房应当配备以下设施设备：药品与地面之间有效隔离的设备；避光、通风、防潮、防虫、防鼠等设备；有效调控温湿度及室内外空气交换的设备；自动监测、记录库房温湿度的设备；符合储存作业要求的照明设备；用于零货拣选、拼箱发货操作及复核的作业区域和设备；包装物料的存放场所；验收、发货、退货的专用场所；不合格药品专用存放场所；经营特殊管理的药品有符合国家规定的储存设施。

（3）冷藏冷冻药品的设施设备　储存、运输冷藏、冷冻药品的，应当配备以下设施设备：与其经营规模和品种相适应的冷库，储存疫苗的应当配备两个以上独立冷库；用于冷库温度自动监测、显示、记录、调控、报警的设备；冷库制冷设备的备用发电机组或者双回路供电系统；对有特殊低温要求的药品，应当配备符合其储存要求的设施设备；冷藏车及车载冷藏箱或者保温箱等设备。

（4）运输与冷链运输设施设备　运输药品应当使用封闭式货物运输工具。运输冷藏、冷冻药品的冷藏车及车载冷藏箱、保温箱应当符合药品运输过程中对温度控制的要求。冷藏车具有自动调控温度、显示温度、存储和读取温度监测数据的功能；冷藏箱及保温箱具有外部显示和采集箱体内温度数据的功能。

储存、运输设施设备的定期检查、清洁和维护应当由专人负责，并建立记录和档案。

6. 校准与验证

（1）设施与设备的校准验证　企业应当按照国家有关规定，对计量器具、温湿度监测设备等定期进行校准或者检定。对冷库、储运温湿度监测系统以及冷藏运输等设施设备进行使用前验证、定期验证及停用时间超过规定时限的验证。

（2）验证控制文件与验证部报告　企业应当根据相关验证管理制度，形成验证控制文件，包括验证方案、报告、评价、偏差处理和预防措施等。验证应当按照预先确定和批准的方案实施，验证报告应当经过审核和批准，验证文件应当存档。企业应当根据验证确定的参数及条件，正确、合理使用相关设施设备。

7. 计算机系统

（1）系统建立　企业应当建立能够符合经营全过程管理及质量控制要求的计算机系统，实现药品可追溯。

（2）系统要求　企业计算机系统应当符合以下要求：有支持系统正常运行的服务器和终端机；有安全、稳定的网络环境，有固定接入互联网的方式和安全可靠的信息平台；有实现部门之间、岗位之间信息传输和数据共享的局域网；有药品经营业务票据生成、打印和管理功能；有符合药品 GSP 要求及企业管理实际需要的应用软件和相关数据库。

（3）系统运行　各类数据的录入、修改、保存等操作应当符合授权范围、操作规程和管理制度的要求，保证数据原始、真实、准确、安全和可追溯。

计算机系统运行中涉及企业经营和管理的数据应当采用安全、可靠的方式储存并按日备份，备份数据应当存放在安全场所，记录类数据的保存时限应当符合《药品经营质量管理规范》第四十二条的要求。

8. 采购

（1）药品采购的要求　企业的采购活动应当做到"三个确定"和"一个协议"，包括确定供货单位的合法资格；确定所购入药品的合法性；确定核实供货单位销售人员的合法资格；与供货单位签订质量保证协议。

（2）首营企业与首营品种的审核　采购中涉及的首营企业、首营品种，采购部门应当填写相关申请表格，经过质量管理部门和企业质量负责人的审核批准。必要时应当组织实地考察，对供货单位质量管理体系进行评价。具体审核内容见表 4-3。以下资料应当归入药品质量档案。

138　项目四　药品经营与分类管理

表 4-3 首营企业与首营品种的审核内容

首营企业审核内容	首营品种审核内容
①《药品生产许可证》或者《药品经营许可证》复印件； ②营业执照、税务登记、组织机构代码的证件复印件，及上一年度企业年度报告公示情况； ③《药品生产质量管理规范》认证证书或者《药品经营质量管理规范》认证证书复印件； ④相关印章、随货同行单（票）样式； ⑤开户户名、开户银行及账号。 注：以上资料均应加盖供货单位公章原印章	①审核药品的合法性； ②索取加盖供货单位公章原印章的药品生产或者进口批准证明文件复印件并予以审核，审核无误的方可采购

（3）对销售人员的审核　企业应当核实、留存供货单位销售人员以下资料：加盖供货单位公章原印章的销售人员身份证复印件；加盖供货单位公章原印章和法定代表人印章或者签名的授权书，授权书应当载明被授权人姓名、身份证号码，以及授权销售的品种、地域、期限；供货单位及供货品种相关资料。

（4）质量保证协议　企业与供货单位签订的质量保证协议至少包括以下内容：明确双方质量责任；供货单位应当提供符合规定的资料且对其真实性、有效性负责；供货单位应当按照国家规定开具发票；药品质量符合药品标准等有关要求；药品包装、标签、说明书符合有关规定；药品运输的质量保证及责任；质量保证协议的有效期限。

（5）票据管理　采购药品时，企业应当向供货单位索取发票。发票应当列明药品的通用名称、规格、单位、数量、单价、金额等；不能全部列明的，应当附《销售货物或者提供应税劳务清单》，并加盖供货单位发票专用章原印章、注明税票号码。

发票上的购、销单位名称及金额、品名应当与付款流向及金额、品名一致，并与财务账目内容相对应。发票按有关规定保存。

（6）采购记录　采购药品应当建立采购记录。采购记录应当有药品的通用名称、剂型、规格、生产厂商、供货单位、数量、价格、购货日期等内容，采购中药材、中药饮片的还应当标明产地。

（7）药品直调　发生灾情、疫情、突发事件或者临床紧急救治等特殊情况，以及其他符合国家有关规定的情形，企业可采用直调方式购销药品，将已采购的药品不入本企业仓库，直接从供货单位发送到购货单位，并建立专门的采购记录，保证有效的质量跟踪和追溯。

（8）特殊管理药品的采购　采购特殊管理的药品，应当严格按照国家有关规定进行。

（9）药品采购综合评审　企业应当定期对药品采购的整体情况进行综合质量评审，建立药品质量评审和供货单位质量档案，并进行动态跟踪管理。

9. 收货与验收

（1）收货程序　企业应当按照规定的程序和要求对到货药品逐批进行收货、验收，防止不合格药品入库。

药品到货时，收货人员应当核实运输方式是否符合要求，并对照随货同行单（票）和采购记录核对药品，做到票、账、货相符。

随货同行单（票）应当包括供货单位、生产厂商、药品的通用名称、剂型、规格、批号、数量、收货单位、收货地址、发货日期等内容，并加盖供货单位药品出库专用章原印章。

收货人员对符合收货要求的药品，应当按品种特性要求放于相应待验区域，或者设置状态标志，通知验收。

冷藏、冷冻药品到货时，应当对其运输方式及运输过程的温度记录、运输时间等质量控制状况进行重点检查并记录。不符合温度要求的应当拒收。冷藏、冷冻药品应当在冷库内待验。

（2）检验报告书　验收药品应当按照药品批号查验同批号的检验报告书。供货单位为批发企业的，检验报告书应当加盖其质量管理专用章原印章。检验报告书的传递和保存可以采用电子数据形式，但应当保证其合法性和有效性。

（3）验收抽样　企业应当按照验收规定，对每次到货药品进行逐批抽样验收，抽取的样品应当具有代表性：同一批号的药品应当至少检查一个最小包装，但生产企业有特殊质量控制要求或者打开最小包装可能影响药品质量的，可不打开最小包装；破损、污染、渗液、封条损坏等包装异常以及零货、拼箱的，应当开箱检查至最小包装；外包装及封签完整的原料药、实施批签发管理的生物制品，可不开箱检查。

验收人员应当对抽样药品的外观、包装、标签、说明书以及相关的证明文件等逐一进行检查、核对；验收结束后，应当将抽取的完好样品放回原包装箱，加封并标示。

特殊管理的药品应当按照相关规定在专库或者专区内验收。

（4）验收记录　验收药品应当做好验收记录，包括药品的通用名称、剂型、规格、批准文号、批号、生产日期、有效期、生产厂商、供货单位、到货数量、到货日期、验收合格数量、验收结果等内容。验收人员应当在验收记录上签署姓名和验收日期。

中药材验收记录应当包括品名、产地、供货单位、到货数量、验收合格数量等内容。中药饮片验收记录应当包括品名、规格、批号、产地、生产日期、生产厂商、供货单位、到货数量、验收合格数量等内容，实施批准文号管理的中药饮片还应当记录批准文号。

验收不合格的还应当注明不合格事项及处置措施。

（5）库存记录　企业应当建立库存记录，验收合格的药品应当及时入库登记；验收不合格的，不得入库，并由质量管理部门处理。

（6）委托验收　企业进行药品直调的，可委托购货单位进行药品验收。购货单位应当严格按照药品GSP的要求验收药品，并建立专门的直调药品验收记录。验收当日应当将验收记录相关信息传递给直调企业。

10. 储存与养护

（1）药品储存要求　企业应当根据药品的质量特性对药品进行合理储存，并符合以下要求：①按包装标示的温度要求储存药品，包装上没有标示具体温度的，按照《中华人民共和国药典》规定的贮藏要求进行储存。阴凉处，指不超过20℃；凉暗处，指避光不超过20℃；常温，指10～30℃；冷处，指2～10℃，除另有规定外，生物制品在2～8℃避光贮藏。②储存药品相对湿度为35%～75%。③在人工作业的库房储存药品，按质量状态实行色标管理，合格药品为绿色，不合格药品为红色，待确定药品为黄色。④储存药品应当按照要求采取避光、遮光、通风、防潮、防虫、防鼠等措施。⑤搬运和堆码药品应当严格按照外包装标示要求规范操作，堆码高度符合包装图示要求，避免损坏药品包装。⑥药品按批号堆码，不同批号的药品不得混垛，垛间距不小于5厘米，与库房内墙、顶、温度调控设备及管道等设施间距不小于30厘米，与地面间距不小于10厘米。⑦药品与非药品、外用药与其他药品分开存放，中药材和中药饮片分库存放。⑧特殊管理的药品应当按照国家有关规定储存。⑨拆除外包装的零货药品应当集中存放。⑩储存药品的货架、托盘等设施设备应当保持清洁，无破损和杂物堆放。⑪未经批准的人员不得进入储存作业区，储存作业区内的人员不得有影响药品质量和安全的行为。⑫药品储存作业区内不得存放与储存管理无关的物品。

（2）药品养护的要求　养护人员应当根据库房条件、外部环境、药品质量特性等对药品进行养护，主要内容是：①指导和督促储存人员对药品进行合理储存与作业。②检查并改善储存条件、防护措施、卫生环境。③对库房温湿度进行有效监测、调控。④按照养护计划对库存药品的外观、包装等质量状况进行检查，并建立养护记录；对储存条件有特殊要求的或者有效期较短的品种应当进行重点养护。⑤发现有问题的药品应当及时在计算机系统中锁定和记录，并通知质量管理部门处理。⑥对中药材和中药饮片应当按其特性采取有效方法进行养护并记录，所采取的养护方法不得对药品造成污染。⑦定期汇总、分析养护信息。

（3）有效期管理　企业应当采用计算机系统对库存药品的有效期进行自动跟踪和控制，采取近效期预警及超过有效期自动锁定等措施，防止过期药品销售。

（4）破损药品处理　药品因破损而导致液体、气体、粉末泄漏时，应当迅速采取安全处理措施，防止对储存环境和其他药品造成污染。

（5）质量可疑药品的处理　对质量可疑的药品应当立即采取停售措施，并在计算机系统中锁定，同时报告质量管理部门确认。对存在质量问题的药品应当采取以下措施：存放于标志明显的专用场所，并有效隔离，不得销售；怀疑为假药的，及时报告食品药品监督管理部门；属于特殊管理的药品，按照国家有关规定处理；不合格药品的处理过程应当有完整的手续和记录；对不合格药品应当查明并分析原因，及时采取预防措施。

（6）定期盘点　企业应当对库存药品定期盘点，做到账、货相符。

11. 销售

（1）确认购货单位合法资质　企业应当将药品销售给合法的购货单位，并对购货单位的证明文件、采购人员及提货人员的身份证明进行核实，保证药品销售流向真实、合法。

企业应当严格审核购货单位的生产范围、经营范围或者诊疗范围，并按照相应的范围销售药品。

（2）销售票据　企业销售药品，应当如实开具发票，做到票、账、货、款一致。

（3）销售记录　企业应当做好药品销售记录。销售记录应当包括药品的通用名称、规格、剂型、批号、有效期、生产厂商、购货单位、销售数量、单价、金额、销售日期等内容。按照《药品经营质量管理规范》第六十九条规定进行药品直调的，应当建立专门的采购记录。

中药材销售记录应当包括品名、规格、产地、购货单位、销售数量、单价、金额、销售日期等内容；中药饮片销售记录应当包括品名、规格、批号、产地、生产厂商、购货单位、销售数量、单价、金额、销售日期等内容。

（4）特殊管理药品的销售　销售特殊管理的药品以及国家有专门管理要求的药品，应当严格按照国家有关规定执行。

12. 出库

（1）不得出库的情形　出库时应当对照销售记录进行复核。发现以下情况不得出库，并报告质量管理部门处理：药品包装出现破损、污染、封口不牢、衬垫不实、封条损坏等问题；包装内有异常响动或者液体渗漏；标签脱落、字迹模糊不清或者标识内容与实物不符；药品已超过有效期；其他异常情况的药品。

（2）出库记录　药品出库复核应当建立记录，包括购货单位、药品的通用名称、剂型、规格、数量、批号、有效期、生产厂商、出库日期、质量状况和复核人员等内容。药品出库时，应当附加盖企业药品出库专用章原印章的随货同行单（票）。

（3）直调药品的出库要求　直调药品出库时，由供货单位开具两份随货同行单（票），分别发往直调企业和购货单位。随货同行单（票）的内容应当符合药品 GSP 要求，还应当标明直调企业名称。

（4）冷藏冷冻药品发运　冷藏、冷冻药品的装箱、装车等项作业，应当由专人负责并符合以下要求：车载冷藏箱或者保温箱在使用前应当达到相应的温度要求；应当在冷藏环境下完成冷藏、冷冻药品的装箱、封箱工作；装车前应当检查冷藏车辆的启动、运行状态，达到规定温度后方可装车；启运时应当做好运输记录，内容包括运输工具和启运时间等。

（5）运输与配送　①运输工具的要求。运输药品，应当根据药品的包装、质量特性并针对车况、道路、天气等因素，选用适宜的运输工具，采取相应措施防止出现破损、污染等问题。发运药品时，应当检查运输工具，发现运输条件不符合规定的，不得发运。运输药品过程中，运载工具应当保持密闭。②运输中的保温与冷藏。企业应当根据药品的温度控制要求，在运输过程中采取必要的保温或者冷藏、冷冻措施。运输过程中，药品不得直接接触冰袋、冰排等蓄冷剂，防止对药品质量造成影响。在冷藏、冷冻药品运输途中，应当实时监测并记录冷藏车、冷藏箱或者保温箱内的温度数据。企业应当制订冷藏、冷冻药品运输应急预案，对运输途中可能发生的设备故障、异常天气影响、交通拥堵等突发事件，能够采取相应的应对措施。③委托运输。企业委托其他单位运输药品的，应当对承运方运输药品的质量保障能力进行审计，索取运输车辆的相关资料，符合《药品经营质量管理规范》运输设施设备条件和要求的方可委托。企业委托运输药品应当与承运方签订运输协议，明确药品质量责任、遵守运输操作规程和在途时限等内容。企业委托运输药品应当有记录，实现运输过程的质量追溯。记录至少包括发货时间、发货地址、收货单位、收货地址、货单号、药品件数、运输方式、委托经办人、承运单位，采用车辆运输的还应当载明车牌号，并留存驾驶人员的驾驶证复印件。记录应当至少保存 5 年。已装车的药品应当及时发运并尽快送达。委托运输的，企业应当要求并监督承运方严格履行委托运输协议，防止因在途时间过长影响药品质量。④其他运输要求。企业应当按照质量管理制度的要求，严格执行运输操作规程，并采取有效措施保证运输过程中的药品质量与安全。企业应当严格按照外包装标示的要求搬运、装卸药品。企业应当采取运输安全管理措施，防止在运输过程中发生药品盗抢、遗失、调换等事故。特殊管理的药品的运输应当符合国家有关规定。

13. 售后管理

（1）退货　企业应当加强对退货的管理，保证退货环节药品的质量和安全，防止混入假冒药品。

（2）投诉管理　企业应当按照质量管理制度的要求，制订投诉管理操作规程，内容包括投诉渠道及方式、档案记录、调查与评估、处理措施、反馈和事后跟踪等。

企业应当配备专职或者兼职人员负责售后投诉管理，对投诉的质量问题查明原因，采取有效措施及时处理和反馈，并做好记录，必要时应当通知供货单位及药品生产企业。企业应当及时将投诉及处理结果等信息记入档案，以便查询和跟踪。

（3）药品追回与配合召回管理　企业发现已售出药品有严重质量问题，应当立即通知购货单位停售、追回并做好记录，同时向药品监督管理部门报告。

企业应当协助药品生产企业履行召回义务，按照召回计划的要求及时传达、反馈药品召回信息，控制和收回存在安全隐患的药品，并建立药品召回记录。

（4）药品不良反应监测与报告　企业质量管理部门应当配备专职或者兼职人员，按照国家有关规定承担药品不良反应监测和报告工作。

（五）药品零售的经营质量管理规范主要内容

1. 质量管理与职责

（1）质量管理文件　企业应当按照有关法律法规及本规范的要求制订质量管理文件，开展质量管理活动，确保药品质量。

企业应当具有与其经营范围和规模相适应的经营条件，包括组织机构、人员、设施设备、质量管理文件，并按照规定设置计算机系统。

（2）企业负责人　企业负责人是药品质量的主要责任人，负责企业日常管理，负责提供必要的条件，保证质量管理部门和质量管理人员有效履行职责，确保企业按照本规范要求经营药品。

（3）质量管理部门或人员　企业应当设置质量管理部门或者配备质量管理人员，履行以下职责：①督促相关部门和岗位人员执行药品管理的法律法规及本规范；②组织制订质量管理文件，并指导、监督文件的执行；③负责对供货单位及其销售人员资格证明的审核；④负责对所采购药品合法性的审核；⑤负责药品的验收，指导并监督药品采购、储存、陈列、销售等环节的质量管理工作；⑥负责药品质量查询及质量信息管理；⑦负责药品质量投诉和质量事故的调查、处理及报告；⑧负责对不合格药品的确认及处理；⑨负责假劣药品的报告；⑩负责药品不良反应的报告；⑪开展药品质量管理教育和培训；⑫负责计算机系统操作权限的审核、控制及质量管理基础数据的维护；⑬负责组织计量器具的校准及检定工作；⑭指导并监督药学服务工作；⑮其他应当由质量管理部门或者质量管理人员履行的职责。

2. 人员管理

（1）相关人员的资质要求　药品零售企业从事药品经营和质量管理工作的人员，应当符合《药品管理法》及药品GSP规定的资格要求，不得有相关法律法规禁止从业的情形，并符合药品GSP关于人员资质的要求，具体见表4-4。

表4-4　药品零售企业人员资质要求

人员	资质要求
企业法定代表人或者企业负责人	应当具备执业药师资格
质量管理、验收、采购人员	应当具有药学或者医学、生物、化学等相关专业学历或者具有药学专业技术职称
中药饮片质量管理、验收、采购人员	应当具有中药学中专以上学历或者具有中药学专业初级以上专业技术职称
中药饮片营业员	应当具有中药学中专以上学历或者具备中药调剂员资格
中药饮片调剂人员	应当具有药学或者医学、生物、化学等相关专业中专以上学历或者具有药学初级以上专业技术职称

（2）人员培训　企业应当按照培训管理制度制订年度培训计划并开展培训，各岗位人员应当接受相关法律法规及药品专业知识与技能的岗前培训和继续培训，使相关人员能正确理解并履行职责。培训工作应当做好记录并建立档案。

企业应当为销售特殊管理的药品、国家有专门管理要求的药品、冷藏药品的人员接受相应培训提供条件，使其掌握相关法律法规和专业知识。

（3）卫生及着装　在营业场所内，企业工作人员应当穿着整洁、卫生的工作服。

（4）健康管理　企业应当对直接接触药品岗位的人员进行岗前及年度健康检查，并建立健康档案。患有传染病或者其他可能污染药品的疾病的，不得从事直接接触药品的工作。

（5）陈列　在药品储存、陈列等区域不得存放与经营活动无关的物品及私人用品，在工作区域内不得有影响药品质量和安全的行为。

3. 文件

（1）文件管理　从文件的内容上看，企业应当按照有关法律法规及本规范规定，制订符合企业实际的质量管理文件。文件包括质量管理制度、岗位职责、操作规程、档案、记录和凭证等，并对质量管理文件定期审核、及时修订。

从文件的执行上看，企业应当采取措施确保各岗位人员正确理解质量管理文件的内容，保证质量管理文件有效执行。

（2）质量管理制度　药品零售质量管理制度应当包括以下内容：①药品采购、验收、陈列、销售等环节的管理，设置库房的还应当包括储存、养护的管理；②供货单位和采购品种的审核；③处方药销售的管理；④药品拆零的管理；⑤特殊管理的药品和国家有专门管理要求的药品的管理；⑥记录和凭证的管理；⑦收集和查询质量信息的管理；⑧质量事故、质量投诉的管理；⑨中药饮片处方审核、调配、核对的管理；⑩药品有效期的管理；⑪不合格药品、药品销毁的管理；⑫环境卫生、人员健康的规定；⑬提供用药咨询、指导合理用药等药学服务的管理；⑭人员培训及考核的规定；⑮药品不良反应报告的规定；⑯计算机系统的管理；⑰药品追溯的规定。

（3）岗位职责　企业应当明确企业负责人、质量管理、采购、验收、营业员以及处方审核、调配等岗位的职责，设置库房的还应当包括储存、养护等岗位职责。

质量管理岗位、处方审核岗位的职责不得由其他岗位人员代为履行。

（4）操作规程和相关记录的建立与保存　药品零售操作规程应当包括：①药品采购、验收、销售；②处方审核、调配、核对；③中药饮片处方审核、调配、核对；④药品拆零销售；⑤特殊管理的药品和国家有专门管理要求的药品的销售；⑥营业场所药品陈列及检查；⑦营业场所冷藏药品的存放；⑧计算机系统的操作和管理；⑨设置库房的还应当包括储存和养护的操作规程。

企业应当建立药品采购、验收、销售、陈列检查、温湿度监测、不合格药品处理等相关记录，做到真实、完整、准确、有效和可追溯。记录及相关凭证应当至少保存5年。特殊管理的药品的记录及凭证按相关规定保存。

通过计算机系统记录数据时，相关岗位人员应当按照操作规程，通过授权及密码登录计算机系统，进行数据的录入，保证数据原始、真实、准确、安全和可追溯。电子记录数据应当以安全、可靠的方式定期备份。

4. 设施与设备

企业的营业场所应当与其药品经营范围、经营规模相适应，并与药品储存、办公、生活辅助及其他区域分开。

（1）经营场所设施设备　营业场所应当具有相应设施或者采取其他有效措施，避免药品受室外环境的影响，并做到宽敞、明亮、整洁、卫生。

营业场所应当有以下营业设备：①货架和柜台；②监测、调控温度的设备；③经营中药饮片的，有存放饮片和处方调配的设备；④经营冷藏药品的，有专用冷藏设备；⑤经营第二类精神药品、毒性中药品种和罂粟壳的，有符合安全规定的专用存放设备；⑥药品拆零销售所需的调配工具、包装用品。

（2）库房设施设备　企业设置库房的，应当做到库房内墙、顶光洁，地面平整，门窗结构严密；有可靠的安全防护、防盗等措施。储存中药饮片应当设立专用库房。经营特殊管理的药品应当有符合国家规定的储存设施。

药品零售企业的仓库应当有以下设施设备：①药品与地面之间有效隔离的设备；②避光、通风、防潮、防虫、防鼠等设备；③有效监测和调控温湿度的设备；④符合储存作业要求的照明设备；⑤验收专用场所；⑥不合格药品专用存放场所；⑦经营冷藏药品的，有与其经营品种及经营规模相适应的专用设备。

企业应当按照国家有关规定，对计量器具、温湿度监测设备等定期进行校准或者检定。

（3）计算机系统　企业应当建立能够符合经营和质量管理要求的计算机系统，并满足药品追溯的实施条件。

5. 采购与验收

（1）药品采购　药品零售企业采购药品参照批发企业的有关规定进行。

（2）收货与验收　药品到货时，收货人员应当按采购记录，对照供货单位的随货同行单（票）核实药品实物，做到票、账、货相符。

企业应当按规定的程序和要求对到货药品逐批进行验收，并按照本规范第八十条规定做好验收记录。验收抽取的样品应当具有代表性。

（3）冷藏药品验收　药品零售企业冷藏药品验收参照批发企业的有关规定进行。

（4）验收结果与处理　验收合格的药品应当及时入库或者上架，验收不合格的，不得入库或者上架，并报告质量管理人员处理。

6. 陈列与储存

（1）温湿度监控与卫生检查　企业应当对营业场所温度进行监测和调控，以使营业场所的温度符合常温要求。企业应当定期进行卫生检查，保持环境整洁。存放、陈列药品的设备应当保持清洁卫生，不得放置与销售活动无关的物品，并采取防虫、防鼠等措施，防止污染药品。

（2）药品陈列要求　药品的陈列应当符合以下要求：①按剂型、用途以及储存要求分类陈列，并设置醒目标志，类别标签字迹清晰、放置准确。②药品放置于货架（柜），摆放整齐有序，避免阳光直射。③处方药、非处方药分区陈列，并有处方药、非处方药专用标识。④处方药不得采用开架自选的方式陈列和销售。⑤外用药与其他药品分开摆放。⑥拆零销售的药品集中存放于拆零专柜或者专区。⑦第二类精神药品、毒性中药品种和罂粟壳不得陈列。⑧冷藏药品放置在冷藏设备中，按规定对温度进行监测和记录，并保证存放温度符合要求。⑨中药饮片柜斗谱的书写应当正名正字；装斗前应当复核，防止错斗、串斗；应当定期清斗，防止饮片生虫、发霉、变质；不同批号的饮片装斗前应当清斗并记录。⑩经营非药品应当设置专区，与药品区域明显隔离，并有醒目标志。

（3）药品定期检查　企业应当定期对陈列、存放的药品进行检查，重点检查拆零药品和易变质、近效期、摆放时间较长的药品以及中药饮片。发现有质量疑问的药品应当及时撤柜，停止销售，由质量管理人员确认和处理，并保留相关记录。

企业应当对药品的有效期进行跟踪管理，防止近效期药品售出后可能发生的过期使用。企业设置库房的，库房的药品储存与养护管理应当符合药品批发企业的相关规定。

7. 销售管理

（1）企业及其人员的资质公示　企业应当在营业场所的显著位置悬挂《药品经营许可证》、营业执照、执业药师注册证等。

营业人员应当佩戴有照片、姓名、岗位等内容的工作牌，是执业药师和药学技术人员的，工作牌还应当标明执业资格或者药学专业技术职称。在岗执业的执业药师应当挂牌明示。

（2）药品销售管理　销售药品应当符合以下要求：①处方经执业药师审核后方可调配；对处方所列药品不得擅自更改或者代用，对有配伍禁忌或者超剂量的处方，应当拒绝调配，但经处方医师更正或者重新签字确认的，可以调配；调配处方后经过核对方可销售。②处方审核、调配、核对人员应当在处方上签字或者盖章，并按照有关规定保存处方或者其复印件。③销售近效期药品应当向顾客告知有效期。④销售中药饮片做到计量准确，并告知煎服方法及注意事项；提供中药饮片代煎服务，应当符合国家有关规定。

企业销售药品应当开具销售凭证，内容包括药品名称、生产厂商、数量、价格、批号、规格等，并做好销售记录。药品在售出时，应当执行追溯体系的规定。

（3）药品拆零销售管理　药品拆零销售应当符合以下要求：①负责拆零销售的人员经过专门培训；②拆零的工作台及工具保持清洁、卫生，防止交叉污染；③做好拆零销售记录，内容包括拆零起始日期、药品的通用名称、规格、批号、生产厂商、有效期、销售数量、销售日期、分拆及复核人员等；④拆零销售应当使用洁净、卫生的包装，包装上注明药品名称、规格、数量、用法、用量、批号、有效期以及药店名称等内容；⑤提供药品说明书原件或者复印件；⑥拆零销售期间，保留原包装和说明书。

（4）药品销售宣传　药品广告宣传应当严格执行国家有关广告管理的规定。

（5）其他销售管理　销售特殊管理的药品和国家有专门管理要求的药品，应当严格执行国家有关规定。非本企业在职人员不得在营业场所内从事药品销售相关活动。

8. 售后管理

（1）药品退换　除药品质量原因外，药品一经售出，不得退换。

（2）投诉管理　企业应当在营业场所公布食品药品监督管理部门的监督电话，设置顾客意见簿，及时处理顾客对药品质量的投诉。

（3）药品追回与配合召回管理　企业发现已售出药品有严重质量问题，应当及时采取措施追回药品并做好记录，同时向药品监督管理部门报告。

企业应当协助药品生产企业履行召回义务，控制和收回存在安全隐患的药品，并建立药品召回记录。

（4）药品不良反应监测与报告　企业应当按照国家有关药品不良反应报告制度的规定，收集、报告药品不良反应信息。

（六）药品经营质量管理规范附录文件主要内容

根据监管要求，原国家食品药品监督管理总局发布了《冷藏、冷冻药品的储存与运输管理》《药品经营企业计算机系统》《温湿度自动监测》《药品收货与验收》和《验证管理》等五个药品GSP附录，作为正文的附加条款配套使用。药品GSP附录与正文条款具有同等效力。

药品 GSP 附录内容见本书 303 页二维码。

三、药品经营行为管理

药品上市许可持有人不仅仅是一个只需符合药品 GMP 的"药品生产企业"，其药品经营行为也应当严格执行药品 GSP。依照《药品管理法》的规定，药品上市许可持有人对药品经营活动承担总体责任，其他从事药品购进、销售、储存、运输等经营活动的企业和个人依法承担相应的责任。药品上市许可持有人、药品经营企业法定代表人和主要负责人对药品经营活动全面负责，并应当熟悉药品经营监管的法律法规。药品上市许可持有人、药品经营企业应当加强药品采购、销售人员的管理，对其进行法律法规和专业知识培训，并对其药品经营行为承担法律责任。

（一）药品上市许可持有人的经营行为管理

药品上市许可持有人是指取得药品注册证书的企业或药品研制机构等。药品上市许可持有人销售药品应当建立药品质量保证体系，落实药品经营全过程质量管理责任。药品存在质量问题或者其他安全隐患的，药品上市许可持有人应当立即停止销售，及时采取召回等风险控制措施，并督促药品经营企业和药品使用单位等予以配合。在中药饮片经营活动中，中药饮片生产企业履行药品上市许可持有人的相关义务。

1. 药品上市许可持有人药品销售行为

药品上市许可持有人可以自行销售其取得药品注册证书的药品，也可以委托药品经营企业销售。药品上市许可持有人自行批发药品时，无须申领取得药品经营许可证，但需具备药品 GSP 规定开办药品批发企业的条件（储存、运输药品设施设备除外），销售药品行为严格执行药品 GSP。药品上市许可持有人委托销售的，应当委托符合条件的药品经营企业。药品上市许可持有人应当与受托方签订委托协议，约定药品质量责任等内容，并对受托方进行监督。接受药品上市许可持有人委托销售的药品经营企业，其经营范围应当涵盖所受托经营的药品品种。受托药品经营企业不得再次委托销售。药品上市许可持有人开展委托销售活动前，应当向其所在地省（自治区、直辖市）药品监督管理部门报告。根据《国家药监局综合司国家国防科技工业局综合司关于做好放射性药品生产经营企业审批和监管工作的通知》（药监综药管〔2021〕73 号）的规定，药品上市许可持有人自行销售其取得药品注册证书的放射性药品，应当符合《放射性药品管理办法》第十三条规定的放射性药品经营企业具备的条件，但无须另行取得《放射性药品经营许可证》；委托销售的，受托方应当取得《放射性药品经营许可证》。

根据《国家药监局关于当前药品经营监督管理有关事宜的通告》（2020 年第 23 号）的规定，凡依据《关于药品上市许可持有人试点工作药品生产流通有关事宜的批复》（国药监函〔2018〕25 号）有关规定，在 2019 年 12 月 1 日前，药品上市许可持有人与受托药品生产企业已签订委托销售合同，在合同期间内受托药品生产企业可继续销售药品，合同到期后不得继续委托药品生产企业销售药品（原则上，药品上市许可持有人委托药品生产企业销售药品不得超过 2022 年 12 月 31 日）。2019 年 12 月 1 日后，药品上市许可人不得与受托药品生产企业签订委托销售合同，擅自签订合同委托受托药品生产企业销售的，责令限期整改；逾期不改的，依据《药品管理法》第一百一十五条处罚。

药品上市许可持有人应当严格审核药品购进单位资质，按照其药品生产范围、经营范围或诊疗范围向其销售药品。销售药品时，药品上市许可持有人向购进单位提供以下资料：①药品上市许可持有人证明文件和营业执照的复印件；②所销售药品批准证明文件和检验报告书的复印件；③派出销售人员授权书复印件；④标明供货单位名称、药品通用名称、上市许可持有人、生产企业、产品批号、产品规格、销售数量、销售价格、销售日期等内容的凭证；⑤代理境外药品上市许可持有人职能的进口代理商销售进口药品的，按照国家有关规定提供相关证明文件。上述资料均应当加盖本企业公章，通过网络核查、电子签章等方式确认的电子版具有同等效力。

药品上市许可持有人零售药品时，应当具备药品 GSP 规定开办药品零售企业的条件，并依法取得药品经营许可证，零售药品行为严格执行药品 GSP。

2. 禁止类行为

药品上市许可持有人从事药品经营活动应当遵循"诚实守信、依法经营"的原则，禁止以任何弄虚作假手段骗取药品经营资格。药品上市许可持有人不得为他人违法经营药品提供场所、资质证明文件、票据等条件；不得购进假劣原料药品（含假劣中药材、中药饮片）用于药品生产；不得生产销售假劣药品（包括以销售为目的的储存、运输、宣传展示等行为），或将非药品冒充药品进行宣传、销售；中药饮片生产企业不得以中药材及初加工产品冒充中药饮片销售，不得非法加工中药饮片；不得向无合法购药资质的单位或者个人销售药品，尤其是知道或者应当知道他人从事无证经营仍为其提供药品；不得委托非药品经营企业销售药品或委托不符合药品 GSP 的企业储存运输药品；不得虚构药品销售流向，篡改计算机系统、温湿度监测系统数据，隐瞒真实药品购销存记录、票据、凭证、数据等，致使药品购销存记录不完整、不真实，经营行为无法追溯；不得在证、票、账、货、款不能相互对应一致时销售药品；不得有药品未入库、设立账外账、药品未纳入企业质量体系管理、使用银行个人账户进行业务往来等情形；不得将麻醉药品、精神药品和含特殊药品复方制剂流入非法渠道，或者进行现金交易；不得在核准地址以外的场所，或委托不符合药品 GSP 条件的企业储存药品；不得违反规定对药品储存、运输及进行温湿度监测；不得未取得药品经营许可证擅自从事药品零售；不得以展销会、博览会、交易会、订货会、产品宣传会等方式现货销售药品或赠送药品；不得超出诊疗范围向医疗机构销售药品；不得不经药品零售连锁总部，直接向药品零售连锁企业门店销售药品；不得向药品零售企业销售禁止零售的药品；不得向非连锁药品零售企业销售第二类精神药品；不得销售药品不开具发票。

药品上市许可持有人可授权派出医药代表从事学术推广、技术咨询等活动，但不得要求其承担药品销售任务（包括价格谈判）。

疫苗上市许可持有人不得向除疾病预防控制机构外的其他任何单位或个人销售疫苗。

（二）药品批发的经营行为管理

药品批发企业是指依法持有药品经营许可证，从事将从药品上市许可持有人、药品批发企业处购进的药品，销售给药品上市许可持有人、药品生产企业、药品零售连锁总部、药品零售企业或药品使用单位等药品批发活动的专营或兼营企业。

1. 药品批发企业药品经营活动

药品批发企业购进药品，应当建立并执行进货检查验收制度，索取、查验、留存《药品经营质量管理规范》规定的供货企业及其授权委托销售人员有关证件资料、销售凭证（保存至超过药品有效期 1 年，且不得少于 5 年），在验明药品合格证明和其他标识等证明药品合法性材料后方可购进、销售；不符合规定的，不得购进和销售。

药品批发企业应当严格审核药品购货单位资质，按照其药品生产范围、经营范围或诊疗范围向其销售药品。销售药品时，药品批发企业向购进单位提供以下资料：药品上市许可持有人证明文件（或药品生产许可证、药品经营许可证）和营业执照的复印件；所销售药品批准证明文件和检验报告书的复印件；企业派出销售人员授权书复印件；标明供货单位名称、药品通用名称、上市许可持有人、生产企业、产品批号、产品规格、销售数量、销售价格、销售日期等内容的凭证；销售进口药品的，按照国家有关规定提供相关证明文件。上述资料均应当加盖本企业公章，通过网络核查、电子签章等方式确认的电子版具有同等效力。

药品批发企业从事购进、储存、运输、销售药品等药品经营活动应当持续符合药品 GSP 的要求。

2. 禁止类行为

药品批发企业在从事药品经营活动中，应当遵循"诚实守信、依法经营"的原则，禁止以任何弄虚作假手段骗取药品经营许可证，尤其是禁止采用聘用"挂证"执业药师骗取药品经营许可证的恶劣行径。药品批发企业不得违法回收或参与非法回收药品，销售回收药品；不得为他人违法经营药品提供场所、资质证明文件、票据等条件；不得接受药品上市许可持有人委托销售后，再次委托销售；不得从非药品上市许可持有人、药品批发企业等单位或个人处购进药品；不得向无合法购药资质的单位或者个人销售药品，尤其是知道或者应当知道他人从事无证经营仍为其提供药品；不得购进销售假劣药品（包括以销售为目的的储存、运输、宣传展示等行为），或将非药品冒充药品进行宣传、销售；不得以中药材及初加工产品冒充中药饮片销售，不得非法加工中药饮片；不得委托不符合药品GSP的企业储存运输药品；不得伪造药品采购来源，虚构药品销售流向，篡改计算机系统、温湿度监测系统数据，隐瞒真实药品购销存记录、票据、凭证、数据等，致使药品购销存记录不完整、不真实，经营行为无法追溯；不得在证、票、账、货、款不能相互对应一致时购销药品；不得有药品未入库、设立账外账、药品未纳入企业质量体系管理、使用银行个人账户进行业务往来等情形；不得将麻醉药品、精神药品和含特殊药品复方制剂流入非法渠道，或者进行现金交易；不得购进销售医疗机构配制的制剂；不得在核准地址以外的场所储存药品；不得违反规定对药品储存、运输及进行温湿度监测；不得擅自改变药品经营许可证许可事项、登记事项；不得以展销会、博览会、交易会、订货会、产品宣传会等方式现货销售药品或赠送药品；不得超出诊疗范围向医疗机构销售药品；不得不经药品零售连锁总部，直接向药品零售连锁企业门店销售药品；不得向药品零售企业销售禁止零售的药品；不得向非连锁药品零售企业销售第二类精神药品；不得销售药品不开具发票。

（三）药品零售连锁企业总部的经营行为管理

药品零售连锁企业，是指使用统一商号的若干零售门店，在同一药品零售连锁总部的管理下，采取统一采购、统一质量管理、统一配送、统一计算机系统、统一票据管理、统一药学服务标准，采购与销售分离，实行规模化管理的药品经营企业组织形式。药品零售连锁企业一般由总部、配送中心和若干零售门店构成。总部是药品零售连锁企业开展药品经营活动的管理核心，负责制定统一的质量管理制度并确保整个药品零售连锁企业执行到位，并对所属零售连锁门店的经营活动履行管理责任；配送中心是药品零售连锁企业的物流机构，承担将总部购进的药品配送至相关零售门店的职责；零售门店是药品零售连锁企业的基础，承担日常药品零售业务，并向个人消费者直接提供药学服务。

1. 药品零售连锁企业总部药品经营活动

药品零售连锁企业总部应当对所属零售门店建立统一的质量管理体系，在计算机系统、采购配送、票据管理、药学服务等方面统一管理。药品零售连锁企业总部的经营活动，应当执行药品批发企业管理的相关要求。

（1）统一采购　药品零售连锁企业总部负责对购进药品、供货单位及其销售人员的合法资质进行审核，并统一采购药品。

（2）统一质量管理　药品零售连锁企业总部负责设立与经营实际相适应的组织机构或岗位，明确规定其职责、权限及相互关系，制订质量管理体系文件，指导、监督文件的执行，开展质量策划、质量控制、质量保证、质量改进和质量风险管理等活动，并对门店的经营行为和质量管理负责。

（3）统一配送　门店应当通过计算机系统向总部提出要货计划，由总部统一进行配送；总部也可根据计算机系统中门店药品库存和销售情况，下达配货指令，直接向门店配送药品。配送过程应当符合药品GSP有关要求。

（4）统一计算机系统　药品零售连锁企业总部建立的计算机系统应当能够对其总部和门店实施统一管理。计算机系统除符合药品GSP及其附录的要求外，还应当符合以下要求：实现总部与门店间的信息传输、数据共享等功能，数据应当做到双向、实时、自动传输；不得支持门店自行采购药品的操作；不得支持门店自行解除由总部做出的质量控制和药品锁定指令；不支持门店间信息显示和业务往来。

药品零售连锁企业总部质量管理部门负责计算机系统操作权限的审核、控制及质量管理基础数据库的建设、维护及更新。基础数据库应当符合药品 GSP 及其附录规定的相关要求，还应当包括门店名称、门店验收人员、门店经营范围及品种等内容；基础数据与对应的门店及所配送药品的合法性、有效性相关联，与门店的经营范围及品种对应，由系统进行自动跟踪、识别与控制；门店使用的质量管理基础数据库应当由总部统一进行维护。

（5）统一票据管理　药品零售连锁企业总部应当统一门店销售凭证式样。门店销售药品时，应当通过计算机系统自动生成注明各门店名称的销售票据。

（6）统一药学服务标准　药品零售连锁企业总部应当制订并督促执行统一的药学服务标准，并负责统一培训和药学服务管理，各门店应当按照标准开展药学服务。

2. 禁止类行为

药品零售连锁企业在从事药品经营活动中，应当遵循"诚实守信、依法经营"的原则，禁止以任何弄虚作假手段骗取药品经营许可证，尤其是禁止采用聘用"挂证"执业药师骗取药品经营许可证的恶劣行径。药品零售连锁企业不得违法回收或参与非法回收药品，销售回收药品；不得以"远程审方"等方式替代国家对执业药师的配备要求；不得为他人违法经营药品提供场所、资质证明文件、票据等条件；不得从非药品上市许可持有人、药品批发企业等单位或个人处购进药品；不得向无合法购药资质的单位或者个人销售药品，尤其是知道或者应当知道他人从事无证经营仍为其提供药品；不得购进销售假劣药品（包括以销售为目的的储存、运输、宣传展示等行为），或将非药品冒充药品进行宣传、销售；不得以中药材及初加工产品冒充中药饮片销售，非法加工中药饮片；不得委托不符合药品 GSP 的企业储存运输药品；不得伪造药品采购来源、虚构药品销售流向，篡改计算机系统、温湿度监测系统数据，隐瞒真实药品购销存记录、票据、凭证、数据等，致使药品购销存记录不完整、不真实，经营行为无法追溯；不得在证、票、账、货、款不能相互对应一致时购进药品；不得有药品未入库，设立账外账，药品未纳入企业质量体系管理，使用银行个人账户进行业务往来等情形；不得将第二类精神药品和含特殊药品复方制剂流入非法渠道，或者采用现金采购；不得购进销售医疗机构配制的制剂；不得在核准地址以外的场所储存药品；不得违反规定对药品储存、运输及进行温湿度监测；不得擅自改变药品经营许可证许可事项、登记事项；不得以展销会、博览会、交易会、订货会、产品宣传会等方式现货销售药品或赠送药品；总部应当确保连锁门店各岗位人员有效执行总部下发的质量管理体系文件，不得从本药品零售连锁企业总部外的其他任何渠道获取药品；未经本药品零售连锁企业总部批准，门店之间不得擅自调剂药品；药品零售连锁企业总部、配送中心不得向本连锁企业门店外的其他单位提供药品；不得直接向个人销售药品。

（四）药品零售的经营行为管理

药品零售企业是指依法持有药品经营许可证，从事将从药品上市许可持有人、药品批发企业处购进的药品，直接销售给个人消费者的专营或兼营企业。药品零售企业开展药品经营活动应当持续符合药品 GSP 的要求。

1. 药品购销要求

药品零售企业应当从合法渠道购进药品，购进药品时应当索取供货单位销售发票，做到票、账、货、款一致方可购进。药品零售企业销售药品时，应当开具标明药品通用名称、上市许可持有人、生产企业产品批号、产品规格、销售数量、销售价格、销售日期等内容的凭证。药品零售企业零售药品应当准确无误，正确说明用法、用量和注意事项，并遵守国家处方药与非处方药分类管理制度。

2. 药学技术人员配备要求

经营处方药、甲类非处方药的药品零售企业应当按照规定配备执业药师或者其他依法经过资格认定的药学技术人员，负责药品管理、处方审核和调配、指导合理用药以及不良反应信息收集与报告等工作。药品零售企业营业时间内，执业药师或者其他依法经过资格认定的药学技术人员应当在职在岗；未经执业药师审核处方，不得销售处方药。

3. 药学服务要求

药品零售企业应当按照药品 GSP 的要求，以促进人体健康为中心，开展药学服务活动，实现服务的规范化、科学化、人性化，以满足个人消费者合理用药需求。

（1）药学服务人员向个人消费者提供用药咨询、处方审核、调配、核对、用药指导、药品不良反应信息收集、跟踪随访等药学服务，向个人消费者提供安全、有效、经济、合理的药品。

（2）药品零售企业应当按照国家有关规定，配备执业药师或其他药学技术人员，从事药学服务活动。药学服务人员数量应当与企业经营范围、经营规模、药学服务需求相适应。

（3）药品零售企业应当设置专门的药学服务区，并有明显标识。药学服务环境应当明亮、整洁、卫生，并有利于保护患者隐私。

（4）可以配置必要的药学服务设施设备，为个人消费者提供健康便民服务，可通过专用电话、互联网等方式为个人消费者提供用药咨询、售后投诉等药学服务。

（5）企业负责人是药学服务质量的主要责任人，应当负责为药学服务人员提供必要的条件，保证药学服务人员有效履行职责，满足个人消费者合理用药需求；企业质量管理人员应当负责指导并监督药学服务工作，保证药学服务质量能够满足个人消费者需求；药学服务人员应当接受相关法律法规、药品知识、药学服务管理制度、服务流程、服务标准、服务承诺、服务技能等内容的岗前培训，并每年接受继续培训，确保能正确理解并履行药学服务职责。

（6）药学服务人员应当身体健康，服务用语文明礼貌，并遵守以下要求：诚实守信，具有良好的职业伦理道德；尊重个人消费者隐私，对个人消费者个人资料和信息保密；不向个人消费者推荐或诱导其购买与其表述病症无关的药品；不诱导个人消费者购买超出治疗需求数量的药品；不进行不科学的宣传、虚假宣传、夸大宣传，欺骗误导个人消费者；不故意对可能出现的用药风险做不恰当的表述或虚假承诺；对于病因不明或用药后可能掩盖病情、延误治疗或加重病情的，应当向个人消费者提出寻求医师诊断、治疗的建议；其他法律法规禁止的情形。

（7）药学服务人员应当为个人消费者提供个性化用药指导服务，充分告知个人消费者药品的适应症或功能主治、用法用量、不良反应、禁忌、注意事项、有效期、贮藏要求等信息，帮助个人消费者正确选择、使用药品。不得将非药品以药品名义向个人消费者介绍和推荐；根据药品说明书，结合个人消费者表述的疾病症状、用药过敏史等情况，可向个人消费者合理推荐非处方药；对近效期药品，应当提醒个人消费者使用期限；对光、温度敏感的药品，应当提醒个人消费者贮藏要求；其他应当提供的用药指导服务。

（8）销售特殊管理的药品和国家有专门管理要求的药品时，药学服务人员应当严格执行国家有关规定，防止药品被套购、滥用和致使药害事件发生。销售第二类精神药品时，药学服务人员应当确认个人消费者为成年人，不确定时可查验个人消费者身份证信息，不得向未成年人销售第二类精神药品；销售含特殊药品复方制剂时，药学服务人员应当按规定数量销售，登记个人消费者身份证信息。发现超过正常医疗需求，大量、多次购买的情况，应当立即向所在地药品监督管理部门报告；销售含兴奋剂类药品时，药学服务人员应当核实药品说明书和标签中"运动员慎用"标注情况，并告知个人消费者"运动员慎用"。

（9）销售中药饮片时，执业药师（中药学）或中药学药学技术人员应当审核处方药物相反、相畏、禁忌、剂量等内容，做到调配正确、计量准确，使用洁净、卫生的包装，并告知个人消费者煎煮器具要求，指导个人消费者中药饮片的先煎、后下、烊化等煎服方法；销售毒性中药品种时，药学服务人员应当做到计量准确，不得超出规定的剂量。

（10）用药对象为儿童、老人、孕妇、哺乳期妇女、过敏体质、肝肾功能不全和慢性疾病患者等人群的，药学服务人员应当进行重点关注，防止用药意外发生。必要时，对个人消费者用药情况进行跟踪随访，提供后续药学服务，指导个人消费者健康生活。

（11）药品零售企业应当在营业场所内开展合理用药、安全用药的科普宣传，向个人消费者提供疾病科普宣传、健康常识、用药常识、疾病预防和保健知识，引导个人消费者科学、合理使用药品。

（12）药品零售企业应当安排专职或兼职人员收集、传递药学服务信息，定期对药学服务开展情况进行分析、交流和评价，查找药学服务存在的不足，制订有效的纠正预防措施，持续改进药学服务质量和管理水平，自觉维护个人消费者的合法权益。

（13）鼓励药品零售企业在驻店药学服务人员开展"面对面"药学服务基础上，通过网络或计算机智能辅助系统向个人消费者提供优质的药学服务。

4. 禁止类行为

药品零售企业（含药品零售连锁企业门店）在从事药品经营活动中，应当遵循"诚实守信、依法经营"的原则，禁止以任何弄虚作假手段骗取药品经营许可证，尤其是禁止采用聘用"挂证"执业药师骗取药品经营许可证的恶劣行径。药品零售企业不得违法回收或参与非法回收药品，销售回收药品；不得以"远程审方"等方式替代国家对执业药师的配备要求；不得从非法渠道购进药品，药品零售连锁企业门店不得从本药品零售连锁企业总部外的其他任何渠道获取药品；不得购进销售医疗机构制剂；不得购进销售假劣药品（包括以销售为目的的储存陈列、运输、宣传展示等行为），或将非药品冒充药品进行宣传、销售；不得以中药材及初加工产品冒充中药饮片销售，不得非法加工中药饮片；不得销售处方中未注明"生用"的毒性中药品种；不得单味零售罂粟壳；不得出租、出借柜台等为他人非法经营提供便利；不得销售国家明令禁止零售的药品；非定点药品零售企业不得销售第二类精神药品；不得违反规定销售含特殊药品复方制剂（超经营方式、超数量、超频次等），导致流入非法渠道；不得销售米非司酮（含仅用于紧急避孕或用于治疗子宫肌瘤的米非司酮制剂）等具有终止妊娠作用的药品；不得未经许可擅自改变药品经营许可证许可事项、登记事项；不得向除个人消费者以外的其他单位销售药品；不得购进药品不索取发票（含应税劳务清单）及随货同行单，或虽索取发票等票据，但相关信息（单位、品名、规格、批号、金额、付款流向等）与实际不符；不得违反药品的贮藏要求储存、陈列药品；不得违反国家处方药与非处方药分类管理有关规定销售药品；不得以买药品赠药品等方式向个人消费者销售处方药或甲类非处方药；非本企业在职人员不得在营业场所内从事药学服务活动；不得采取任何手段，诱导个人消费者超出治疗需求购买药品。

药品零售企业应当严格按照国家有关广告管理的规定进行药品广告宣传，不得在营业场所擅自发布未经批准、与批准内容不一致或以非药品冒充药品的违法广告，不得发布虚假广告，不得进行虚假宣传。企业开展过期失效药品回收服务的，应当做到专册登记、专柜存放，防止丢失和误用，对回收药品按照不合格药品定期进行处理和记录，禁止转交个人处理。出现突发公共卫生事件或者其他严重威胁公众健康的紧急事件时，药品零售企业应当严格遵守各级人民政府的应急处置规定，按要求采取下架商品、暂停销售等措施。

（五）涉药储运行为的管理

根据《药品经营质量管理规范》的规定，药品流通过程中，凡涉及药品储存、运输的行为应当符合药品GSP的有关要求。药品上市许可持有人、药品生产企业、药品经营企业委托储存运输药品的，应当委托符合药品GSP的企业实施药品储存运输活动，并对受托方的质量保证能力和风险控制能力进行评估，将受托方的储存运输行为纳入己方的质量管理体系，与其签订委托协议，约定双方药品质量责任、委托储存运输操作规程等内容，并对受托方进行监督，确保受托储存运输药品持续符合药品GSP的相关要求。

1. 涉药储存、运输的资质条件要求

接受委托储存、运输药品的企业应当符合药品GSP中药品批发企业储存运输有关条款要求，并具备以下条件：物流操作设施设备符合药品现代物流要求；符合资质的人员，建立相应的药品质量管理体系文件，包括收货、验收、入库、储存、养护、出库、运输等操作规程；与委托方实现数据对接可互操作的计算机系统，对药品储存、运输信息进行记录并可追溯，为委托方药品追溯制度的实施、药品召回或追回提供支持；符合药品现代物流条件及与经营规模相适应的药品储存场所和运输等设施设备，保证药品储存、运输质量安全。

2. 涉药储存、运输的义务

接受委托储存、运输药品的企业应当按照药品 GSP 的要求开展药品储存、运输活动，按照委托协议履行义务，并且承担相应的法律责任和合同责任。受托方发现药品存在重大质量问题的，应当立即向委托方和所在地省（自治区、直辖市）药品监督管理部门报告，并主动采取风险控制措施。受托方发现委托方存在违法违规行为的，应当立即向所在地省（自治区、直辖市）药品监督管理部门报告，并主动采取风险控制措施。

3. 违法违规储存、运输药品的法律责任

接受委托储存、运输药品的企业应当熟悉《药品管理法》、药品 GSP 等药品流通监管法律法规、技术规范。接受委托储存、运输药品的企业知道或应当知道承运承储的产品系假劣药品或"未取得药品批准证明文件生产、进口的药品""使用采取欺骗手段取得的药品批准证明文件生产、进口药品""使用未经审评审批的原料药生产药品""应当检验而未经检验即销售药品""国家药品监督管理局禁止使用的药品"，依然为委托方提供储存、运输服务等便利条件的，没收全部储存、运输收入，并处违法收入 1 倍以上 5 倍以下的罚款；情节严重的，并处违法收入 5 倍以上 15 倍以下的罚款；违法收入不足 5 万元的，按 5 万元计算。接受委托储存、运输药品的企业不得违反规定擅自开展受托储存、运输涉及药品的产品推广、销售活动（包括代收销售货款等行为）。

4. 涉及疫苗储存、运输的特别规定

根据《疫苗储存和运输管理规范》（2017 年版）的规定，疫苗生产企业（疫苗上市许可持有人）、疫苗输送企业、疫苗仓储企业的疫苗储存、运输管理应当遵守药品 GSP 的要求。同时，接受疫苗委托储存、运输的企业不得再次委托储存、运输疫苗；不得将疫苗与非药品混库储存或混车、混箱运输；与其他药品混库储存或混车、混箱运输时，应当采取有效措施，防止交叉污染与发生混淆。

（六）药品经营监管与监督检查

1. 药品经营监督管理职责

各级药品监督管理部门实施药品经营监督管理的职责划分如下。

（1）国家药品监督管理局负责制定药品 GSP 及其现场检查指导原则，指导全国药品经营监督管理工作。

（2）省（自治区、直辖市）药品监督管理部门依据《药品管理法》、药品 GSP 及其现场检查指导原则制定检查细则，承担本行政区域内药品批发企业、药品零售连锁经营企业总部、药品网络交易第三方平台的监督管理以及药品上市许可持有人（包括中药饮片生产企业）批发（包括委托销售）、网络药品批发的监督管理工作，并负责指导市、县的药品经营监督管理工作。

（3）设区的市级、县（区）级人民政府承担药品监督管理职责的部门（以下简称市县级药品监督管理部门）依职责负责本行政区域内药品零售（包括药品上市许可持有人零售和药品网络零售）的监督管理工作。

2. 药品经营监督检查

（1）药品经营监督检查分类与方式　药品经营监督检查包括许可检查、常规检查、有因检查和其他检查；按照药品监督检查相关规定，可采取飞行检查（不预先告知的检查）、延伸检查、联合检查以及出具协调调查函请相关同级药品监督管理部门协助调查、取证等方式。

（2）药品经营监督检查计划　药品监督管理部门应当根据风险研判和评估情况，制定年度监督检查计划并开展监督检查。检查计划包括检查范围、内容、方式、重点、要求、时限、承担检查的机构等。年度检查计划应当报上级负责药品监督管理的部门备案。上一年度新开办的药品经营企业应当纳入本年度的监督检查计划，对其实施药品 GSP 情况进行检查。

（3）药品经营监督检查频次　药品监督管理部门实施药品经营监督检查频次应当依相关企业经营或涉及药品质量管理的风险确定。对药品上市许可持有人、药品经营企业实施药品 GSP 情况在一个许可周期内至少监督检查1次；对经营特殊管理的药品的药品上市许可持有人药品经营企业，承担疫苗储存运输的企业以及屡次违反药品经营监管法律法规或技术规范的企业等，还应当加大对其实施药品GSP情况检查频次，其中对麻醉药品、第一类精神药品和药品类易制毒化学品的上市许可持有人每3个月检查不少于1次，对麻醉药品和第一类精神药品全国性（区域性）批发企业以及药品类易制毒化学品原料药批发企业每6个月检查不少于1次，从事医疗用毒性药品经营活动的企业每年检查不少于1次。

（4）监管跨区域实施　对于药品上市许可持有人、药品经营企业跨省委托销售、储存、运输的，由委托方所在地省（自治区、直辖市）药品监督管理部门负责监督管理，受托方所在地省（自治区、直辖市）药品监督管理部门予以配合。委托方、受托方所在地省（自治区、直辖市）药品监督管理部门应当加强信息沟通，及时将报告管理和监督检查情况通报对方。

（5）检查结果处置　在监督检查过程中发现质量可疑的药品，药品监督管理部门应当根据药品监督抽样检验管理规定实施现场抽样。药品经营监督检查依据药品GSP现场检查指导原则的检查项目缺陷设定确定药品经营活动存在的风险等级。根据监督检查情况，有证据证明可能存在药品安全隐患的，药品监督管理部门应当依法采取发布告诫信、启动责任约谈、责令限期整改、责令暂停药品销售和使用、责令召回或者追回等风险防控措施；有证据证明企业存在严重违反药品GSP的行为，药品监督管理部门应当对涉事企业依法立案、从严查处；有证据证明构成犯罪的，依法追究涉事企业和有关人员的刑事责任。

（6）任何单位和个人不得以任何理由逃避、拒绝药品监督管理部门实施药品经营监督检查。

四、网络药品经营管理

药品网络经营，是指通过网络（含移动互联网等网络）从事药品经营相关活动的行为。通过网络销售的药品，应当依法取得药品注册证书（未实施审批管理的中药饮片除外）。药品网络销售的主体，应当是取得互联网药品信息服务资格证书的药品上市许可持有人、药品经营企业。药品网络经营相关行为符合药品GSP有关要求。

为了规范药品网络销售和药品网络交易平台服务活动，保障公众用药安全，根据《中华人民共和国药品管理法》（以下简称《药品管理法》）等法律、行政法规，制定《药品网络销售监督管理办法》，在中华人民共和国境内从事药品网络销售、提供药品网络交易平台服务及其监督管理，应当遵守本办法，保障药品质量安全。

（一）网络药品交易服务的类型

1. 企业对企业模式，　Business to Business（B-to-B）

药品上市许可持有人、药品批发企业利用自建网站（含移动应用程序等，下同），通过网络采购药品或将药品销售给其他药品上市许可持有人、药品生产企业、药品经营企业和药品使用单位，以及药品零售企业、医疗机构通过网络向药品上市许可持有人、药品批发企业采购药品的网络药品交易服务模式。

2. 企业对个人消费者模式，　Business-to-Customer（B-to-C）

药品零售企业通过自建网站，向个人消费者销售药品及提供相关药学服务，并按照药品GSP要求配送至个人消费者的网络药品交易服务模式。

3. 药品网络交易第三方平台模式

药品网络交易第三方平台提供者通过网络系统，为在药品网络交易活动中的购销双方提供网络药品交易服务的模式。

4. 线上与线下联动模式，　Online to Off-line（O-to-O）

（1）"网订店取"，个人消费者通过网络下单购买药品，赴就近的药品零售企业经营场所获取药品和相关药学服务。

（2）"网订店送"，个人消费者通过网络下单购买药品，由药品零售企业的执业药师或其他药学技术人员按照药品GSP配送药品的要求，将购买的药品送递至个人消费者，并当面向其提供相关药学服务。

国家鼓励药品零售企业向个人消费者提供"网订店取""网订店送"模式的网络药品交易服务。

（二）监督管理

国家药品监督管理局主管全国药品网络销售的监督管理工作。

省级药品监督管理部门负责本行政区域内药品网络销售的监督管理工作，负责监督管理药品网络交易第三方平台以及药品上市许可持有人、药品批发企业通过网络销售药品的活动。

设区的市级、县级承担药品监督管理职责的部门（以下称药品监督管理部门）负责本行政区域内药品网络销售的监督管理工作，负责监督管理药品零售企业通过网络销售药品的活动。

（三）网络销售药品的条件

（1）药品网络销售者应当是取得互联网药品信息服务资格证书的药品上市许可持有人、药品经营企业。中药饮片生产企业销售其生产的中药饮片，应当履行药品上市许可持有人相关义务。

药品网络销售企业应当按照经过批准的经营方式和经营范围经营。药品网络销售企业为药品上市许可持有人的，仅能销售其取得药品注册证书的药品。未取得药品零售资质的，不得向个人销售药品。

疫苗、血液制品、麻醉药品、精神药品、医疗用毒性药品、放射性药品、药品类易制毒化学品等国家实行特殊管理的药品不得在网络上销售，具体目录由国家药品监督管理局组织制定。

药品网络零售企业不得违反规定以买药品赠药品、买商品赠药品等方式向个人赠送处方药、甲类非处方药。

通过网络向个人销售处方药的，应当确保处方来源真实、可靠，并实行实名制。药品网络零售企业应当与电子处方提供单位签订协议，并严格按照有关规定进行处方审核调配，对已经使用的电子处方进行标记，避免处方重复使用。第三方平台承接电子处方的，应当对电子处方提供单位的情况进行核实，并签订协议。药品网络零售企业接收的处方为纸质处方影印版本的，应当采取有效措施避免处方重复使用。

（2）药品网络销售者除符合国家药品监督管理以及网络交易管理的法律、法规、规章要求外，还应当具备下列条件：①有企业管理实际需要的应用软件、网络安全措施和相关数据库，能够满足业务开展要求。②药品网络销售企业应当建立并实施药品质量安全管理、风险控制、药品追溯、储存配送管理、不良反应报告、投诉举报处理等制度。③有保障药品质量与安全的配送管理制度。④药品网络零售企业还应当建立在线药学服务制度，由依法经过资格认定的药师或者其他药学技术人员开展处方审核调配、指导合理用药等工作。依法经过资格认定的药师或者其他药学技术人员数量应当与经营规模相适应。⑤药品网络销售企业应当向药品监督管理部门报告企业名称、网站名称、应用程序名称、IP地址、域名、药品生产许可证或者药品经营许可证等信息。信息发生变化的，应当在10个工作日内报告。药品网络销售企业为药品上市许可持有人或者药品批发企业的，应当向所在地省级药品监督管理部门报告。药品网络销售企业为药品零售企业的，应当向所在地市县级药品监督管理部门报告。⑥依法持有《互联网药品信息服务资格证书》。

（3）药品网络销售企业展示的药品相关信息应当真实、准确、合法。

药品网络销售者应当在网站首页或者经营活动的主页面醒目位置清晰展示相关资质证明文件、备案凭证和企业联系方式，并将展示的证书信息链接至国家药品监督管理局网站对应的数据查询页面。证书发生变更的，应当及时更新网站展示信息。销售对象为个人消费者的，还应当展示《执业药师注册证》。

从事处方药销售的药品网络零售企业，应当在每个药品展示页面下突出显示"处方药须凭处方在药师指导下购买和使用"等风险警示信息。处方药销售前，应当向消费者充分告知相关风险警示信息，并经消费者确认知情。

药品网络零售企业应当将处方药与非处方药区分展示，并在相关网页上显著标示处方药、非处方药。

药品网络零售企业在处方药销售主页面、首页面不得直接公开展示处方药包装、标签等信息。通过处方审核前，不得展示说明书等信息，不得提供处方药购买的相关服务。

（四）药品网络交易第三方平台的资格、义务、备案

1. 主体资格

药品网络交易服务平台提供者，是指领取营业执照并提供药品网络交易平台服务的企业法人。药品网络交易第三方平台提供者除符合国家药品监督管理以及网络交易管理的法律、法规、规章要求外，还应当具备下列条件：①具备企业法人资格，有企业管理实际需要的应用软件、网络安全措施和相关数据库，能够满足业务开展要求。②第三方平台应当建立药品质量安全管理机构，配备药学技术人员承担药品质量安全管理工作，建立并实施药品质量安全、药品信息展示、处方审核、处方药实名购买、药品配送、交易记录保存、不良反应报告、投诉举报处理等管理制度。③建立的药品网络交易服务平台具有网上查询、生成订单、网上支付、配送管理等交易服务功能。④具有交易和咨询记录保存、投诉管理和争议解决制度、药品不良反应（事件）信息收集制度。⑤为向个人消费者售药提供交易服务的平台还应当具备在线药学服务、消费者评价等功能。

2. 义务

（1）药品网络交易第三方平台提供者应当依法对申请入驻经营的药品上市许可持有人、药品经营企业的资质等进行审核，对药品网络销售企业建立登记档案，至少每六个月核验更新一次，确保入驻的药品网络销售企业符合法定要求。第三方平台应当加强检查，对入驻平台的药品网络销售企业的药品信息展示、处方审核、药品销售和配送等行为进行管理，督促其严格履行法定义务。第三方平台应当与药品网络销售企业签订协议，明确双方药品质量安全责任。如发现进入平台经营的药品上市许可持有人、药品经营企业有违反《药品管理法》等药品经营管理法规文件规定的行为，药品网络交易第三方平台提供者应当及时制止并立即报告所在地县级药品监督管理部门；发现严重违法行为的，应当立即停止为其提供网络交易平台服务。

（2）第三方平台应当在其网站首页或者从事药品经营活动的主页面显著位置，持续公示营业执照、相关行政许可和备案、联系方式、投诉举报方式等信息或者上述信息的链接标识。平台展示药品信息参照（三）网络销售药品的条件中要求。

第三方平台应当保存药品展示、交易记录与投诉举报等信息。保存期限不少于5年，且不少于药品有效期满后1年。第三方平台应当确保有关资料、信息和数据的真实、完整，并为入驻的药品网络销售企业自行保存数据提供便利。

第三方平台发现下列严重违法行为的，应当立即停止提供网络交易平台服务，停止展示药品相关信息：①不具备资质销售药品的；②违反《药品网络销售监督管理办法》第八条规定销售国家实行特殊管理的药品的；③超过药品经营许可范围销售药品的；④因违法行为被药品监督管理部门责令停止销售、吊销药品批准证明文件或者吊销药品经营许可证、药品注册证的。

（3）出现突发公共卫生事件或者其他严重威胁公众健康的紧急事件时，第三方平台、药品网络销售企业应当遵守国家有关应急处置规定，依法采取相应的控制和处置措施。药品上市许可持有人依法召回药品的，第三方平台、药品网络销售企业应当积极予以配合。

药品监督管理部门开展监督检查、案件查办、事件处置等工作时，第三方平台应当予以配合。药品监督管理部门发现药品网络销售企业存在违法行为，依法要求第三方平台采取措施制止的，第三方平台应当及时履行相关义务。

药品监督管理部门依照法律、行政法规要求提供有关平台内销售者、销售记录、药学服务以及追溯等信息的，第三方平台应当及时予以提供。鼓励第三方平台与药品监督管理部门建立开放

数据接口等形式的自动化信息报送机制。

3. 备案

第三方平台应当将企业名称、法定代表人、统一社会信用代码、网站名称以及域名等信息向平台所在地省级药品监督管理部门备案。省级药品监督管理部门应当将平台备案信息公示。

（五）网售药品的配送要求

药品网络零售企业应当对药品配送的质量与安全负责。配送药品，应当根据药品数量、运输距离、运输时间、温湿度要求等情况，选择适宜的运输工具和设施设备，配送的药品应当放置在独立空间并明显标识，确保符合要求、全程可追溯。

药品网络零售企业委托配送的，应当对受托企业的质量管理体系进行审核，与受托企业签订质量协议，约定药品质量责任、操作规程等内容，并对受托方进行监督。药品网络零售的具体配送要求由国家药品监督管理局另行制定。

（六）网售药品的销售

向个人销售药品的，应当按照规定出具销售凭证。销售凭证可以电子形式出具，药品最小销售单元的销售记录应当清晰留存，确保可追溯。

药品网络销售企业应当完整保存供货企业资质文件、电子交易等记录。销售处方药的药品网络零售企业还应当保存处方、在线药学服务等记录。相关记录保存期限不少于5年，且不少于药品有效期满后1年。

药品网络销售企业对存在质量问题或者安全隐患的药品，应当依法采取相应的风险控制措施，并及时在网站首页或者经营活动主页面公开相应信息。

（七）监督检查

（1）. 药品监督管理部门应当依照法律、法规、规章等规定，按照职责分工对第三方平台和药品网络销售企业实施监督检查。

（2）. 药品监督管理部门对第三方平台和药品网络销售企业进行检查时，可以依法采取下列措施：①进入药品网络销售和网络平台服务有关场所实施现场检查；②对网络销售的药品进行抽样检验；③询问有关人员，了解药品网络销售活动相关情况；④依法查阅、复制交易数据、合同、票据、账簿以及其他相关资料；⑤对有证据证明可能危害人体健康的药品及其有关材料，依法采取查封、扣押措施。

必要时，药品监督管理部门可以对为药品研制、生产、经营、使用提供产品或者服务的单位和个人进行延伸检查。

（3）对第三方平台、药品上市许可持有人、药品批发企业通过网络销售药品违法行为的查处，由省级药品监督管理部门负责。对药品网络零售企业违法行为的查处，由市县级药品监督管理部门负责。

（4）药品网络销售违法行为由违法行为发生地的药品监督管理部门负责查处。因药品网络销售活动引发药品安全事件或者有证据证明可能危害人体健康的，也可以由违法行为结果地的药品监督管理部门负责。

（5）药品监督管理部门应当加强药品网络销售监测工作。省级药品监督管理部门建立的药品网络销售监测平台，应当与国家药品网络销售监测平台实现数据对接。

药品监督管理部门对监测发现的违法行为，应当依法按照职责进行调查处置。

药品监督管理部门对网络销售违法行为的技术监测记录资料，可以依法作为实施行政处罚或者采取行政措施的电子数据证据。

（6）对有证据证明可能存在安全隐患的，药品监督管理部门应当根据监督检查情况，对药品网络销售企业或者第三方平台等采取告诫、约谈、限期整改以及暂停生产、销售、使用、进口等措施，并及时公布检查处理结果。

（7）药品监督管理部门应当对药品网络销售企业或者第三方平台提供的个人信息和商业秘密严格保密，不得泄露、出售或者非法向他人提供。

五、药品经营法律责任

（1）未取得药品经营许可证销售药品的，责令关闭，没收违法销售的药品和违法所得，并处违法销售的药品（包括已售出和未售出的药品，下同）货值金额十五倍以上三十倍以下的罚款；货值金额不足十万元的，按十万元计算。

（2）销售假药的，没收违法销售的药品和违法所得，责令停业整顿，吊销药品批准证明文件，并处违法销售的药品货值金额十五倍以上三十倍以下的罚款；货值金额不足十万元的，按十万元计算；情节严重的，吊销药品经营许可证，十年内不受理其相应申请；药品上市许可持有人为境外企业的，十年内禁止其药品进口。

（3）销售劣药的，没收违法销售的药品和违法所得，并处违法销售的药品货值金额十倍以上二十倍以下的罚款；违法批发的药品货值金额不足十万元的，按十万元计算，违法零售的药品货值金额不足一万元的，按一万元计算；情节严重的，责令停业整顿直至吊销药品批准证明文件。

销售的中药饮片不符合药品标准，尚不影响安全性、有效性的，责令限期改正，给予警告；可以处十万元以上五十万元以下的罚款。

（4）销售假药或者销售劣药且情节严重的，对法定代表人、主要负责人、直接负责的主管人员和其他责任人员，没收违法行为发生期间自本单位所获收入，并处所获收入百分之三十以上三倍以下的罚款，终身禁止从事药品经营活动，并可以由公安机关处五日以上十五日以下的拘留。

（5）知道或者应当知道属于假药、劣药或者《药品管理法》第一百二十四条第一款第一项至第五项规定的药品，而为其提供储存、运输等便利条件的，没收全部储存、运输收入，并处违法收入一倍以上五倍以下的罚款；情节严重的，并处违法收入五倍以上十五倍以下的罚款；违法收入不足五万元的，按五万元计算。

（6）伪造、变造、出租、出借、非法买卖许可证或者药品批准证明文件的，没收违法所得，并处违法所得一倍以上五倍以下的罚款；情节严重的，并处违法所得五倍以上十五倍以下的罚款，吊销药品经营许可证或者药品批准证明文件，对法定代表人、主要负责人、直接负责的主管人员和其他责任人员，处二万元以上二十万元以下的罚款，十年内禁止从事药品经营活动，并可以由公安机关处五日以上十五日以下的拘留；违法所得不足十万元的，按十万元计算。

（7）提供虚假的证明、数据、资料、样品或者采取其他手段骗取药品经营许可，撤销相关许可，十年内不受理其相应申请，并处五十万元以上五百万元以下的罚款；情节严重的，对法定代表人、主要负责人、直接负责的主管人员和其他责任人员，处二万元以上二十万元以下的罚款，十年内禁止从事药品经营活动，并可以由公安机关处五日以上十五日以下的拘留。

违反本法规定，有下列行为的，没收违法进口、销售的药品和责令停产停业整顿，并处违法生产、进口、销售的药品货值金额十五倍以上三十倍以下的罚款；货值金额不足十万元的，按十万元计算；情节严重的，吊销药品批准证明文件直至吊销药品经营许可证，对法定代表人、主要负责人、直接负责的主管人员和其他责任人员，没收违法行为发生期间自本单位所获收入，并处所获收入百分之三十以上三倍以下的罚款，十年直至终身禁止从事药品经营活动，并可以由公安机关处五日以上十五日以下的拘留：

① 未取得药品批准证明文件进口药品；

② 使用采取欺骗手段取得的药品批准证明文件进口药品；

③ 应当检验而未经检验即销售药品；

④ 销售国务院药品监督管理部门禁止使用的药品。

违反本法规定，有下列行为的，没收违法销售的药品，责令停产停业整顿，并处五十万元以上五百万元以下的罚款；情节严重的，吊销药品批准证明文件、药品经营许可证，对法定代表人、主要负责人、直接负责的主管人员和其他责任人员处二万元以上二十万元以下的罚款，十年直至终身禁止从事药品经营活动：

① 未经批准开展药物临床试验；

② 使用未经审评的直接接触药品的包装材料或者容器生产药品，或者销售该类药品；

③ 使用未经核准的标签、说明书。

（8）除本法另有规定的情形外，药品经营企业未遵守药品经营质量管理规范，责令限期改正，给予警告；逾期不改正的，处十万元以上五十万元以下的罚款；情节严重的，处五十万元以上二百万元以下的罚款，责令停业整顿直至吊销药品批准证明文件、药品经营许可证，对法定代表人、主要负责人、直接负责的主管人员和其他责任人员，没收违法行为发生期间自本单位所获收入，并处所获收入百分之十以上百分之五十以下的罚款，十年直至终身禁止从事药品经营等活动。

（9）违反本法规定，药品经营企业未从药品上市许可持有人或者具有药品生产、经营资格的企业购进药品的，责令改正，没收违法购进的药品和违法所得，并处违法购进药品货值金额两倍以上十倍以下的罚款；情节严重的，并处货值金额十倍以上三十倍以下的罚款，吊销药品批准证明文件、药品经营许可证；货值金额不足五万元的，按五万元计算。

（10）违反本法规定，药品经营企业购销药品未按照规定进行记录，零售药品未正确说明用法、用量等事项，或者未按照规定调配处方的，责令改正，给予警告；情节严重的，吊销药品经营许可证。

（11）违反本法规定，药品网络交易第三方平台提供者未履行资质审核、报告、停止提供网络交易平台服务等义务的，责令改正，没收违法所得，并处二十万元以上二百万元以下的罚款；情节严重的，责令停业整顿，并处二百万元以上五百万元以下的罚款。

（12）药品经营企业未按照规定报告疑似药品不良反应的，责令限期改正，给予警告；逾期不改正的，责令停产停业整顿，并处五万元以上五十万元以下的罚款。

（13）药品上市许可持有人在省、自治区、直辖市人民政府药品监督管理部门责令其召回后，拒不召回的，处应召回药品货值金额五倍以上十倍以下的罚款；货值金额不足十万元的，按十万元计算；情节严重的，吊销药品批准证明文件、药品经营许可证，对法定代表人、主要负责人、直接负责的主管人员和其他责任人员，处两万元以上二十万元以下的罚款。药品经营企业拒不配合召回的，处十万元以上五十万元以下的罚款。

（14）有下列行为之一的，在本法规定的处罚幅度内从重处罚：

① 以麻醉药品、精神药品、医疗用毒性药品、放射性药品、药品类易制毒化学品冒充其他药品，或者以其他药品冒充上述药品；

② 销售以孕产妇、儿童为主要使用对象的假药、劣药；

③ 销售的生物制品属于假药、劣药；

④ 销售假药、劣药，造成人身伤害后果；

⑤ 销售假药、劣药，经处理后再犯；

⑥ 拒绝、逃避监督检查，伪造、销毁、隐匿有关证据材料，或者擅自动用查封、扣押物品。

（15）药品经营企业违反本法规定聘用人员的，由药品监督管理部门或者卫生健康主管部门责令解聘，处五万元以上二十万元以下的罚款。

（16）药品经营企业在药品购销中给予、收受回扣或者其他不正当利益的，药品经营企业或者代理人给予使用其药品的医疗机构的负责人、药品采购人员、医师、药师等有关人员财物或者其他不正当利益的，由市场监督管理部门没收违法所得，并处三十万元以上三百万元以下的罚款；情节严重的，吊销药品经营企业营业执照，并由药品监督管理部门吊销药品批准证明文件、药品生产许可证、药品经营许可证。

药品经营企业在经营中向国家工作人员行贿的，对法定代表人、主要负责人、直接负责的主管人员和其他责任人员终身禁止从事药品经营活动。

（17）药品经营企业的负责人、采购人员等有关人员在药品购销中收受其他药品上市许可持有人、药品生产企业、药品经营企业或者代理人给予的财物或者其他不正当利益的，没收违法所得，依法给予处罚；情节严重的，五年内禁止从事药品生产经营活动。

（18）药品监督管理部门或者其设置、指定的药品专业技术机构参与药品经营活动的，由其上级主管机关责令改正，没收违法收入；情节严重的，对直接负责的主管人员和其他直接责任人员依法给予处分。

药品监督管理部门或者其设置、指定的药品专业技术机构的工作人员参与药品经营活动的，依法给予处分。

【能力训练】

能力训练一　药品批发企业《药品经营许可证》核发

（一）材料准备或背景资料

王某是药学专业的毕业生，经历新冠疫情后，深刻体会到药品物流配送行业对抗击疫情、保护人民健康的重要意义，决定在河北省注册一家药品批发经营企业，需要怎样申请办理《药品经营许可证》呢？列出操作步骤和申请材料一览表。

（二）操作步骤或操作要求

序号	步骤	操作要求
1	向河北省药品监督管理局提出药品批发企业的《药品经营许可证》的申请	网页搜索"河北省药品监督管理局"，打开网址并点击政务服务选项。点击政务服务后，在依申请类事项中，找到"药品批发企业许可"并点击
2	准备申请材料	在药品批发企业许可下，点击"《药品经营许可》（批发）核发"选项，点击"办事指南"，了解办理流程及需准备的资料，准备资料申请报批
3	填写申请材料一览表	申请材料一览表参见二维码

（三）注意事项或常见问题

1. 本次以河北省药品监督管理局为例，其他药品监督管理局办理方式类同。
2. 能够开展药品批发企业《药品经营许可证》（批发）换发、注销、登记事项变更、许可事项变更等其他类型业务申请。
3. 知法守法，在办事事项中，要认真严谨，决不可弄虚作假，保证药品质量高于一切。
4. 团队合作准备申报材料。

药品经营许可申请材料

（四）评价标准

序号	操作步骤	分值	得分
1	打开河北省药品监督管理网站，找到政务服务选项	30	
2	找到《药品经营许可证》（批发）核发，能按照办事指南准备材料	50	
3	能准确列出申请材料一览表	20	
合计		100	

能力训练二　首营企业审核

（一）材料准备或背景资料

湖南瑞祥制药有限公司是一家药品生产企业，2021年10月，第一次向晨阳医药有限公司供应药品（硬胶囊剂）。晨阳医药的采购员需要按照GSP要求，让供应商销售人员提供首营企业资料（扫描二维码），并交给质量部进行审核、建档。

首营企业资料

（二）操作步骤或操作要求

序号	步骤	操作说明
1	审核资料完整性	1. 从给定的所有资料中找出正确的首营企业资料（含销售人员），将资料编号写在答题纸上。 2. 将缺少的首营企业资料名称写在答题纸上
2	审核资料合格性	将有问题的资料编号写在答题纸上。将错误原因写在答题纸上

（三）注意事项或常见问题

1. 药品经营企业应把质量放在选择药品和供应单位条件的首位，应从具备合法资质的药品生产企业或药品批发企业采购药品，不得向其他任何单位或个人采购药品。

2. 注意所有资料上加盖的供货单位公章必须是原印章，不能是复印件，并且印章必须与备案印章样式一致。

3. 团队合作。查找首营企业审核内容，了解检查要求。

4. 认真严谨。首营企业审核是把控药品质量的关键程序，稍有不慎就会使假劣药乘虚而入，危害人民健康。严格按照规范的要求，逐个、逐项检查所有资料的真伪性和有效性。

（四）评价标准

序号	试题	分值	得分
1	找出正确的首营企业资料	25	
2	写出缺少首营资料企业名称	25	
3	写出问题资料编号	25	
4	写出错误资料的错误原因	25	
合计		100	

能力训练三　首营品种审核

(一) 材料准备或背景资料

2021年10月，根据市场需求，晨阳医药有限公司决定从山东新通医药有限公司采购枸橼酸西地那非片（鲁康制药有限公司，规格：100mg*2片/板/盒）。这个产品为公司首次经营的产品，为首营品种。晨阳医药的采购员需要按照GSP要求，让供应商销售人员提供首营品种资料（扫二维码），并交给质量部进行审核、建档。

备注：枸橼酸西地那非片（100mg*5片/板/盒）于2020年8月首次通过注册，发给药品注册证书。2021年3月，公司增加了2片/板的包装规格。

首营品种资料

(二) 操作步骤或操作要求

序号	步骤	操作说明
1	审核资料完整性	1. 从给定的所有资料中找出正确的首营品种资料（含销售人员），将资料编号写在答题纸上。 2. 将缺少的首营品种资料名称写在答题纸上
2	审核资料合格性	将有问题的资料编号写在答题纸上。将错误原因写在答题纸上

(三) 注意事项或常见问题

1. 遵纪守法。能按照相应法律法规的规定分析问题，解决问题。
2. 团队协作。能与小组成员分工合作，完成首营品种审核活动实训任务。

(四) 评价标准

序号	试题	分值	得分
1	找出正确的首营品种资料	40	
2	写出缺少首营品种资料名称	20	
3	写出问题资料编号	20	
4	写出错误资料的错误原因	20	
合计		100	

能力训练四　药品的收货与储存

（一）材料准备或背景资料

今天，仓库到货一个使用保温箱运输的冷藏药品，规定运输时限为不超过 2 个小时。请你按照冷藏药品的收货要求，对运输工具和运输状况进行检查。

另外，收货区还有一批已经完成收货检查的药品（扫描二维码），需要按照药品特性和贮存条件，将药品转移到待验区，然后默认经验收人员验收检查已合格，再将药品转移到合格品区适当库位，正确摆放。

收货验收

物料准备单（准备数量：3）。

1. 打印温度条（绿底白字），贴在冷藏箱上的温度显示屏处。
   尺寸：长 4cm×宽 2cm

7.2℃

2. 《冷链药品交接单》

诺康医药有限公司冷链药品交接单

客户名称：晨阳医药有限公司　　　单据编号：2948455　　　第 1 联：共 1 联
业务员：李慧欣　　　　　　　　　单据类型：销售

序号	品名/规格/生产厂商	单位	数量	产品批号	有效期至	备注
1	双歧杆菌乳杆菌三联活菌片/0.5g/内蒙古双奇药业股份有限公司	盒	5	210405	2023.04.11	冷链

温控措施：保温箱（✓）、冷藏车（　）、冷藏箱（　）
启运时间：2021 年 07 月 15 日 8:30　　　启运温度：3.8℃
发货人：/　　车辆车牌号：/　　配送员：/
到货时间：　年　月　日　　　到货温度：　　　收货人：

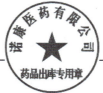

3. 运输过程温度记录单

采集时间	温度/℃	相对湿度/%
2021-07-15 08:45	3.8	44.5
2021-07-15 08:50	3.8	44.8
2021-07-15 08:55	3.9	45.7
2021-07-15 09:00	4.0	46.0
2021-07-15 09:05	4.1	46.3
2021-07-15 09:10	4.3	46.8
2021-07-15 09:15	4.5	47.5
2021-07-15 09:20	4.6	48.1
2021-07-15 09:25	4.8	48.6
2021-07-15 09:30	5.0	49.1
2021-07-15 09:35	5.3	49.7
2021-07-15 09:40	5.5	50.3
2021-07-15 09:45	5.8	51.6
2021-07-15 09:50	6.0	52.4

2021-07-15 09:55	6.2	53.8
2021-07-15 10:00	6.4	54.2
2021-07-15 10:05	6.5	54.9
2021-07-15 10:10	6.6	55.3
2021-07-15 10:15	6.7	56.0
2021-07-15 10:20	6.8	56.5

（二）操作步骤或操作要求

序号	步骤	操作说明
1	检查运输工具	请对运输工具进行检查,将结论写在答题纸上。若有问题,请写明原因;若无问题,则填"无"
2	检查运输过程温度、到货温度	请对运输过程温度、到货温度进行检查,将检查结论写在答题纸上。若有问题,请写明原因;若无问题,则填"无"
3	检查《冷链药品交接单》与实货、采购订单是否相符	请对《冷链药品交接单》、实货、采购订单进行检查,将检查结论写在答题纸上。若有问题,请写明原因,并写出处理措施
4	药品收货	请将收货区已收货合格的药品根据其贮存要求,放置于不同待验区,操作结束后,举手示意,请考评员检视
5	药品验收	请将验收合格的药品入库,放置于合适的库位上,操作结束后,举手示意,请考评员检视
6	填写《药品入库通知单》	填写《药品入库通知单》（"/"处不用填写）

（三）注意事项或常见问题

1. 核对过程要细致、认真,随货同行单据、采购订单、实货三者信息必须一致。

2. 随货同行单样式、出库专用章要与留存印章印模一致,确保合法性。

3. 随货同行单为药品流通过程中的原始记录凭证,有异常情况在随货同行单上做标注、签字。

4. 核对无误药品按照其特性放置相应待验库（区）。

5. 到货温度应记录具体的温度。

6. 必须仔细、全面地检查在途温度记录,与冷链交接单和保温箱状态进行核对,三者信息必须一致。

（四）评价标准

	评分要素	内容
1	运输工具检查(10分)	检查结论:
		问题原因:
2	《运输过程温度记录》检查(10分)	检查结论:
		问题原因:
3	《冷链药品交接单》、实货、采购订单检查(10分)	检查结论:
		问题原因:
	问题处置措施(20分)	

续表

	评分要素	内容
4	将收货合格的药品移入合适待验区（20分）	
5	将验收合格的药品移入合适库位（20分）	
6	填写药品入库通知单（10分）	

药品入库通知单

药品名称	规格	剂型	批准文号	生产企业	仓库名称	货位号	生产日期	批号	有效期至	单位	数量
奥拉西坦胶囊	/	/	/	/		/	/	/	/	盒	
佐匹克隆片	/	/	/	/		/	/	/	/	盒	
利妥昔单抗注射液	/	/	/	/		/	/	/	/	盒	
红霉素软膏	/	/	/	/		/	/	/	/	盒	
元胡止痛片	/	/	/	/		/	/	/	/	盒	

入库日期：＿＿＿＿＿＿＿＿＿＿＿

能力训练五　药品经营行为判断分析

（一）材料准备或背景资料

小明因扁桃体发炎去某零售连锁药店购买药品，营业员根据小明的症状为小明开具处方药阿莫西林片，营业员直接将药品开票（柜台上挂有"执业药师不在岗"标识），小明付钱后购到了药品。

1. 分析背景资料，药店营业员的做法是否正确？
2. 如何追究法律责任？

（二）操作步骤或操作要求

序号	步骤	操作说明
1	判断营业员操作是否正确	能对照药品零售经营行为管理要求中有关药学服务要求，指出营业员只能"根据药品说明书，结合个人消费者表述的疾病症状、用药过敏史等情况，可向个人消费者合理推荐非处方药"。"不得违反国家处方药与非处方药分类管理有关规定销售药品"
2	分析问题原因	能列出企业负责人、企业质量管理负责人、药学服务人员在药品零售经营行为管理要求中的职责
3	追究法律责任	能按照《药品管理法》第一百三十条作出法律责任预判：违反本法规定，药品经营企业购销药品未按照规定进行记录，零售药品未正确说明用法、用量等事项，或者未按照规定调配处方的，责令改正，给予警告；情节严重的，吊销药品经营许可证

（三）注意事项或常见问题

1. 加强对药品零售经营行为管理要求的学习，严格按照要求规定从事药品经营活动。
2. 诚实守信，为患者按照药品销售流程销售药品，引导行业内部形成学先进、当先进的良好风尚，促进执业药师队伍健康发展。

（四）评价标准

序号	评分项目	分值	得分
1	判断营业员操作是否正确	20	
2	分析问题原因	30	
3	追究法律责任	50	
合计		100	

能力训练六 网络药品经营管理

（一）材料准备或背景资料

要求学生网上查阅两个药品经营企业信息，根据企业具体网站结构和药品信息，判断药品经营企业类型，找出判断药品经营企业合法的证明，列出开设网上药品经营企业的步骤和资料。

（二）操作步骤或操作要求

序号	步骤	操作说明
1	寻找药品经营企业合法的证明	能在网站首页或者经营活动的主页面醒目位置清晰找出相关资质证明文件、备案凭证和企业联系方式，并将展示的证书信息链接至国家药品监督管理局网站对应的数据查询页面。证书发生变更的，应及时更新网站展示信息。销售对象为个人消费者的，还应当展示《执业药师注册证》
2	判断两个药品经营企业的类型	是企业对企业模式，还是企业对个人消费者模式或者药品网络交易第三方平台，说明理由
3	列出开设网络药品经营企业的流程和资料	能登录省（市、县）级药品监督管理局官网，进入"政务服务"，选择"其他行政权力"中的"药品、医疗器械互联网信息服务备案"，按照"办事指南"列出申请资料一览表

（三）注意事项或常见问题

1. 遵纪守法。按照国家法规开设网络经营企业。
2. 诚实守信。开设网络经营企业流程要清楚，准备材料要真实准确。

（四）评价标准

序号	评价内容	分值	得分
1	药品经营企业合法的证明	20	
2	两个药品经营企业的类型	30	
3	开设网络经营企业的流程和资料	50	
合计		100	

能力训练七　药品经营法律责任

（一）材料准备或背景资料

2022年3月7日，西青区市场监管综合行政执法支队出动2名执法人员到天津市西青区某药品销售有限公司进行现场检查，对法定代表人进行现场问询，制作现场询问笔录，并进行现场取证工作。经查，该公司成立于2021年11月18日，自2022年1月7日开始从事药品零售经营活动。在此期间未办理药品经营许可证，未安装使用药品进销管理系统。当事人无证经营的药品来源有两类：一类为天津市西青区某大药房注销后的剩余药品；另一类为当事人从河北省唐山等药品批发公司购进。2021年11月25日至案发时，当事人共购进药品2688盒（瓶），销售2381盒（瓶），剩余307盒（瓶）。2021年11月25日之前剩余药品832盒（瓶），故现场共扣押药品1139盒（瓶）。当事人违法经营药品货值金额61350元，违法所得37914元。本案证据链清晰完整，当事人对违法事实、执法人员现场检查及取证固证情况均无异议。

1. 分析某药品销售公司违反哪些条款。
2. 根据《药品管理法》分析应如何对某药品销售公司进行处罚。

（二）操作步骤或操作要求

序号	步骤	操作说明
1	写出违法内容	能列出未办理药品经营许可证、药品经营活动不符合GSP规定（如药品经营设施、设备不符合规定，药品购进违反规定）等
2	写出处罚措施	能说明处罚依据：《中华人民共和国药品管理法》第一百一十五条"未取得药品生产许可证、药品经营许可证或者医疗机构制剂许可证生产、销售药品的，责令关闭，没收违法生产、销售的药品和违法所得，并处违法生产、销售的药品（包括已售出和未售出的药品，下同）货值金额十五倍以上三十倍以下的罚款；货值金额不足十万元的，按十万元计算"。 能作出处罚预判：责令当事人改正上述违法行为，并处罚如下：1. 没收违法销售的药品1139盒（瓶）；2. 没收违法所得37917元；3. 至少罚款1500000元

（三）注意事项或常见问题

1. 药品作为治病救人的特殊商品，与患者的生命安全息息相关。患者使用假冒伪劣药品，不仅达不到治病救人的目的，反而会产生药源性疾病，掩盖病症，贻误治疗，导致病情恶化，甚至危及生命健康。

2. 本案中，市场监管部门聚焦药品领域安全，严肃查处未取得药品经营许可证经营药品的违法行为，依法惩戒非法经营者，起到了强大的震慑作用，达到了规范药品市场秩序、维护广大人民群众生活健康安全的目的。

（四）评价标准

序号	评价内容	分值	得分
1	写出违法内容	50	
2	写出处罚措施	50	
合计		100	

【课后练习】

一、单项选择题

1. 销售药品时，药品上市许可持有人向购进单位提供以下资料正确的是（　　）。

A. 药品上市许可持有人证明文件和营业执照的复印件

B. 销售药品批准证明文件和检验报告书的复印件

C. 派出销售人员授权书复印件

D. 标明供货单位名称、药品通用名称上市许可持有人、生产企业、产品批号、产品规格、销售数量、销售价格、销售日期等内容的凭证

E. 以上都对

【试题答案】E

2. 药品批发企业销售凭证保存至超过药品有效期的（　　）年。

A. 1　　　　　　B. 2　　　　　　C. 3　　　　　　D. 4　　　　　　E. 5

【试题答案】A

3. 关于药品批发企业的质量负责人说法对的是（　　）。

A. 大学本科以上学历

B. 执业药师资格

C. 3 年以上药品经营质量管理工作经历

D. 具备正确的判断力和保障实施的能力

E. 以上都对

【试题答案】E

4. 药品储存的相对湿度是（　　）。

A. 35％～75％　　　　　　　　　　B. 30％～70％

C. 25％～65％　　　　　　　　　　D. 20％～75％

E. 15％～65％

【试题答案】A

5. 待确定的药品的色标是（　　）。

A. 红色　　　　　B. 黑色　　　　　C. 绿色　　　　　D. 黄色　　　　　E. 白色

【试题答案】D

6. 药品批发企业获取《药品经营许可证》的机构（　　）。

A. 国家药品监督管理局　　　　　　B. 省级药品监督管理局

C. 市级药品监督管理局　　　　　　D. 县级药品监督管理局

E. 区级药品监督管理局

【试题答案】B

7. 《药品经营许可证》的有效期是（　　）年。

A. 4　　　　　　B. 5　　　　　　C. 6　　　　　　D. 8　　　　　　E. 10

【试题答案】B

8. 企业对企业的模式是（　　）。

A. B-to-A　　　　　　　　　　　　B. B-to-B

C. B-to-C　　　　　　　　　　　　D. C-to-A

E. 以上都对

【试题答案】B

9. 网络销售药品的条件是取得（　　）。

任务一　经营药品　　169

A. 药品经营许可证　　　　　　　　B. GSP 证书

C. 互联网药品信息服务资格证书　　D. GMP

E. GCP

【试题答案】C

10. 销售假药的处罚是（　　　）。

A. 没收违法销售的药品和违法所得，责令停业整顿

B. 吊销药品批准证明文件

C. 并处违法销售的药品货值金额十五倍以上三十倍以下的罚款

D. 情节严重的，吊销药品经营许可证

E. 以上都对

【试题答案】E

11. 提供虚假的证明、数据、资料、样品或者采取其他手段骗取药品经营许可，撤销相关许可，十年内不受理其相应申请，并处（　　　）以下的罚款。

A. 十万元以上一百万元　　　　　　B. 二十万元以上五百万元

C. 五十万元以上二百万元　　　　　D. 十万元以上五百万元

E. 五十万元以上五百万元

【试题答案】E

二、多项选择题

1. 下列关于药品堆码说法对的是（　　　）。

A. 按批号堆码，不同批号的药品不得混垛

B. 垛间距不小于 5 厘米

C. 与库房内墙、顶、温度调控设备及管道等设施间距不小于 30 厘米

D. 与地面间距不小于 10 厘米

E. 药品与非药品、外用药与其他药品分开存放

【试题答案】ABCDE

2. 收货员收货时应核对（　　　）。

A. 药品到货时，收货人员应当核实运输方式是否符合要求

B. 随货同行单（票）应当包括供货单位、生产厂商、药品的通用名称、剂型、规格、批号、数量、收货单位、收货地址、发货日期等内容

C. 收货人员对符合收货要求的药品，应当按品种特性要求放于相应待验区域

D. 冷藏、冷冻药品到货时，应当检查其运输方式及运输过程的温度记录

E. 冷藏、冷冻药品应当在冷库内待验

【试题答案】ABCDE

3. 属于《药品经营许可证》登记事项变更的是（　　　）。

A. 企业名称　　　　　　　　　　　B. 统一社会信用代码

C. 法定代表人　　　　　　　　　　D. 主要负责人

E. 经营地址

【试题答案】ABCD

4. 下列关于销售劣药的说法正确的是（　　　）。

A. 没收违法销售的药品和违法所得

B. 并处违法销售的药品货值金额十倍以上二十倍以下的罚款

C. 违法零售的药品货值金额不足一万元的，按一万元计算

D. 情节严重的，责令停业整顿直至吊销药品批准证明文件和药品经营许可证

E. 并处违法销售的药品货值金额三倍以上五倍以下的罚款

【试题答案】ABCD

170　　项目四　药品经营与分类管理

任务二　药品分类管理

【基本知识】

一、处方药与非处方药分类管理

药品分类管理是根据药品安全有效、使用方便的原则，依其品种、规格、适应症、剂量及给药途径不同，对药品分别按照处方药与非处方药进行管理。1999年6月，《处方药与非处方药分类管理办法（试行）》颁布，并于2000年1月1日起正式实施，标志着我国药品分类管理制度的初步建立。我国实行药品分类管理，一方面是加强处方药的销售控制，防止消费者因自我行为不当导致药物滥用并危及健康；另一方面，通过规范非处方药的管理，引导消费者科学、合理地进行自我药疗，保证公众用药安全有效、方便及时。

（一）非处方药的管理

1. 非处方药的定义

非处方药是指由国务院药品监督管理部门公布的，不需要凭执业医师和执业助理医师处方，消费者可以自行判断、购买和使用的药品。根据药品的安全性，又将非处方药分为甲、乙两类，乙类非处方药更安全。

2. 非处方药的管理要求

（1）包装　非处方药的包装必须印有国家指定的非处方药专有标识，以便消费者识别和执法人员监督检查；包装必须符合质量要求，方便储存、运输和使用；每个销售基本单元包装必须附有标签和说明书。

（2）标签和说明书　非处方药的标签和说明书是指导患者正确判断适应症、安全用药的重要文件，必须经国家药品监督管理部门批准，用语应科学、简明，便于消费者自行判断、选择和使用。

（3）警示语或忠告语　非处方药标签以及说明书或者包装上必须印有警示语或忠告语：请仔细阅读药品使用说明书并按说明使用或在药师指导下购买和使用！

（4）专有标识管理　非处方药专有标识是用于已列入《国家非处方药目录》，并通过药品监督管理部门审核登记的非处方药药品标签、使用说明书、内包装、外包装的专有标识，也可用作经营非处方药药品的企业指南性标志。我国非处方药专有标识图案为椭圆形背景下的OTC（over the counter）3个英文字母的组合，这也是国际上对非处方药的习惯称谓。

非处方药专有标识图案分为红色和绿色，红色专有标识用于甲类非处方药药品，绿色专有标识用于乙类非处方药药品和用作指南性标志。

使用非处方药专有标识时，药品的使用说明书和大包装可以单色印刷，标签和其他包装必须按照国家药品监督管理局公布的色标要求印刷。单色印刷时，非处方药专有标识下方必须标示"甲类"或"乙类"字样。

非处方药专有标识应与药品标签、使用说明书、内包装、外包装一体化印刷，其大小可根据实际需要设定，但必须醒目、清晰，并按照国家药品监督管理局公布的坐标比例使用。非处方药药品标签、使用说明书和每个销售基本单元包装印有中文药品通用名称（商品名称）的一面（侧），其右上角是非处方药专有标识的固定位置。

（二）处方药的管理

1. 处方药的定义
处方药是指凭执业医师和执业助理医师处方方可购买、调配和使用的药品。

2. 处方药的管理要求
对于进入流通领域的处方药而言，生产企业应将相应警示语或忠告语醒目地印制在药品包装或说明书上："凭医师处方销售、购买和使用！"。

二、非处方药遴选与转换

（一）非处方药遴选原则

为了配合药品分类管理制度的推行，我国于 1999 开始对非处方药进行遴选并公布非处方药目录。非处方药根据以下原则遴选。

（1）应用安全　长期临床使用证实安全性大；无潜在毒性，不易引起蓄积中毒，中药中的重金属限量不超过国内或国外公认标准；基本无不良反应；不引起依赖性，无"三致"作用；医疗用毒性药品、麻醉药品以及精神药品原则上不能作为非处方药，但个别麻醉药品与少数精神药品可作为"限复方制剂活性成分"使用；组方合理，无不良相互作用，比如中成药组方中无"十八反""十九畏"等。

（2）疗效确切　药物作用针对性强，功能主治明确；不需要经常调整剂量；连续使用不引起耐药性。

（3）质量稳定　质量可控、性质稳定。

（4）使用方便　不用经过特殊检查和试验即可使用；以口服和外用的常用剂型为主。

（二）国家非处方药目录

国家药品监督管理部门于 1999 年 6 月发布《关于公布第一批国家非处方药（西药、中成药）目录的通知》（国药管安〔1999〕198 号）。西药非处方药划分为 23 类；中成药非处方药根据 38 种病证归属为 7 个治疗科，即内科、外科、骨伤科、妇科、儿科、皮肤科、五官科。第一批国家非处方药共有 325 个品种，其中：西药 165 个，中成药 160 个，每个品种含有不同剂型，尚未区分甲类乙类。随着药品分类管理工作的进一步开展，国家药品监督管理部门陆续公布非处方药目录，从 2001 年公布的第二批非处方药目录开始区分甲类、乙类非处方药品种，目前我国总共公布了六批 4326 个非处方药品种。

（三）处方药与非处方药的转换评价

1. 处方药转换为非处方药
（1）申请范围　除以下规定情况外，申请单位均可对其生产或代理的品种提出处方药转换评价为非处方药的申请：①监测期内的药品；②用于急救和其他患者不宜自我治疗疾病的药品；③消费者不便自我使用的药物剂型；④用药期间需要专业人员进行医学监护和指导的药品；⑤需要在特殊条件下保存的药品；⑥作用于全身的抗菌药、激素（避孕药除外）；⑦含毒性中药材，且不能证明其安全性的药品；⑧原料药、药用辅料、中药材、饮片；⑨国家规定的医疗用毒性药品、麻醉药品、精神药品和放射性药品，以及其他特殊管理的药品；其他不符合非处方药要求的药品。

（2）安全性及有效性评价　非处方药的安全性评价包括三方面的内容：一是指作为处方药品时的安全性；二是当药品成为非处方药后广泛使用时出现滥用、误用情况下的安全性；三是当处于消费者进行自我诊断、自我药疗情况下的药品安全性。

（3）申请程序及处理　药品生产企业提出处方药转换为非处方药的申请或建议，相关资料直接报送国家局药品评价中心。国家局药品评价中心依据相关技术原则和要求组织开展技术评价，通过技术评价并拟予转换的品种，将在药品评价中心网站进行为期 1 个月的公示。国家局根据药品评价中心技术评价意见，审核公布转换为非处方药的药品名单及非处方药说明书范本。药品生产企业应参照国家局公布的非处方药说明书范本，规范非处方药说明书和标签，并及时向所在地省级药品监督管理部门提出补充申请，经核准后使用。

（4）乙类非处方药的确定　乙类非处方药应是用于常见轻微疾病和症状，以及日常营养补充等的非处方药药品。

以下情况下不应作为乙类非处方药：①儿童用药（有儿童用法用量的均包括在内，维生素、矿物质类除外）；②化学药品含抗菌药物、激素等成分的；③中成药含毒性药材（包括大毒和有毒）和重金属的口服制剂、含大毒药材的外用制剂；④严重不良反应发生率达万分之一以上；⑤中成药组方中包括无国家或省级药品标准药材的（药食同源的除外）；⑥中西药复方制剂；⑦辅助用药。

2. 非处方药转换为处方药

国家药品监督管理部门应当开展对已批准为非处方药品种的监测和评价工作，对存在安全隐患或不适宜按非处方药管理的品种及时转换为处方药，按处方药管理。省级药品监督管理部门要及时收集并汇总对非处方药品种的意见，特别是药品安全性的情况，及时向国家药品监督管理局药品安全监管司反馈。药品生产、经营、使用、监管单位认为其生产、经营、使用、管理的非处方药存在安全隐患或不适宜按非处方药管理，可填写《非处方药转换为处方药意见表》，或向所在地省级药品监督管理部门提出转换的申请或意见。

三、处方药与非处方药经营管理

（一）生产、批发企业销售

1. 销售资质及要求

处方药、非处方药的生产销售、批发销售业务必须由具有《药品生产许可证》《药品经营许可证》的药品生产、批发企业经营。药品生产、批发企业应当按规定向零售企业和医疗机构销售处方药、非处方药，不得直接向病患者推荐、销售处方药。

2. 警示语或忠告语

生产企业应在进入流通领域的处方药和非处方药的包装或说明书上醒目地印刷相应的警示语或忠告语。

3. 特殊管理药品的购销

在特殊管理的药品购销方面，根据《食品药品监管总局办公厅关于进一步加强含麻醉药品和曲马多口服复方制剂购销管理的通知》（食药监办药化监〔2014〕111 号），药品生产和批发企业要对含麻醉药品和曲马多口服复方制剂严格执行药品电子监管码赋码和出入库"见码必扫"操作，确保正确核注核销，及时处理系统预警信息。要加强对下游企业销售的管理，电子监管预警信息提示收货企业核注信息有误的必须立即暂停供货、进行调查，发现销售数量和流向等情况异常应及时向当地药品监管部门报告。

根据《国家食品药品监督管理局、公安部、卫生部关于加强含麻黄碱类复方制剂管理有关事宜的通知》（国食药监办〔2012〕260 号），含麻黄碱类复方制剂生产企业应当切实加强销售管理，严格管控产品销售渠道，确保所生产的药品在药用渠道流通。凡发现多次流失或流失数量较大的含麻黄碱类复方制剂，其生产企业所在地省级药品监管部门应消减其生产企业相关品种的麻黄碱类原料药购用审批量，削减幅度原则上不少于上一年度审批量的 50%。

（二）药店零售

1. 药店零售资质及要求

零售药店必须具有《药品经营许可证》，且配备驻店执业药师或药师以上的药学技术人员。

《药品经营许可证》和执业药师证书应悬挂在醒目、易见的地方，执业药师佩戴标明其姓名、技术职称等内容的胸卡。

零售药店中的处方药与非处方药应当分柜摆放，不得采用有奖销售、附赠药品或礼品销售等销售方式。经营处方药和甲类非处方药的药品零售企业，执业药师或者其他依法经资格认定的药学技术人员不在岗时，应当挂牌告知，并停止销售处方药和甲类非处方药。

零售药店的药品经营范围广泛，但有九大类药品零售药店不得销售，十大类药品在零售药店必须凭处方销售。零售药店不得经营的九大类药品：麻醉药品、放射性药品、一类精神药品、终止妊娠药品、蛋白同化制剂、肽类激素（胰岛素除外）、药品类易制毒化学品、疫苗以及我国法律法规规定的其他药品零售企业不得经营的药品。对已明确药品零售企业不得经营的药品，地方各级药品监督管理部门要加强监督检查。对违规经营的，按《药品管理法》《药品管理法实施条例》等有关法律法规的规定进行处理。

2. 零售药店销售处方药的管理

零售药店的处方药必须凭执业医师或执业助理医师处方销售、购买和使用，不得采用开架自选销售的方式。

执业药师或药师必须对医师处方进行审核、签字后依据处方正确调配、销售药品。对处方不得擅自更改或代用。对有配伍禁忌或超剂量的处方，应当拒绝调配、销售，必要时，经处方医师更正或重新签字，方可调配、销售。零售药店对处方必须留存 2 年以上备查。

零售药店必须凭处方销售的十大类药品：注射剂、医疗用毒性药品、二类精神药品、九大类药店不得经营的药品以外的其他按兴奋剂管理的药品、精神障碍治疗药（抗精神病、抗焦虑、抗躁狂、抗抑郁药）、抗病毒药（逆转录酶抑制剂和蛋白酶抑制剂）、肿瘤治疗药、含麻醉药品的复方口服溶液和曲马多制剂、未列入非处方药目录的抗菌药和激素，以及国家药品监督管理部门公布的其他必须凭处方销售的药品。

对已经明确必须凭处方销售的药品，地方各级药品监督管理部门要加强对药品零售企业执行凭处方销售规定情况的检查。对药品零售企业违规销售处方药的行为，要及时予以纠正，并依据《药品流通监督管理办法》给予警告处罚；情节严重或经警告后仍违规销售的，除给予警告外，要并处罚款。

在特殊管理的药品销售方面，零售药店同生产、批发企业一样也应当遵守国家相关规定。比如，对于曲马多口服复方制剂以及单位剂量麻黄碱类药物含量大于 30mg（不含 30mg）的含麻黄碱类复方制剂，一律列入必须凭处方销售的药品范围，无医师处方严禁销售。药品零售企业销售上述药品应当查验购买者的身份证并对其姓名和身份证号码予以登记。除处方药按处方剂量销售外，一次销售不得超过 2 个最小包装。

药品零售企业不得开架销售上述药品，应当设置专柜由专人管理、专册登记，登记内容包括药品名称、规格、销售数量、生产企业、生产批号、购买人姓名、身份证号码。药品零售企业发现超过正常医疗需求，大量、多次购买上述药品的，应当立即向当地药品监管部门和公安机关报告。

3. 零售药店销售非处方药的管理

零售药店的甲类非处方药、乙类非处方药可不凭医师处方销售、购买和使用，但患者可以要求在执业药师或药师的指导下进行购买和使用。执业药师或药师应对患者选购非处方药提供用药指导或提出寻求医师治疗的建议。

（三）医疗机构处方与使用

处方药必须凭执业医师或执业助理医师处方才可调配购买和使用，处方必须遵循科学、合理、经济的原则。医疗机构可以根据临床及门诊的需要按法律、法规的规定使用处方药和非处方药。

【能力训练】

能力训练 识别处方药与非处方药

（一）材料准备或背景资料

课前准备不同药品的图片或者包装盒，课上展示，如下图所示。要求学生在包装盒上标注非处方药与处方药的不同之处。识别是处方药还是非处方药，属于甲类非处方药，还是乙类非处方药。让学生对甲类、乙类非处方药包装标识有更直观和更深刻的认识。

（二）操作步骤或操作要求

序号	步骤	操作要求
1	非处方药特征一：专有标识	甲类非处方药为红色专有标识，乙类非处方药为绿色专有标识
2	非处方药特征二：警示语或忠告语	非处方药警示语或忠告语为"请仔细阅读药品使用说明书并按说明使用或在药师指导下购买和使用！"，处方药警示语或忠告语为"凭医师处方销售、购买和使用！"

 技能实训

多媒体展示图片或者使用药品包装盒。
识别药品是处方药还是非处方药，属于甲类非处方药，还是乙类非处方药。

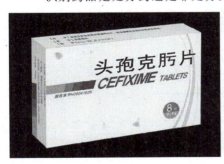
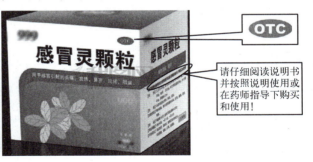

（三）注意事项或常见问题

1. OTC标识要按照国家药品监督管理局公布的坐标比例印刷。
2. 注意区分处方药与非处方药警示语的不同点。

（四）评价标准

序号	药品包装	分值	得分
1	判断OTC标识	25	
2	判断OTC类别	25	
3	警示语	50	
合计		100	

【课后练习】

单项选择题

1. 关于处方药和非处方药分类管理的说法，正确的是（   ）。

A. 药品零售企业禁止经营肽类激素

B. 红色标识用于甲类非处方药和用作指南性标志

C. 处方药和甲类非处方药不得在大众媒介上发布广告

D. 中西药复方制剂不得作为乙类非处方药

【试题答案】D

2. 根据处方药与非处方药分类管理要求，下列销售行为错误的是（   ）。

A. 药品零售企业对疑似假冒或者不合法处方，应当断然拒绝调配，并向所在地药品监督管理部门报告

B. 药品零售企业不得采用开架自选的方式销售处方药，可以采用"捆绑搭售""满减优惠"等方式赠送销售非处方药

C. 销售处方药时，处方应当经执业药师审核，调配处方应当经过核对，对处方所列药品不得擅自更改或者代用，对有配伍禁忌的处方，应当拒绝调配

D. 第二类精神药品、肿瘤治疗药、精神障碍治疗药等在药品零售企业必须严格凭处方销售

【试题答案】B

任务三 制定药品价格

案例导入

医保谈判"灵魂砍价"彰显人民健康至上理念

在 2021 年国家医保药品目录谈判中，7 种罕见病用药纳入医保目录。正式纳入医保目录的诺西那生钠注射液，市场价格曾高达每瓶 70 万元。在此次国家医保局谈判现场，用于治疗罕见病脊髓性肌萎缩症（SMA）的诺西那生钠注射液，一路从 53680 元最终被砍到了 33000 元，价格降了 2 万多元。

"不希望套路""每一个小群体都不该被放弃""价格离进一步谈还有一定距离"……国家医保局谈判代表再次上演"灵魂砍价"，倾尽全力"锱铢必较"的场景，在社交媒体上刷屏，感动了无数网友。原价 70 万元一针的罕见病天价药诺西那生钠注射液，现如今列入医保可供报销，其间经历 8 次艰难谈判，最终降到了 3 万多元一针，谈判结果大大降低了患病家庭的用药经济负担，有罕见病患儿家属听闻此消息，喜极而泣。

据国家医疗保障局介绍，2021 年进行谈判的药品共计 117 种，最终 94 个药品谈判成功，总体谈判成功率达到 80.34%，目录外 67 种药品最终降价 61.71%，谈判成功率和降价幅度均创下三年新高。而且，新增药品中罕见病用药多达 7 种，这也是历年来最多的一次，并且实现高价罕见病用药进入医保"0"的突破"，为患者搬开了治疗费用的"大山"，对临床治疗和医药产业发展都具有非常重要的意义。

医保谈判"灵魂砍价"场景频频出现的背后，乃是人民健康至上理念的有力支撑。近年来，我国加快医疗改革步伐，通过国家集采、医保报销等方式，实现规模市场换降价，最大幅度挤出药价虚高水分，有效降低医疗负担，尽力帮助患者走出有药买不起、有病治不起的困局，发挥"医保杠杆"的健康托底作用，让广大人民群众摆脱治病烦恼。

思考：我国药品价格形成的机制有哪些？

【基本知识】

一、药品价格管理的模式

（一）分类管理

根据党的十八届三中全会精神和医药卫生体制改革的总体要求，经国务院同意，2015 年 5 月国家发展改革委会同卫生计生委、人力资源社会保障部等七部门制定出台了《推进药品价格改革的意见》，决定从 2015 年 6 月 1 日开始，除麻醉药品、第一类精神药品外，取消绝大部分药品政府定价，通过完善药品采购机制，发挥医保控费作用，药品实际交易价格主要由市场竞争形成。其中：

（1）医保基金支付的药品，由医保部门会同有关部门拟定医保药品支付标准制定的程序、依据、方法等规则，探索建立引导药品价格合理形成的机制。

（2）专利药品、独家生产药品，建立公开透明、多方参与的谈判机制形成价格。

（3）医保目录外的血液制品、国家统一采购的预防免疫药品、国家免费艾滋病抗病毒治疗药品和避孕药具，通过招标采购或谈判形成价格。

（4）麻醉药品和第一类精神药品，仍暂时实行最高出厂价格和最高零售价格管理。

（5）其他药品，由生产经营者依据生产经营成本和市场供求情况，自主制定价格。

（二）全部取消药品加成

采取分步推进的模式，从基层医疗卫生机构起步，逐步延伸到县级公立医院、城市公立医院，渐进式取消了药品加成。截至 2017 年 9 月 9 日，已全部取消公立医疗机构药品加成，同步调整医疗服务价格，将原来医疗机构运行由药品加成、服务收入和财政补助三个补偿渠道，改为只由服务收入和财政补助两个渠道，一举结束了 60 多年"以药补医"的历史，初步建立了公立医院科学补偿新机制。

（三）改革低价药价格管理

为鼓励低价药品生产供应，缓解部分低价药品短缺矛盾，满足临床用药需求，根据低价药品生产成本和市场供求变化特点，对低价药品实行日均使用费用上限标准控制，具体交易价格通过市场竞争形成，建立更加灵敏的反映市场供求的定价机制。同时，对于低价药实行直接挂网采购，不再竞价招标，避免价格恶性竞争。该项政策的实施，在促进低价药品恢复生产供应的同时，又抑制了低价药品价格的过快上涨，减轻社会医药费用负担。

二、药品价格管理规定

为贯彻落实党中央、国务院关于药品保供稳价工作的决策部署，国家医疗保障局制定了《关于做好当前药品价格管理工作的意见》，并于 2019 年 12 月发布。该意见为当前做好药品价格管理工作指明了方向。

（一）衔接完善现行药品价格政策

以现行药品价格政策为基础，坚持市场在资源配置中起决定性作用，更好发挥政府作用，围绕新时代医疗保障制度总体发展方向，持续健全以市场为主导的药品价格形成机制。

1. 坚持市场调节药品价格的总体方向

医疗保障部门管理价格的药品范围，包括化学药品、中成药、生化药品、中药饮片、医疗机构制剂等。其中，麻醉药品和第一类精神药品实行政府指导价，其他药品实行市场调节价。药品经营者（含上市许可持有人、生产企业、经营企业等）制订价格应遵循公平、合法和诚实信用、质价相符的原则，使药品价格反映成本变化和市场供求，维护价格合理稳定。

2. 发挥医保对药品价格的引导作用

深化药品集中带量采购制度改革，坚持"带量采购、量价挂钩、招采合一"的方向，促使药品价格回归合理水平。探索实施按通用名制定医保药品支付标准并动态调整。健全公开透明的医保药品目录准入谈判机制。完善对定点机构协议管理，强化对医保基金支付药品的价格监管和信息披露，正面引导市场价格秩序。

3. 推进形成合理的药品差价比价关系

同种药品在剂型、规格和包装等方面存在差异的，按照治疗费用相当的原则，综合考虑临床效果、成本价值、技术水平等因素，保持合理的差价比价关系，具体规则由国家医疗保障局另行制定。过渡期间，定价、采购和支付工作中，涉及药品差价比价关系换算的，可参考已执行的规则。

4. 依法管理麻醉药品和第一类精神药品价格

麻醉药品和第一类精神药品价格继续依法实行最高出厂（口岸）价格和最高零售价格管理，研究制订相应的管理办法和具体政策。其中，对国家发展改革委已按麻醉药品和第一类精神药品制定公布政府指导价的，暂以已制定价格为基础，综合考虑定价时间、相关价格指数的变化情况，以及麻醉药品和第一类精神药品通行的商业流通作价规则等因素，统一实施过渡性调整，作为临时价格执行。

（二）建立健全药品价格常态化监管机制

依托省级药品招标采购机构，推进建设区域性、全国性药品联盟采购机制，统一编码、标准和功能规范，推进信息互联互通、资源共享、政策联动。深化"放管服"，在尊重市场规律、尊重经营者自主定价权的基础上，综合运用监测预警、函询约谈、提醒告诫、成本调查、信用评价、信息披露等手段，建立健全药品价格常态化监管机制，促进经营者加强价格自律。

1. 建立价格供应异常变动监测预警机制

国家医疗保障局依托多种渠道组织开展国内外价格信息监测工作，及时预警药品价格和供应异常变动。省级医疗保障部门要依托省级药品招标采购机构，完善药品供应和采购信息共享机制，定期监测药品价格和供应变化情况。对价格、采购数量、配送率等出现异常变动的，要及时调查了解情况并妥善应对。监测和应对情况要定期报送国家医疗保障局。国家医疗保障局集中整理分析后向有关部门和地方预警重点监管品种。

2. 通过函询约谈等手段加强日常管理

对存在价格涨幅或频次异常、区域之间或线上线下之间价格差异较大、流通环节加价明显超出合理水平、配送不到位等情况的药品，各级医疗保障部门可函询相关经营者，要求书面说明情况；对情节严重、影响恶劣的，可约谈或跨区域联合约谈相关经营者，要求其说明变化原因，提供与药品价格成本构成相关的生产、经营、财务和产品流向等资料，并分类妥善处理。涨价理由不合理、不充分的，如经营者自愿将价格调整到合理区间，应向医疗保障部门提交书面承诺函，并在承诺时间内调整到位；如拒不调整，可视情节采取提醒告诫、发布警示信息、降低信用评价、暂停挂网等措施。

3. 完善药品价格成本调查工作机制

国家和省级医疗保障部门可根据工作需要和管理权限，实施或委托实施价格成本调查，调查范围包括但不限于价格异常变动、与同品种价格差异过大、流通环节加价明显超出合理水平，以及竞争不充分的品种，重点关注被函询约谈但不能说明正当理由或拒绝作出调整的情形。成本调查结果可以作为判定经营者是否以不公平价格销售药品的依据。经营者应按医疗保障部门要求，及时提供其药品生产经营的成本、财务和其他必要资料。

4. 探索建立守信激励和失信惩戒机制

国家和省级医疗保障部门联动，依托药品集中采购和使用工作，以药品经营者为对象，围绕质量、供应、价格、配送等方面的关键指标，研究推进可量化的药品价格诚信程度评价，探索建立量化评分、动态调整、公开透明的医药价格招采信用评价制度。根据信用等级的高低设置相应的激励措施或限制条件。同等条件下，信用评价高的优先中标；对信用评价负面的，采取限制参与集中采购、纳入医保基金重点监管范围等多种方式予以约束；对严重失信的，可视情节采取暂停挂网等惩戒措施。

5. 运用信息披露等手段强化社会监督

各地医疗保障部门及时发布药品价格监测预警信息，披露函询约谈结果、价格成本调查结果，公开曝光各类严重影响药品价格和供应秩序的违规失信案例，鼓励社会各方参与监督，引导形成合理预期。配合价格招采信用评价制度建设，适时公开药品经营者的价格招采信用信息。

（三）做好短缺药品保供稳价相关的价格招采工作

按照"保障药品供应优先、满足临床需要优先"的原则，采取鼓励短缺药品供应、防范短缺药品恶意涨价和非短缺药品"搭车涨价"的价格招采政策，依职责参与做好短缺药品保供稳价工作。

1. 落实短缺药品相关的挂网和采购政策

各地医疗保障部门应加强对短缺药品集中采购和使用工作的指导，切实落实短缺药品直接挂网采购政策。对于国家和省级短缺药品供应保障工作会商联动机制办公室短缺药品清单所列品种，允许经营者自主报价、直接挂网，医疗机构按挂网价格采购或与经营者进一步谈判议价采购。省级药品集中采购平台上无企业挂网或没有列入本省份集中采购目录的短缺药品，允许医疗机构按规定自主备案采购。医保基金对属于医保目录的短缺药品及时按规定支付。医疗保障部门不再按药品价格或费用高低制定公布低价药品目录清单。

2. 完善短缺药品挂网和采购工作规则

省级医疗保障部门指导药品招标采购机构完善直接挂网采购工作规则，既要完善价格监测和管理，也要避免不合理行政干预。短缺药品经营者要求调整挂网价格的，应向药品招标采购机构提供该药品产能、短缺原因、成本资料、完税出厂价格凭证等资料，不得有暴利、价格垄断、价格欺诈等行为。药品招标采购机构接受新报价挂网时，可同步公开不涉及商业秘密的必要信息。公立医疗机构自主备案采购短缺药品的，应及时向药品集中采购机构报备实际的采购来源、价格和数量。

3. 加强信息共享和互联互通

各地医疗保障部门加强信息共享和互联互通，对监测发现或各方反馈的短缺药品线索，及时了解情况，提供信息支持，协助解决供求信息不对称、供应配送不到位等因素导致的区域性、临时性短缺涨价问题。

（四）加强组织实施

1. 做好协同配套

各地要配合相关部门，及时修订完善政策，做好短缺药品保供稳价涉及价格和招采的各项工作，妥善应对部分药品价格非正常上涨问题，及时向相关部门移交涉嫌垄断行为或其他价格违法行为的案件线索。

2. 夯实工作基础

各地要充分运用互联网、大数据等新技术和新手段，加快推进药品价格和供应监管信息化、智能化建设，指导督促药品集中采购机构，按国家医疗保障局关于建立药品价格和供应异常变动监测机制的各项要求，及时上传监测数据，保证数据质量。鼓励各地医疗保障部门结合实际探索创新药品常态化监管的具体做法。

3. 做好宣传解释

各地医疗保障部门要认真研究本地区药品价格形势和价格问题的新特点、新趋势，及时回应社会关注的热点问题，有针对性地向药品生产经营企业和医疗机构解读药品价格政策，凝聚社会共识，为做好药品价格管理工作营造良好氛围。

【课后练习】

单项选择题

根据《关于做好当前药品价格管理工作的意见》，关于药品价格政策的说法，错误的是（　　）。

A. 以现行药品价格政策为基础，坚持市场在资源配置中的决定性作用

B. 同种药品在剂型、规格和包装等方面存在差异的，按照治疗费用相当的原则，综合考虑临床效果、成本价值、技术水平等因素，保持合理的差价比价关系

C. 麻醉药品和第一类精神药品实行政府定价，其他药品实行政府指导价

D. 麻醉药品和第一类精神药品价格依法实行最高出厂（口岸）价格和最高零售价格管理

【试题答案】C

任务四　发布药品广告

【基本知识】

一、药品广告

药品广告，是指药品生产经营者通过一定媒介或者形式推销药品的信息。药品属于事关人体健康和生命安全的特殊商品。《广告法》《药品管理法》及其实施条例对药品广告做出了具体规定。为加强药品等广告监督管理，规范广告审查工作，维护广告市场秩序，保护消费者合法权益，2019年12月24日国家市场监督管理总局令第21号发布了《药品、医疗器械、保健食品、特殊医学用途配方食品广告审查管理暂行办法》（以下简称《办法》），自2020年3月1日起施行。2007年3月3日原国家市场监督管理总局、原国家食品药品监督管理局令第27号公布的《药品广告审查发布标准》，2007年3月13日原国家食品药品监督管理局、原国家市场监督管理总局令第27号发布的《药品广告审查办法》同时废止。

二、药品广告的审批

各省、自治区、直辖市市场监督管理部门、药品监督管理部门（以下称广告审查机关）负责药品广告审查，依法可以委托其他行政机关具体实施广告审查。未经审查不得发布药品广告。广告主应当对药品广告内容的真实性和合法性负责。

（一）药品广告的申请

申请药品广告审查，应当依法提交《广告审查表》、与发布内容一致的广告样件，以及下列合法有效的材料：

（1）申请人的主体资格相关材料，或者合法有效的登记文件；

（2）产品注册证明文件或者备案凭证、注册或者备案的产品标签和说明书，以及生产许可文件；

（3）广告中涉及的知识产权相关有效证明材料。

经授权同意作为申请人的生产、经营企业，还应当提交合法的授权文件；委托代理人进行申请的，还应当提交委托书和代理人的主体资格相关材料。申请人可以到广告审查机关受理窗口提出申请，也可以通过信函、传真、电子邮件或者电子政务平台提交药品广告申请。

（二）药品广告的审查

广告审查机关收到申请人提交的申请后，应当在五个工作日内作出受理或者不予受理决定。申请材料齐全、符合法定形式的，应当予以受理，出具《广告审查受理通知书》。申请材料不齐全、不符合法定形式的，应当一次性告知申请人需要补正的全部内容。

广告审查机关应当对申请人提交的材料进行审查，自受理之日起十个工作日内完成审查工作。经审查，对符合法律、行政法规和《办法》规定的广告，应当作出审查批准的决定，编发广告批准文号。

对不符合法律、行政法规和办法规定的广告，应当作出不予批准的决定，送达申请人并说明理由，同时告知其享有依法申请行政复议或者提起行政诉讼的权利。

经审查批准的药品广告，广告审查机关应当通过本部门网站以及其他方便公众查询的方式，在十个工作日内向社会公开。公开的信息应当包括广告批准文号、申请人名称、广告发布内容、广告批准文号有效期、广告类别、产品名称、产品注册证明文件或者备案凭证编号等内容。

药品广告中只宣传产品名称（含药品通用名称和药品商品名称）的，不再对其内容进行审查。

经广告审查机关审查通过并向社会公开的药品广告，可以依法在全国范围内发布。

（三）药品广告批准文号

药品广告批准文号格式为"×药广审（视，或声、文）第00000000000号"。其中"×"为各省、自治区、直辖市的简称。"0"由十一位数字组成，前六位代表有效期截止日，后5位代表广告批准序号。"视""声""文"代表用于广告媒介形式的分类代号。

药品广告批准文号的有效期与产品注册证明文件、备案凭证或者生产许可文件最短的有效期一致。产品注册证明文件、备案凭证或者生产许可文件未规定有效期的，广告批准文号有效期为两年。

（四）药品广告的发布

广告主、广告经营者、广告发布者应当严格按照审查通过的内容发布药品广告，不得进行剪辑、拼接、修改。已经审查通过的广告内容需要改动的，应当重新申请广告审查。

申请人有下列情形的，不得继续发布审查批准的广告，并应当主动申请注销药品广告批准文号：①主体资格证照被吊销、撤销、注销的；②产品注册证明文件、备案凭证或者生产许可文件被撤销、注销的；③法律、行政法规规定应当注销的其他情形。

广告审查机关发现申请人有上述情形的，应当依法注销其药品广告批准文号。

（五）不得发布广告的药品

（1）麻醉药品、精神药品、医疗用毒性药品、放射性药品、药品类易制毒化学品，以及戒毒治疗的药品；

（2）军队特需药品、军队医疗机构配制的制剂；

（3）医疗机构配制的制剂；

（4）依法停止或者禁止生产、销售或者使用的药品；

（5）法律、行政法规禁止发布广告的情形。

（六）药品广告发布媒体的限制

处方药广告只能在国务院卫生行政部门和国务院药品监督管理部门共同指定的医学、药学专业刊物上发布。不得利用处方药名称为各种活动冠名进行广告宣传。不得使用与处方药名称相同的商标、企业字号在医学、药学专业刊物以外的媒介变相发布广告，也不得利用该商标、企业字号为各种活动冠名进行广告宣传。

三、药品广告的内容

（一）药品广告内容的原则性规定

药品广告的内容应当以国务院药品监督管理部门核准的说明书为准。药品广告涉及药品名称、药品适应症或者功能主治、药理作用等内容的，不得超出说明书范围。

药品广告应当显著标明禁忌、不良反应，处方药广告还应当显著标明"本广告仅供医学药学专业人士阅读"，非处方药广告还应当显著标明非处方药标识（OTC）和"请按药品说明书或者在药师指导下购买和使用"。

药品广告应当显著标明广告批准文号。药品广告中应当显著标明的内容，其字体和颜色必须清晰可见、易于辨认，在视频广告中应当持续显示。

（二）药品广告的禁止性规定

药品广告不得包含下列情形：

（1）使用或者变相使用国家机关、国家机关工作人员、军队单位或者军队人员的名义或者形象，或者利用军队装备、设施等从事广告宣传。

（2）使用科研单位、学术机构、行业协会或者专家、学者、医师、药师、患者等的名义或者形象作推荐、证明。

（3）违反科学规律，明示或者暗示可以治疗所有疾病、适应所有症状、适应所有人群，或者正常生活和治疗病症所必需等内容。

（4）引起公众对所处健康状况和所患疾病产生不必要的担忧和恐惧，或者使公众误解不使用该产品会患某种疾病或者加重病情的内容。

（5）含有"安全""安全无毒副作用""毒副作用小"；明示或者暗示成分为"天然"，因而安全性有保证等内容。

（6）含有"热销、抢购、试用""家庭必备、免费治疗、免费赠送"等诱导性内容，"评比、排序、推荐、指定、选用、获奖"等综合性评价内容，"无效退款、保险公司保险"等保证性内容，怂恿消费者任意、过量使用药品的内容。

（7）含有医疗机构的名称、地址、联系方式、诊疗项目、诊疗方法以及有关义诊、医疗咨询电话、开设特约门诊等医疗服务的内容。

（8）法律、行政法规规定不得含有的其他内容。

四、药品广告的检查

未显著、清晰表示广告中应当显著标明内容的，由市场监督管理部门责令停止发布广告，对广告主处十万元以下的罚款。

有下列情形之一的，由市场监督管理部门责令停止发布广告，责令广告主在相应范围内消除影响，处广告费用一倍以上三倍以下的罚款，广告费用无法计算或者明显偏低的，处十万元以上二十万元以下的罚款；情节严重的，处广告费用三倍以上五倍以下的罚款，广告费用无法计算或者明显偏低的，处二十万元以上一百万元以下的罚款，可以吊销营业执照，并由广告审查机关撤销广告审查批准文件、一年内不受理其广告审查申请。

（1）未经审查发布药品广告。

（2）按规定不得继续发布审查批准的广告或者广告批准文号已超过有效期，仍继续发布药品广告。

（3）未按照审查通过的内容发布药品广告。

违反规定使用科研单位、学术机构、行业协会或者专家、学者、医师、药师、临床营养师、患者等的名义或者形象作推荐、证明或者含有"安全""安全无毒副作用""毒副作用小"，明示或者暗示成分为"天然"，因而安全性有保证等内容的，由市场监督管理部门责令停止发布广告，责令广告主在相应范围内消除影响，处广告费用一倍以上三倍以下的罚款，广告费用无法计算或者明显偏低的，处十万元以上二十万元以下的罚款；情节严重的，处广告费用三倍以上五倍以下的罚款，广告费用无法计算或者明显偏低的，处二十万元以上一百万元以下的罚款，可以吊销营业执照，并由广告审查机关撤销广告审查批准文件、一年内不受理其广告审查申请。

构成虚假广告的，由市场监督管理部门责令停止发布广告，责令广告主在相应范围内消除影响，处广告费用三倍以上五倍以下的罚款，广告费用无法计算或者明显偏低的，处二十万元以上一百万元以下的罚款；两年内有三次以上违法行为或者有其他严重情节的，处广告费用五倍以上十倍以下的罚款，广告费用无法计算或者明显偏低的，处一百万元以上二百万元以下的罚款，可以吊销营业执照，并由广告审查机关撤销广告审查批准文件、一年内不受理其广告审查申请。

药品广告含有"热销、抢购、试用""家庭必备、免费治疗、免费赠送"等诱导性内容,"评比、排序、推荐、指定、选用、获奖"等综合性评价内容,"无效退款、保险公司保险"等保证性内容,怂恿消费者任意、过量使用药品、保健食品和特殊医学用途配方食品的内容及法律、行政法规规定不得含有的其他内容的,依照相关规定处罚,没有规定的,由县级以上市场监督管理部门责令改正;对负有责任的广告主、广告经营者、广告发布者处以违法所得三倍以下罚款,但最高不超过三万元;没有违法所得的,可处一万元以下罚款。

有下列情形之一的,由市场监督管理部门责令停止发布广告,对广告主处二十万元以上一百万元以下的罚款,情节严重的,并可以吊销营业执照,由广告审查机关撤销广告审查批准文件、一年内不受理其广告审查申请;对广告经营者、广告发布者,由市场监督管理部门没收广告费用,处二十万元以上一百万元以下的罚款,情节严重的,并可以吊销营业执照、吊销广告发布登记证件。

(1)使用或者变相使用国家机关、国家机关工作人员、军队单位或者军队人员的名义或者形象,或者利用军队装备、设施等从事广告宣传。

(2)对不得发布广告的药品进行广告宣传的。

(3)处方药在国务院卫生行政部门和国务院药品监督管理部门共同指定的医学、药学专业刊物之外的媒介发布广告的,利用处方药名称为各种活动冠名进行广告宣传的,使用与处方药名称相同的商标、企业字号在医学、药学专业刊物以外的媒介变相发布广告,利用该商标、企业字号为各种活动冠名进行广告宣传的。

隐瞒真实情况或者提供虚假材料申请广告审查的,广告审查机关不予受理或者不予批准,予以警告,一年内不受理该申请人的广告审查申请;以欺骗、贿赂等不正当手段取得广告审查批准的,广告审查机关予以撤销,处十万元以上二十万元以下的罚款,三年内不受理该申请人的广告审查申请。

【能力训练】

能力训练　审核广告合法性

（一）材料准备或背景资料

2022 年 1 月，本溪广播电视台播放"傅活之宝"药品广告，该广告内容为"傅活之宝-本溪地区康复大纪实"，广告中存在"只需一盒药，百病不来找""一口调代谢，一口活细胞，一天只需两口药，五脏同活百病消"等内容。

（二）操作步骤或操作要求

序号	步骤	操作说明
1	判断是否为药品广告	根据广告商品特征，判断是否为药品。登录国家药品监督管理局"药品查询"网站查询"傅活之宝"，不是药品
2	判断药品广告是否违法	根据药品广告有关规定，判断合格与否。 "傅活之宝"涉及药品宣传，按照药品广告规定进行管理。上述广告中，"只需一盒药，百病不来找""一口调代谢，一口活细胞，一天只需两口药，五脏同活百病消"等内容不符合规定
3	合法药品广告，说明理由；违法药品广告，说明理由	合法药品广告，具有有效期内药品广告批准文号，药品通用名称，药品适应症或者功能主治，禁忌、不良反应，处方药广告还应当显著标明"本广告仅供医学药学专业人士阅读"，非处方药广告还应当显著标明非处方药标识（OTC）和"请按药品说明书或者在药师指导下购买和使用"。 违法药品广告，则出现药品广告不得包含的情形。 "傅活之宝"涉及药品宣传，已构成发布含有表示功效断言行为的药品广告违法行为
4	违法药品广告，说明处罚措施	根据药品广告检查的规定，说明相应采取的处罚措施。依据《药品、医疗器械、保健食品、特殊医学用途配方食品广告审查管理暂行办法》（2019 年 12 月 24 日国家市场监督管理总局令第 21 号公告）第二十八条的规定：对负有责任的广告主、广告经营者、广告发布者处以违法所得三倍以下罚款，但最高不超过三万元；没有违法所得的，可处一万元以下罚款

（三）注意事项或常见问题

非药品涉及药品宣传，按照药品广告管理规定进行管理。

（四）评价标准

序号	评分标准	分值	得分
1	判断是否为药品广告	20	
2	判断药品广告是否违法	20	
3	合法药品广告，说明理由；违法药品广告，说明理由	30	
4	违法药品广告，说明处罚措施	30	
合计		100	

【课后练习】

一、配伍题

A. 通用名称

B. 商品名称

C. 驰名商标

D. 注册商标

根据《药品、医疗器械、保健食品、特殊医学用途配方食品广告审查管理暂行办法》

1. 药品广告中严禁出现的文字是（　　　）。

2. 药品广告中必须标明的内容是（　　　）。

【试题答案】C、A

二、多项选择题

1. 药品广告中有关药品功效的宣传应当科学准确，遵循合理宣传、科学引导的原则。药品广告不得含有的内容有（　　　）。

A. "能够帮助提高考试成绩"的表述

B. "免费治疗、免费赠送"的表述

C. "仅供医药学专业人士阅读"的表述

D. "纯中药、无毒副作用"的表述

【试题答案】ABD

2. 某药品上市许可持有人经市场监督管理部门批准，在电视台投放了其持有药品的广告，广告批准文号是：津药广审（视）第 210127－00126 号。下列说法正确的有（　　　）。

A. 该药品上市许可持有人注册地址在天津

B. 该药品广告是非处方药广告

C. 该药品广告只能在天津电视台播放

D. 该药品广告的有效期至 2022 年 1 月

【试题答案】AB

三、综合分析题

某患儿，因鼻塞咽痛，家长带其去医院就诊。经门诊查体和相关化验，医师诊断为普通感冒，并为该患儿开具小儿感冒颗粒，回家后，患儿家长在电视中看到小儿感冒颗粒的广告。

1. 结合题目提供的信息，关于小儿感冒颗粒的说法，正确的是（　　　）。

A. 一般情况下，该药无须经医师和药师指导，可以自行购买和使用

B. 该药只能凭处方在医院购买

C. 该药是非处方药

D. 该药标签上的忠告语是：在医师指导下购买使用

【试题答案】C

2. 关于小儿感冒颗粒广告的说法，符合规定的是（　　　）。

A. 可以聘请童星代言广告

B. 可以聘请少儿频道主持人做广告

C. 可以宣传该药疗效最佳

D. 可以在大众媒体做广告

【试题答案】D

项目五　药品使用管理

【学习目标】

知识目标：掌握医疗机构处方管理及调剂业务的相关规定；医疗机构制剂的申请及管理。熟悉药物临床应用的管理。了解医疗机构的法律责任。

技能目标：根据医疗机构相关法律法规，能够正确识别处方和准确调剂药品，能够进行医疗机构制剂许可的申请。

素质目标：培养学生养成学法、知法、用法的守法合规意识，诚信、认真、科学的从业精神。在药品使用工作中需养成认真严谨，精益求精，牢记药品质量第一之初心，护佑人民健康之使命。

【知识导图】

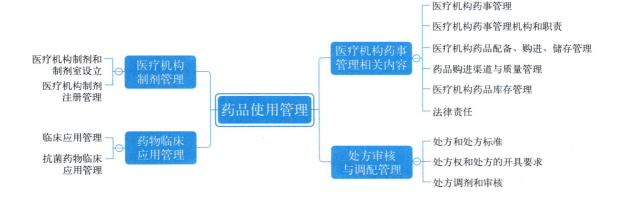

任务一 医疗机构药事管理相关内容

【基本知识】

药品使用是药品供应链的终端，是实现药品最终目的的关键环节。药品使用是指药品使用单位以预防、诊断、治疗疾病，以及其他调节人的生理机能为目的，向患者提供药品过程的一系列活动，包括药事管理、药品管理、处方管理、制剂管理、药物临床应用管理等一系列活动。其中，用药单位主要指医疗机构，还包括计划生育技术服务机构和从事疾病预防控制、戒毒等活动的单位。

医疗机构是药品使用环节的主体，加强医疗机构的用药管理，是建立健全现代医院管理制度的重要内容，是加强医疗卫生服务综合监管的重要举措，对保证药品质量与合理用药具有重要影响。为保证公众用药安全、有效、经济，保障公众身体健康，规范药品使用环节的有关行为，我国相关法律法规文件都有专门章节对医疗机构药事管理作出相关规定，以进一步规范发展药学服务，提升药学服务水平，促进合理用药，建设健康中国。

一、医疗机构药事管理

1. 医疗机构药事管理的概念

医疗机构药事管理是保证医疗机构药品质量、保障公众用药安全、维护公众身体健康相关的活动。《医疗机构药事管理规定》第二条规定，"医疗机构药事管理，是指医疗机构以病人为中心，以临床药学为基础，对临床用药全过程进行有效的组织实施与管理，促进临床科学、合理用药的药学技术服务和相关的药品管理工作"。医疗机构药事管理是对医疗机构药事的综合管理。

国家卫生健康委员会、国家中医药管理局负责全国医疗机构药事管理工作的监督管理。县级以上地方卫生行政部门、中医药行政部门负责本行政区域内医疗机构药事管理工作的监督管理。军队卫生行政部门负责军队医疗机构药事管理工作的监督管理。

2. 医疗机构药事管理的主要内容和模式转变

传统的医疗机构药事管理主要是对药品采购、储存、配制、检验、分发的管理以及药品的经济管理，即以物-药品为中心的管理；主要包括四大方面：

（1）组织机构管理　针对医疗机构药事管理组织和药学部门的组织体制、人员配备、职责范围等方面的管理。

（2）药物临床应用管理　是对医疗机构临床诊断、预防和治疗疾病用药全过程实施的监督管理，包括临床药师的临床药学服务工作，药物使用的安全性、有效性、经济学评价与管理等。

（3）药剂管理　包括药品供应管理（采购、储存与保管）、静脉用药集中调配、制剂管理以及处方调剂、处方管理等内容。

（4）药学专业技术人员配置与管理　主要指医疗机构药学专业技术人员的配备、资历、职责、培训等方面的管理。

随着医药卫生事业的发展，要求各地进一步加强药事管理，促进药学服务模式转变，推进药学服务从"以药品为中心"转变为"以患者为中心"，从"以保障药品供应为中心"转变为"在保障药品供应的基础上，以重点加强药学专业技术服务、参与临床用药为中心"。促进药学工作更加贴近临床，努力提供优质、安全、人性化的药学专业技术服务。

二、医疗机构药事管理机构和职责

1. 药事管理与药物治疗学委员会

（1）药事管理与药物治疗学委员会的性质 《医疗机构药事管理规定》将原先的药事管理委员会更名调整为药事管理与药物治疗学委员会，明确二级以上医院应当设立药事管理与药物治疗学委员会，其他医疗机构应当成立药事管理与药物治疗学组。药事管理与药物治疗学委员会（组）应当建立健全相应工作制度，日常工作由药学部门负责。

药物治疗学委员会（组）是医疗机构药品管理的监督机构，也是对医疗机构各项重要药事作出专门决定的专业技术组织，是促进临床合理用药、科学管理医疗机构药事工作、具有学术研究性质的内部咨询机构，既不是行政管理部门，也不是常设机构。

（2）药事管理与药物治疗学委员会的组成 药事管理与药物治疗学委员会由具有高级技术职务任职资格的药学、临床医学、护理和医院感染管理、医疗行政管理等人员组成；药事管理与药物治疗学组由药学、医务、护理、医院感染、临床科室等部门负责人和具有药师、医师以上专业技术职务任职资格人员组成。

药事管理与药物治疗学委员会（组）设主任委员 1 名，由医疗机构负责人担任，要求医疗机构负责人承担该医疗机构用药管理的责任；设副主任委员若干，由药学和医务部门负责人担任。医疗机构医务部门应当指定专人，负责与医疗机构药物治疗相关的行政事务管理工作。

地市级以上卫生健康主管部门组建药师专家库。医疗机构药事管理与药物治疗学委员会在确定采购目录和采购工作中，应当在卫生健康主管部门指导下，从药师专家库中随机抽取一定数量的药学专家参加，并加大药学专家意见的权重。卫生健康主管部门成立国家级、省级、地市级药事管理与药物治疗学委员会，分别为全国和本地区药事管理和药学服务提供技术支持。鼓励有条件的地区试点建立总药师制度，并将总药师纳入药师专家库管理。

（3）药事管理与药物治疗学委员会的管理职责 药事管理与药物治疗学委员会（组）的职责包括：①贯彻执行医疗卫生及药事管理等有关法律、法规、规章，审核制订本医疗机构药事管理和药学工作规章制度，并监督实施；②制订本医疗机构药品处方集和基本用药供应目录；③推动药物治疗相关临床诊疗指南和药物临床应用指导原则的制订与实施，监测、评估本医疗机构药物使用情况，提出干预和改进措施，指导临床合理用药；④分析、评估用药风险和药品不良反应、药品损害事件，并提供咨询与指导；⑤建立药品遴选制度，审核本临床科室申请的新购入药品、调整药品品种或者供应企业和申报医院制剂等事宜；⑥监督、指导麻醉药品、精神药品、医疗用毒性药品及放射性药品的临床使用与规范化管理；⑦对医务人员进行有关药事管理法律法规、规章制度和合理用药知识教育培训；⑧向公众宣传安全用药知识等。

2. 医疗机构药学部门的设置条件与职责

（1）药学部门的设置标准 医疗机构应当根据本医疗机构功能、任务、规模设置相应的药学部门，配备和提供与药学部门工作任务相适应的专业技术人员、设备和设施。三级医院设置药学部，并可根据实际情况设置二级科室；二级医院设置药剂科；其他医疗机构设置药房。

（2）药学部门的性质 药学部门具体负责药品管理、药学专业技术服务和药事管理工作，开展以患者为中心、以合理用药为核心的临床药学工作，组织药师参与临床药物治疗，提供药学专业技术服务。

医疗机构的药学部门与临床科室不同，药学部门关注的重点是药品质量、用药合理性和药品供应保障。专业技术性是药学部门最重要的性质，主要体现在要求医院药师能解释和调配处方，评价处方和处方中的药物，掌握配制制剂的技术，承担药物治疗监护工作，回答患者、医师、护士有关处方中药品的各方面问题等。目前，药学部门还有频繁的经济活动，因而具有一定程度的综合性。

图 5-1 为我国综合性医院药剂科的组织机构图。

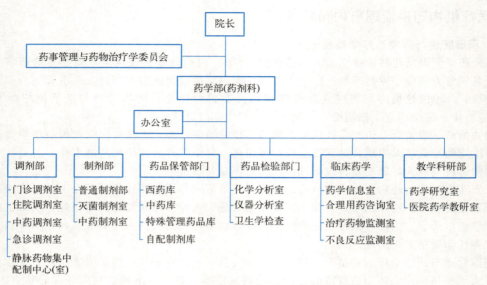

图 5-1 我国综合性医院药剂科组织机构

3. 药学部门的人员要求

《药品管理法》规定，医疗机构应当配备依法经过资格认定的药师或者其他药学技术人员，负责本单位的药品管理、处方审核和调配、合理用药指导等工作。非药学技术人员不得直接从事药剂技术工作。

（1）药学专业技术人员配备比例　《医疗机构药事管理规定》要求，医疗机构药学专业技术人员不得少于本医疗机构卫生专业技术人员的8%。二级综合医院药剂科的药学人员中，具有高等医药院校临床药学专业或者药学专业全日制本科毕业以上学历的，应当不低于药学专业技术人员总数的20%，药学专业技术人员中具有副高级以上药学专业技术职务任职资格的应当不低于6%；三级综合医院药学部药学人员中具有高等医药院校临床药学专业或者药学专业全日制本科毕业以上学历的，应当不低于药学专业技术人员的30%，药学专业技术人员中具有副高级以上药学专业技术职务任职资格的，应当不低于13%，教学医院应当不低于15%。

（2）药学部门负责人的要求　二级以上医院药学部门负责人应当具有高等学校药学专业或者临床药学专业本科以上学历，及本专业高级技术职务任职资格；除诊所、卫生所、医务室、卫生保健所、卫生站以外的其他医疗机构药学部门负责人应当具有高等学校药学专业专科以上或者中等学校药学专业毕业学历及药师以上专业技术职务任职资格。

（3）医院药师职责　医院药师的工作职责包括：①负责药品采购供应、处方或者用药医嘱审核、药品调剂、静脉用药集中调配和医院制剂配制，指导病房（区）护士请领、使用与管理药品；②参与临床药物治疗，进行个体化药物治疗方案的设计与实施，开展药学查房，为患者提供药学专业技术服务；③参加查房、会诊、病例讨论和疑难、危重患者的医疗救治，协同医师做好药物使用遴选，对临床药物治疗提出意见或调整建议，与医师共同对药物治疗负责；④开展抗菌药物临床应用监测，实施处方点评与超常预警，促进药物合理使用；⑤开展药品质量监测，药品严重不良反应和药品损害的收集、整理、报告等工作；⑥掌握与临床用药相关的药物信息，提供用药信息与药学咨询服务，向公众宣传合理用药知识，结合临床药物治疗实践，进行药学临床应用研究；⑦开展药物利用评价和药物临床应用研究；⑧参与新药临床试验和新药上市后安全性与有效性监测等。

医疗机构应当加强对药学专业技术人员的培养、考核和管理，制订培训计划，组织药学专业技术人员参加毕业后规范化培训和继续医学教育，将完成培训及取得继续医学教育学分情况作为药学专业技术人员考核、晋升专业技术职务任职资格和专业岗位聘任的条件之一。

三、医疗机构药品配备、购进、储存管理

医疗机构药品采购管理，是指对医疗机构的医疗服务所需药品的供应渠道、采购方式及程序、采购计划及采购合同的综合管理。医疗机构临床使用的药品采购工作由药学部门承担。医疗机构药事管理与药物治疗学委员会要按照集体决策、程序公开、阳光采购的要求，根据省（自治区、直辖市）药品集中采购结果，确定药品生产企业或药品上市许可持有人，由药品生产企业或药品上市许可持有人确定配送企业。医疗机构药学部门负责本机构药品统一采购，严格执行药品购入检查、验收等制度。医疗机构应当坚持以临床需求为导向，坚持合理用药，严格执行通用名处方规定。公立医疗机构应当认真落实国家和省（自治区、直辖市）药品集中采购要求，切实做好药品集中采购和使用相关工作；依托省（自治区、直辖市）药品集中采购平台，积极参与建设全国统一开放的药品公共采购市场。鼓励医疗联合体探索药品统一采购。研究医疗联合体内临床急需的医疗机构制剂调剂和使用管理制度，合理促进在医疗联合体内共享使用。

1. 医疗机构用药目录的制订

医疗机构要依据安全、有效、经济的用药原则和本机构疾病治疗特点，制订并完善本机构用药目录。医疗机构药事管理与药物治疗学委员会应当根据临床需要，优先选择国家基本药物、国家医疗保险用药目录中的药品，以及国家药品集中采购中选药品作为本机构的用药。鼓励城市医疗集团、县域医疗共同体等建立药品联动管理机制，规范各级医疗机构用药目录。各级卫生健康主管部门要加强医疗机构药品使用监测，定期分析辖区内医疗机构药品配备使用情况，指导督促公立医疗机构不断优化用药目录，形成科学合理的用药结构。

2. 医疗机构药品集中采购管理

（1）药品采购品种限制　医疗机构应当按照经药品监督管理部门批准并公布的药品通用名称购进药品。同一通用名称药品的品种，注射剂型和口服剂型各不得超过2种，处方组成类同的复方制剂1～2种。因特殊诊疗需要使用其他剂型和剂量规格药品的情况除外。即按照规定，除特殊情况外，医疗机构采购同一通用名称药品，只允许同一药品两种规格的存在。对于医疗机构采购品种的限制，称之为"一品两规"。在该项制度要求下，医疗机构应当加强对购进药品品种的管理，选择优质优价的药品。

（2）公立医院药品集中采购　医院用药具有品种多、规格全、周转快的特点，因此，应当适时购进质量合格、价格合理的药品。目前，我国医疗机构最常用的药品采购方式是药品集中带量采购。

① 合理确定采购范围和采购量。遵循临床常用必需、剂型规格适宜、包装使用方便的原则，医院要按照不低于上年度药品实际使用量的80%制订采购计划，具体到通用名称、剂型和规格，每种药品采购的剂型原则上不超过3种，每种剂型对应的规格原则上不超过2种。药品采购预算一般不高于医院业务支出的25%～30%。省（自治区、直辖市）药品采购机构应及时汇总分析医院药品采购计划和采购预算，合理确定药品采购范围，编制公开招标采购的药品清单，落实带量采购，优先选择符合临床路径、纳入重大疾病保障、重大新药创制专项、重大公共卫生项目的药品，兼顾妇女、老年人和儿童等特殊人群的用药需要，并与医疗保险报销政策做好衔接。

② 实行药品分类采购。医院使用的所有药品（不含中药饮片）均应通过省（自治区、直辖市）药品集中采购平台采购。采购周期原则上一年一次。对采购周期内新批准上市的药品，各地可根据疾病防治需要，经过药物经济学循证医学评价，另行组织以省（自治区、直辖市）为单位的集中采购。药品分类采购见表5-1。

③ 改进药款结算方式。医院签订药品采购合同时应当明确采购品种、剂型、规格、价格、数量、配送批量和时限、结算方式和结算时间等内容。合同约定的采购数量应是采购计划申报的一个采购周期的全部采购量。医院应将药品收支纳入预算管理，严格按照合同约定的时间支付货款，从交货验收合格到付款不得超过30天。

表 5-1   药品分类采购

分类采购类别	分类采购要求
招标采购药品	对临床用量大、采购金额高、多家企业生产的基本药物和非专利药品，发挥省（自治区、直辖市）集中批量采购优势，由省（自治区、直辖市）药品采购机构采取双信封制公开招标采购，医院作为采购主体，按中标价格采购药品。可根据上一年度药品采购总金额中各类药品的品规采购金额百分比排序，将占比排序累计不低于80%，且有3家及以上企业生产的基本药物和非专利药品纳入招标采购范围。优先采购达到国际水平的仿制药。对于只有1家或2家企业投标的品规，可组织专门议价，公开议价规则，同品种议价品规的价格要参照竞价品规中标价，尽量避免和减少人为因素影响，做到公开透明、公平公正。总体上要落实招采合一、带量采购、量价挂钩
谈判采购药品	对部分专利药品、独家生产药品，建立公开透明、多方参与的价格谈判机制。谈判结果在国家药品供应保障综合管理信息平台上公布，医院按谈判结果采购药品
直接挂网采购药品	包括妇儿专科非专利药品、急（抢）救药品、基础输液、临床用量小的药品（上述药品的具体范围由各省、自治区、直辖市确定）和常用低价药品以及暂不列入招标采购的药品，实行集中挂网，由医院直接采购
国家定点生产的药品	对临床必需、用量小、市场供应短缺的药品，由国家招标定点生产、议价采购。定点生产企业按照所划分的区域，直接在省（自治区、直辖市）集中采购平台上挂网销售相应的品种，应当委托省（自治区、直辖市）药品采购机构按照统一价格，从定点生产企业集中采购，集中支付货款；公立医院也应当按照统一价格从定点生产企业采购相应品种；鼓励其他医疗卫生机构采购使用定点生产品种
仍按现行规定采购的药品	麻醉药品和第一类精神药品、防治传染病和寄生虫病的免费用药、国家免疫规划疫苗、计划生育药品及中药饮片。麻醉药品和第一类精神药品仍暂时实行最高出厂价格和最高零售价格管理

3. 完善药品配送管理

药品可由中标产品的药品上市许可持有人直接配送或委托有配送能力的药品经营企业配送到指定医院。药品上市许可持有人委托的药品经营企业应在省（自治区、直辖市）药品集中采购平台上备案，备案情况向社会公开。公立医院药品配送要兼顾基层供应，特别向广大农村地区倾斜。

4. 加强药品购销合同管理

《国务院办公厅关于进一步改革完善药品生产流通使用政策的若干意见》（国办发〔2017〕13号）规定，卫生健康、商务等部门要制定购销合同范本督促购销双方依法签订合同并严格履行。药品生产、流通企业要履行社会责任，保证药品及时生产、配送，医疗机构等采购方要及时结算货款。对违反合同约定，配送不及时影响临床用药或拒绝提供偏远地区配送服务的企业，省（自治区、直辖市）药品采购机构应督促其限期整改；逾期不改正的，取消中标资格，记入药品采购不良记录并向社会公布，公立医院2年内不得采购其药品。对违反合同约定，无正当理由不按期回款或变相延长货款支付周期的医疗机构，卫生健康主管部门要及时纠正并予以通报批评，记入企事业单位信用记录。将药品按期回款情况作为公立医院年度考核和院长年终考评的重要内容。

5. 完善药品集中带量采购协议期满后的接续工作

坚持以人民为中心，坚持"招采合一、量价挂钩"的原则，把准改革方向，着眼于稳定市场预期、稳定价格水平、稳定临床用药，平稳开展接续工作，引导社会形成长期稳定预期。对于集中带量采购协议期满的药品，应坚持分类接续带量采购，由医疗机构结合上年度实际使用量、临床使用状况和医疗技术进步等因素报送拟采购药品的需求量。

医保部门汇总医疗机构报送的需求总量，结合带量比例确定约定采购量，原则上不少于上一年度约定采购量。对于报送需求量明显低于上年度采购量的医疗机构，应要求其作出说明，并加大对其采购行为的监管。

四、药品购进渠道与质量管理

1. 药品购进渠道

医疗机构使用的药品，除少部分是自制制剂外，绝大部分都是从市场上购进的。医疗机构应当从药品上市许可持有人或者具有药品生产、经营资格的企业购进药品；但是，购进未实施审批管理的中药材除外。医疗机构在签订药品采购合同之前，要逐一查验供货商的许可文件和供应品种的许可文件，并核实销售人员持有的授权书原件和身份证原件，授权书原件应当载明授权销售的品种、地域、期限，注明销售人员的身份证号码，并加盖本企业原印章和企业法定代表人印章（或者签名），确保进货渠道的合法性。

2. 采购药品质量管理和进货检查验收制度

采购合格的药品是医疗机构药品管理的首要环节。因此，医疗机构应当建立健全药品采购管理制度，在采购中加强计划性，确保药品质量，严格执行药品采购的相关规定。

（1）建立并执行进货检查验收制度　验明药品合格证明和其他标识。药品必须要有批准文号和生产批号，应有产品合格证。中药材和中药饮片应有包装并附有质量合格的标志；特殊管理药品和外用药品包装的标签或说明书上应有规定的标识和警示说明；处方药和非处方药的标签、说明书上应有相应的警示语或忠告语，非处方药的包装要有国家规定的专有标识；进口药品要有中文包装和说明书等。不符合规定要求的，不得购进和使用。

购进药品应当逐批验收，并建立真实、完整的药品验收记录；药品验收记录应当包括药品通用名称、生产厂商、规格、剂型、批号、生产日期、有效期、批准文号、供货单位、数量、价格、购进日期、验收日期、验收结论等内容；验收记录必须按规定保存至超过药品有效期1年，但不得少于3年。妥善保存首次购进药品加盖供货单位原印章的前述证明文件的复印件，保存期不得少5年。

《关于在公立医疗机构药品采购中推行"两票制"的实施意见（试行）》（国医改办发〔2016〕4号）中规定，公立医疗机构在药品验收入库时，必须验明票、货、账三者一致方可入库、使用，不仅要向配送药品的流通企业索要、验证发票，还应当要求流通企业出具加盖印章的由生产企业提供的进货发票复印件，两张发票的药品流通企业名称、药品批号等相关内容互相印证，且作为公立医疗机构支付药品货款凭证，纳入财务档案管理。每个药品品种的进货发票复印件至少提供一次。鼓励有条件的地区使用电子发票，通过信息化手段验证"两票制"。

"两票制"是指药品生产企业到流通企业开一次发票，流通企业到医疗机构开一次发票。药品生产企业或科工贸一体化的集团型企业设立的仅销售本企业（集团）药品的全资或控股商业公司（全国仅限1家商业公司）、境外药品国内总代理（全国仅限1家国内总代理）可视同生产企业。药品流通集团型企业内部向全资（控股）子公司或全资（控股）子公司之间调拨药品可不视为一票，但最多允许开一次发票。

（2）真实、完整的药品购进记录　药品购进记录必须注明药品的通用名称、剂型、规格、批号、有效期、生产厂商、供货单位、购货数量、购进价格、购货日期以及国务院药品监督管理部门规定的其他内容。从药品生产企业、药品批发企业采购药品时，供货企业开具的票据应标明供货单位名称、药品名称、生产厂商、批号、数量、价格等内容的销售凭证。对留存的资料和销售凭证及购进（验收）记录等，应当按规定保存至超过药品有效期1年，但不得少于3年。

（3）个人设置的门诊部、诊所等医疗机构不得配备常用药品和急救药品以外的其他药品。

（4）医疗机构应当制订本医疗机构药品采购工作流程；建立健全药品成本核算和账务管理制度。

（5）医疗机构临床使用的药品应当由药学部门统一采购供应。经药事管理与药物治疗学委员会（组）审核同意，核医学科可以购用、调剂本专业所需的放射性药品。其他科室或者部门不得从事药品的采购、调剂活动，不得在临床使用非药学部门采购供应的药品。因临床急需进口少量药品的，应当按照《药品管理法》及其实施条例的有关规定办理。

3. 其他药品的供应

（1）急（抢）救药品采购供应　　各省（自治区、直辖市）卫生健康主管部门、中医药管理部门根据本地区临床急（抢）救用药需求现状，按照急（抢）救必需、安全有效、中西药并重、个人和医保可承受等原则，组织专家合理确定本省（自治区、直辖市）各级医疗机构的急（抢）救药品遴选标准和范围，相关药品具体到通用名称、剂型、规格，并实行动态管理。各省（自治区、直辖市）药品集中采购管理机构将本省（自治区、直辖市）确定的急（抢）救药品直接挂网采购，公立医院通过该平台直接与企业议价采购。基层医疗卫生机构需要的急（抢）救药品委托省（自治区、直辖市）药品采购机构集中议价采购。

（2）医疗机构儿童用药配备使用　　儿童用药应当满足不同年龄层次患儿需求，属于因特殊诊疗需要使用其他剂型和剂量规格药品的情况，各医疗机构要放宽对儿童适宜品种、剂型、规格的配备限制。在采购供应方面，对妇儿专科非专利药品等暂不列入招标采购的药品，各地可参照国家卫生健康委员会委托行业协会、学术团体公布的妇儿专科非专利药品遴选原则和示范药品，合理确定本地区药品的范围和具体剂型、规格，直接挂网采购，以满足妇儿专科临床需求。

五、医疗机构药品库存管理

药品有不同的理化性质，在储存过程中，受内在因素和外在因素的影响，可能会产生质量变化。要做好药品储存和保管工作就应根据药品本身性质，提供适宜的储存条件，采取有效的措施以确保药品质量、降低药品损耗，最大限度地实现药品的使用价值。

《医疗机构药品监督管理办法（试行）》对医疗机构库存管理进一步细化规定。

1. 药品保管养护制度

医疗机构设置的药房，应当具有与所使用药品相适应的场所、设备、仓储设施和卫生环境，配备相应的药学技术人员，并设立药品质量管理机构或者配备质量管理人员，建立药品保管制度。定期对库存药品进行养护与质量检查，并采取必要的冷藏、防冻、控温、防潮、避光、通风、防火、防虫、防鼠、防污染等措施，保证药品质量。

医疗机构应当建立药品效期管理制度。药品发放应当遵循"近效期先出"的原则。

2. 药品分类储存

医疗机构应当有专用的场所和设施、设备储存药品。药品的存放应当符合药品说明书标明的条件。在急诊室、病区护士站等场所需要临时存放药品的，应当配备符合药品存放条件的专柜。有特殊存放要求的，应当配备相应设备。

医疗机构储存药品，应当按照药品属性和类别分库、分区、分仓存放，并实行色标管理。药品与非药品分开存放；化学药品、生物制品、中药材、中药饮片、中成药应当分别储存，分类定位存放；过期、变质、被污染等药品应当放置在不合格库（区）；易燃、易爆、强腐蚀性等危险性药品应当另设仓库单独储存，并设置必要的安全设施，制订相关的工作制度和应急预案。药品库的仓储条件和管理应当符合药品采购供应质量管理规范的有关规定。

3. 特殊药品专库或专柜储存

麻醉药品、精神药品、医疗用毒性药品、放射性药品等特殊管理的药品，应当专库或专柜存放，并具有相应的安全保障措施。

4. 配备药品养护人员、建立养护档案

医疗机构应当配备药品养护人员，定期对储存药品进行检查和养护，监测和记录储存区域的温湿度，维护储存设施设备，并建立相应的养护档案。

六、法律责任

（1）县级以上地方卫生、中医药行政部门应当加强对医疗机构药事管理工作的监督与管理。

（2）医疗机构不得使用非药学专业技术人员从事药学专业技术工作或者聘其为药学部门主任。

（3）医疗机构出现下列情形之一的，由县级以上地方卫生、中医药行政部门责令改正、通报批评、给予警告；对于直接负责的主管人员和其他直接责任人员，依法给予降级、撤职、开除等处分。

① 未建立药事管理组织机构，药事管理工作和药学专业技术工作混乱，造成医疗安全隐患和严重不良后果的；

② 未按照本规定配备药学专业技术人员、建立临床药师制，不合理用药问题严重，并造成不良影响的；

③ 未执行有关的药品质量管理规范和规章制度，导致药品质量问题或用药错误，造成医疗安全隐患和严重不良后果的；

④ 非药学部门从事药品购用、调剂或制剂活动的；

⑤ 将药品购销、使用情况作为个人或者部门、科室经济分配的依据，或者在药品购销、使用中牟取不正当利益的；

⑥ 违反本规定的其他规定并造成严重后果的。

(4) 医疗机构违反药品管理有关法律、法规、规章的，依据其情节由县级以上地方卫生行政部门依法予以处理。

(5) 县级以上地方卫生、中医药行政部门应当定期对医疗机构药事管理工作进行监督检查。

(6) 卫生、中医药行政部门的工作人员依法对医疗机构药事管理工作进行监督检查时，应当出示证件。被检查的医疗机构应当予以配合，如实反映情况，提供必要的资料，不得拒绝、阻碍、隐瞒。

【能力训练】

能力训练 医疗机构药事管理

（一）材料准备或背景资料

被告人宋某，男，系某医院内科医生。2006 年 7、8 月份，被告人利用其身为医院内科主任，有权开具麻醉药品处方的工作便利，采用以住院病人名义开具麻醉药品处方和私自从内科护士办公室取出备用麻醉药品的方法，先后 4 次（每次 2 支）将麻醉药品杜冷丁共 8 支（每支 100mg 规格），以每支 100 元的价格提供和出售给吸毒人员陈某使用。

1. 分析宋某是否构成违法。
2. 根据相关法律法规分析如何对宋某进行处罚。

（二）操作步骤或操作要求

序号	步骤	操作要求
1	列出违法内容	被告人宋某身为有权开具麻醉药品处方的医生，违反国家规定，以谋利为目的，多次向注射毒品人员提供麻醉药品，其行为已触犯刑律，构成贩卖毒品罪，情节严重，应予惩处
2	写出处罚措施	被告人宋某因贩卖毒品罪，被判处有期徒刑三年，缓刑三年，并处罚金 10000 元。违法所得 800 元予以追缴

（三）注意事项或常见问题

1. 麻醉药品既是天使，也是魔鬼，使用得当，使用在医治病人的用途上，它是天使，而一旦被人当毒品使用，就成了魔鬼。
2. 合理用药，助力健康中国。

（四）评价标准

序号	评价内容	分值	得分
1	写出违法内容	50	
2	写出处罚措施	50	
合计		100	

任务二　处方审核与调配管理

【基本知识】

一、处方和处方标准

1. 处方管理的一般规定

（1）处方的界定　《处方管理办法》（卫生部令第 53 号）第二条规定："本办法所称处方，是指由注册的执业医师和执业助理医师（以下简称医师）在诊疗活动中为患者开具的、由取得药学专业技术职务任职资格的药学专业技术人员（以下简称药师）审核、调配、核对，并作为患者用药凭证的医疗文书。处方包括医疗机构病区用药医嘱单"。

（2）处方内容按照卫生健康主管部门统一规定的处方标准，处方由前记、正文和后记三部分组成，具体见表 5-2。

表 5-2　处方的组成和内容

处方组成	处方内容
前记	包括医疗机构名称、患者姓名、性别、年龄、门诊或住院病历号、科别或病区和床位号、临床诊断、开具日期等，可添列特殊要求的项目。麻醉药品和第一类精神药品处方还应当包括患者身份证明编号，代办人姓名、身份证明编号
正文	以 R、Rp 或 Rx（拉丁文 Recipe"请取"的缩写）标示，分列药品名称、剂型、规格、数量、用法用量。此部分是处方的核心内容，直接关系到患者用药的安全有效
后记	医师签名或者加盖专用签章，药品金额以及审核、调配，核对、发药药师签名或者加盖专用签章

2. 处方颜色

普通处方的印刷用纸为白色；急诊处方印刷用纸为淡黄色，右上角标注"急诊"；儿科处方印刷用纸为淡绿色，右上角标注"儿科"；麻醉药品和第一类精神药品处方印刷用纸为淡红色，右上角标注"麻、精一"；第二类精神药品处方印刷用纸为白色，右上角标注"精二"。

3. 处方书写

处方书写应当符合下列规则：

（1）患者一般情况、临床诊断填写清晰、完整，并与病历记载相一致。

（2）每张处方限于一名患者的用药。

（3）字迹清楚，不得涂改；如需修改，应当在修改处签名并注明修改日期。

（4）药品名称应当使用规范的中文名称书写，没有中文名称的可以使用规范的英文名称书写；医疗机构或者医师、药师不得自行编制药品缩写名称或者使用代号；书写药品名称、剂量、规格、用法、用量要准确规范，药品用法可用规范的中文、英文、拉丁文或者缩写体书写，但不得使用"遵医嘱""自用"等含糊不清字句。

（5）患者年龄应当填写实足年龄，新生儿、婴幼儿写日、月龄，必要时要注明体重。

（6）西药和中成药可以分别开具处方，也可以开具一张处方，中药饮片应当单独开具处方。

（7）开具西药、中成药处方，每一种药品应当另起一行，每张处方不得超过 5 种药品。

（8）中药饮片处方的书写，一般应当按照"君、臣、佐、使"的顺序排列；调剂、煎煮的特殊要求注明在药品右上方，并加括号，如布包、先煎、后下等；对饮片的产地、炮制有特殊要求的，应当在药品名称之前写明。

（9）药品用法用量应当按照药品说明书规定的常规用法用量使用，特殊情况需要超剂量使用时，应当注明原因并再次签名。

（10）除特殊情况外，应当注明临床诊断。

（11）开具处方后的空白处划一斜线以示处方完毕。

（12）处方医师的签名式样和专用签章应当与院内药学部门留样备查的式样相一致，不得任意改动，否则应当重新登记留样备案。

药品剂量与数量用阿拉伯数字书写。剂量应当使用法定计量单位：重量以克（g）、毫克（mg）、微克（µg）、纳克（ng）为单位；容量以升（L）、毫升（mL）为单位；国际单位（IU）、单位（U）；中药饮片以克（g）为单位。片剂、丸剂、胶囊剂、颗粒剂分别以片、丸、粒、袋为单位；溶液剂以支、瓶为单位；软膏及乳膏剂以支、盒为单位；注射剂以支、瓶为单位，应当注明含量；中药饮片以剂为单位。

二、处方权和处方的开具要求

1. 处方权的获得

经注册的执业医师在执业地点取得相应的处方权。经注册的执业助理医师在乡、民族乡、镇、村的医疗机构独立从事一般的执业活动，可以在注册的执业地点取得相应的处方权。经注册的执业助理医师在医疗机构开具的处方，应当经所在执业地点执业医师签名或加盖专用签章后方有效。试用期人员开具处方，应当经所在医疗机构有处方权的执业医师审核并签名或加盖专用签章后方有效。医师应当在注册的医疗机构签名留样或者专用签章备案后，方可开具处方。

执业医师应当经过麻醉药品和精神药品使用知识和规范化管理的培训，并考核合格后取得麻醉药品和第一类精神药品的处方权，执业医师可在本医疗机构开具麻醉药品和第一类精神药品处方，但不得为自己开具该类药品处方。

2. 处方开具

（1）药品名称　医师开具处方应当使用药品监督管理部门批准并公布的药品通用名称、新活性化合物的专利药品名称和复方制剂药名称；医师开具院内制剂处方时应当使用经省（自治区、直辖市）卫生健康主管部门审核、药品监督管理部门批准的名称；医师可以使用由卫生健康主管部门公布的药品习惯名称开具处方。

（2）处方限量　处方一般不得超过7日用量；急诊处方一般不得超过3日用量；对于某些慢性病、老年病或特殊情况，处方用量可适当延长，但医师应当注明理由。麻醉药品、精神药品、医疗用毒性药品、放射性药品的处方用量应当严格按照国家有关规定执行。

为门（急）诊一般患者开具的麻醉药品注射剂，每张处方为一次常用量；控缓释制剂，每张处方不得超过7日常用量；其他剂型，每张处方不得超过3日常用量。第一类精神药品处方限量同麻醉药品；哌醋甲酯用于治疗儿童多动症时，每张处方不得超过15日常用量。第二类精神药品一般每张处方不得超过7日常用量；对于慢性病或某些特殊情况的患者，处方用量可以适当延长，医师应当注明理由。

为门（急）诊癌症疼痛患者和中、重度慢性疼痛患者开具的麻醉药品、第一类精神药品注射剂，每张处方不得超过3日常用量；控缓释制剂，每张处方不得超过15日常用量；其他剂型，每张处方不得超过7日常用量。

为住院患者开具的麻醉药品和第一类精神药品处方应当逐日开具，每张处方为1日常用量。

对于需要特别加强管制的麻醉药品，盐酸二氢埃托啡处方为一次常用量，仅限于二级以上医院内使用；盐酸哌替啶处方为一次常用量，仅限于医疗机构内使用。

（3）利用计算机开具、传递、调剂处方的要求　医师利用计算机开具、传递普通处方时，应当同时打印出纸质处方,其格式与手写处方一致;打印的纸质处方经签名或者加盖签章后有效。药师核发药品时,应当核对打印的纸质处方,无误后发给药品,并将打印的纸质处方与计算机传递处方同时收存备查。

(4) 处方有效期　处方开具当日有效。特殊情况下需延长有效期的,由开具处方的医师注明有效期限,最长不得超过 3 天。

3. 慢性病长期药品处方

根据患者诊疗需要,长期处方的处方量一般在 4 周内;根据慢性病特点,病情稳定的患者适当延长,最长不超过 12 周。超过 4 周的长期处方,医师应当严格评估,强化患者教育,并在病历中记录,患者通过签字等方式确认。

三、处方调剂和审核

1. 处方的调剂

(1) 处方调剂的界定　处方调剂俗称配药、配方、发药,又称调配处方,是医院药学的重要工作。处方调剂是指从接受处方至给患者(或护士)发药,并交代和答复询问的全过程,也是药师、医师、护士、患者(或其家属)等协同的活动。药师根据医师处方或科室请领单,按照配方、及时、准确地调配和分发药剂。调配处方必须严格按照处方调配操作规程,仔细审查处方,认真调配操作,严格监督检查,耐心讲解药物用法、用量和注意事项。

(2) 调剂人员资格要求　医疗机构审核和调配处方的药人员必须是依法经资格认定的药师或者其他药学技术人员,非药学技术人员不得直接从事药剂技术工作。

对于麻醉药品和第一类精神药品的调剂,医疗机构应当对本医疗机构药师进行麻醉药品和精神药品使用知识和规范化管理的培训,药师经考核合格后取得麻醉药品和第一类精神药品调剂资格,方可在本医疗机构调剂麻醉药品和第一类精神药品。

(3) 调剂流程与步骤　调剂活动涉及多个部门、科室及不同种类的患者,以门诊调剂为例,一般来说调剂过程可分为 8 个步骤,具体流程如图 5-2 所示。

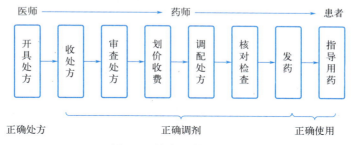

图 5-2　处方调剂流程图

在处方调剂中,由药剂人员完成的主要环节包括以下 6 个方面。①收方:从患者处收由医师开具的处方,或从病房医护人员处收处方或药品请领单。②审查处方:药师应当认真逐项检查处方前记、正文和后记书写是否清晰、完整,并确认处方的合法性。药师应当对处方用药适宜性进行审核,重点审查药品名称、用药剂量、用药方法、药物配伍变化和合理用药等。③调配处方:根据审查后的正确处方调配药品或取出药品。④包装与贴标签:正确书写药袋或粘贴标签,注明患者姓名和药品名称、用法、用量。⑤核对处方:核对处方与调配的药品、规格、剂量、用法、用量是否一致,逐个检查药品的外观质量是否合格,有效期等均应正确无误,检查人员签字。⑥发药与指导用药:发药时应呼唤患者全名,向患者交付药品时,按照药品说明书或者处方用法,进行发药交代与用药指导,包括每种药品的用法、用量、注意事项等,并答复询问。

药师应当凭医师处方调剂处方药品,非经医师处方不得调剂。药师在完成处方调剂后,应当在处方上签名或者加盖专用签章。除药品质量原因外，药品一经发出，不得退换。

（4）"四查十对"原则　药师调剂处方时必须做到"四查十对"：查处方，对科别、姓名、年龄；查药品，对药名、剂型、规格、数量；查配伍禁忌，对药品性状、用法用量；查用药合理性，对临床诊断。

（5）急诊调剂和住院调剂　医疗机构门（急）诊药品调剂室应当实行大窗口或者柜台式发药。住院（病房）药品调剂室对注射剂按日剂量配发，对口服制剂药品实行单剂量调剂配发。

肠外营养液、危害药品和其他静脉用药应当实行集中调配供应，医疗机构根据临床需要建立静脉用药调配中心（室），实行集中调配供应。静脉用药调配中心（室）应当符合《静脉用药集中调配质量管理规范》，由所在地设区的市级以上卫生健康主管部门组织技术审核、验收，合格后方可集中调配静脉用药。在静脉用药调配中心（室）以外调配静脉用药，参照静脉用药集中调配质量管理规范执行。医疗机构建立静脉用药调配中心（室）应当报省（自治区、直辖市）卫生健康主管部门备案。

危害药品是指能产生职业暴露危险或者危害的药品，即具有遗传毒性、致癌性、致畸性，或者对生育有损害作用以及在低剂量下可产生严重的器官或其他方面毒性的药品，包括肿瘤化疗药物和细胞毒药物。调剂时按照危害药品要求调剂。

（6）处方外流规定　除麻醉药品、精神药品、医疗用毒性药品和儿科处方外，医疗机构不得限制门诊就诊人员持处方到药品零售企业购药。

2. 处方审核

（1）处方审核的界定　处方审核是指药学专业技术人员运用专业知识与实践技能，根据相关法律法规、规章制度与技术规范等，对医师在诊疗活动中为患者开具的处方进行合法性、规范性和适宜性审核，并作出是否同意调配发药决定的药学技术服务。审核的处方包括纸质处方、电子处方和医疗机构病区用药医嘱单。《药品管理法》规定，医疗机构应当坚持安全有效、经济合理的用药原则，遵循药品临床应用指导原则、临床诊疗指南和药品说明书等合理用药，对医师处方、用药医嘱的适宜性进行审核。

（2）处方审核的基本要求　药师是处方审核工作的第一责任人。依法经过资格认定的药师或者其他药学技术人员调配处方，应当进行核对，对处方所列药品不得擅自更改或者代用。对有配伍禁忌或者超剂量的处方，应当拒绝调配；必要时，经处方医师更正或者重新签字，方可调配。

（3）处方审核的依据和流程　处方审核常用临床用药依据：国家药品管理相关法律法规和规范性文件，药品临床应用指导原则、临床诊疗指南和药品说明书等。

医疗机构可以结合实际，由药事管理与药物治疗学委员会充分考虑患者用药安全性、有效性、经济性、依从性等综合因素，参考专业学（协）会及临床专家认可的临床规范、指南等，制订适合本医疗机构的临床用药规范、指南，为处方审核提供依据。

处方审核流程：①药师接收待审核处方，对处方进行合法性、规范性、适宜性审核。②若经审核判定为合理处方，药师在纸质处方上手写签名（或加盖专用印章）、在电子处方上进行电子签名，处方经药师签名后进入收费和调配环节。③若经审核判定为不合理处方，由药师负责联系处方医师，请其确认或重新开具处方，并再次进入处方审核流程。

（4）审核内容　处方审核内容包括合法性审核、规范性审核和适宜性审核，具体见表5-3。

表5-3　处方审核内容

处方审核类别	审核内容
合法性审核	①处方开具人是否根据《执业医师法》取得医师资格，并执业注册。②处方开具时，处方医师是否根据《处方管理办法》在执业地点取得处方权。③麻醉药品、第一类精神药品、医疗用毒性药品、放射性药品、抗菌药物等药品处方是否由具有相应处方权的医师开具

续表

处方审核类别	审核内容
规范性审核	①处方是否符合规定的标准和格式，处方医师签名或加盖的专用签章有无备案，电子处方是否有处方医师的电子签名。②处方前记、正文和后记是否符合《处方管理办法》等有关规定，文字是否正确、清晰、完整。③条目是否规范（见处方书写规则）。普通药品处方量及处方效期符合《处方管理办法》的规定，抗菌药物、麻醉药品、精神药品、医疗用毒性药品、放射药品、易制毒化学品等的使用符合相关管理规定；中药饮片、中成药的处方书写应当符合《中药处方格式及书写规范》
适宜性审核	西药及中成药处方，应当审核以下项目：处方用药与诊断是否相符；规定必须做皮试的药品，是否注明过敏试验及结果的判定；处方剂量、用法是否正确，单次处方总量是否符合规定；选用剂型与给药途径是否适宜；是否有重复给药现象；是否有潜在临床意义的药物相互作用和配伍禁忌；其他用药不适宜情况

3. 处方点评制度

为规范医院处方点评工作，提高处方质量，促进合理用药，保障医疗安全，根据《药品管理法》《执业医师法》《医疗机构管理条例》《处方管理办法》等有关法律、法规、规章，2010年2月10日卫生部制定并印发了《医院处方点评管理规范（试行）》，要求各级各类医疗机构应当按照规范，建立健全系统化、标准化和持续改进的处方点评制度，开展处方点评工作，并在实践工作中不断完善。

（1）处方点评　处方点评是根据相关法规、技术规范，对处方书写的规范性及药物临床使用的适宜性（用药适应症、药物选择、给药途径、用法用量、药物相互作用、配伍禁忌等）进行评价，发现存在或潜在的问题，制订并实施干预和改进措施，促进临床药物合理应用的过程。

（2）处方点评的实施　医院药学部门应当会同医疗管理部门，根据医院诊疗科目、科室设置、技术水平、诊疗量等实际情况，确定具体抽样方法和抽样率，其中门急诊处方的抽样率不应少于总处方量的1‰，且每月点评处方绝对数不应少于100张；病房（区）医嘱单的抽样率（按出院病历数计）不应少于1%，且每月点评出院病历绝对数不应少于30份。医院处方点评小组应当按照确定的处方抽样方法随机抽取处方，并按照《处方点评工作表》（附件）对门（急）诊处方进行点评；病房（区）用药医嘱的点评应当以患者住院病历为依据，实施综合点评，点评表格由医院根据本院实际情况自行制订。三级以上医院应当逐步建立健全专项处方点评制度。专项处方点评是医院根据药事管理和药物临床应用管理的现状和存在的问题，确定点评的范围和内容，对特定的药物或特定疾病的药物（如国家基本药物、血液制品、中药注射剂、肠外营养制剂、抗菌药物、辅助治疗药物、激素等临床使用及超说明书用药、肿瘤患者和围手术期用药等）使用情况进行的处方点评。处方点评工作应坚持科学、公正、务实的原则，有完整、准确的书面记录，并通报临床科室和当事人。处方点评小组在处方点评工作过程中发现不合理处方，应当及时通知医疗管理部门和药学部门。有条件的医院应当利用信息技术建立处方点评系统，逐步实现与医院信息系统的联网与信息共享。

（3）处方点评的结果　处方点评的结果分为合理处方和不合理处方，处方点评结果作为重要指标纳入医院评审评价和医师定期考核指标体系。不合理处方包括不规范处方、用药不适宜处方及超常处方，具体见表5-4。

表5-4　不合理处方信息表

不合理处方分类	具体要求
不规范处方	①处方的前记、正文、后记内容缺项，书写不规范或者字迹难以辨认的； ②医师签名、签章不规范或者与签名、签章的留样不一致的； ③药师未对处方进行适宜性审核的（处方后记的审核、调配、核对、发药栏目无审核调配药师及核对发药药师签名，或单人值班调剂未执行双签名规定）；

续表

不合理处方分类	具体要求
不规范处方	④新生儿、婴幼儿处方未写明日、月龄的； ⑤西药、中成药与中药饮片未分别开具处方的； ⑥未使用药品规范名称开具处方的； ⑦药品的剂量、规格、数量、单位等书写不规范或不清楚的； ⑧用法、用量使用"遵医嘱""自用"等含糊不清字句的； ⑨处方修改未签名并注明修改日期，或药品超剂量使用未注明原因和再次签名的； ⑩开具处方未写临床诊断或临床诊断书写不全的； ⑪单张门（急）诊处方超过五种药品的； ⑫无特殊情况下，门诊处方超过 7 日用量，急诊处方超过 3 日用量，慢性病、老年病或特殊情况下需要适当延长处方用量未注明理由的； ⑬开具麻醉药品、精神药品、医疗用毒性药品、放射性药品等特殊管理药品处方未执行国家有关规定的； ⑭医师未按照抗菌药物临床应用管理规定开具抗菌药物处方的； ⑮中药饮片处方药物未按照"君、臣、佐、使"的顺序排列，或未按要求标注药物调剂、煎煮等特殊要求的
用药不适宜处方	①适应症不适宜的； ②遴选的药品不适宜的； ③药品剂型或给药途径不适宜的； ④无正当理由不首选国家基本药物的； ⑤用法、用量不适宜的； ⑥联合用药不适宜的； ⑦重复给药的； ⑧有配伍禁忌或者不良相互作用的； ⑨其他用药不适宜情况的
超常处方	①无适应症用药； ②无正当理由开具高价药的； ③无正当理由超说明书用药的； ④无正当理由为同一患者同时开具 2 种以上药理作用相同药物的

【能力训练】

能力训练　处方审核与调配

（一）材料准备或背景资料

学生分组，在模拟药房进行药品调剂，审核处方的各项内容，判断合理性；按照调配操作规程进行处方调配；按照复核、发药要求将调配好的处方发给患者并进行用药指导。

（二）操作步骤或操作要求

序号	步骤	操作要求
1	审核处方	审核处方颜色、审核处方书写是否规范，审核处方适宜性等
2	调配处方	严格按照医师处方调配，药师不得更改或调换
3	包装贴签	拆零处方需要包装贴签，独立包装的可以省略
4	核对处方	按照四查十对原则，对处方、药品进行核对
5	发药和用药指导	呼唤患者全名发药，向患者交付药品时，按照药品说明书或者处方用法，进行用药指导，包括每种药品的用法、用量、注意事项等，并耐心答复询问

（三）注意事项或常见问题

1. 健康所系，生命相托，患者将处方交给药师，药师要为患者健康负责。
2. 认真严谨，精益求精，严格按照调配流程做好药品调配工作。
3. 要有服务意识，要耐心解释，做好沟通，把患者作为工作重心。
4. 药师只有处方审核、调配权，没有处方权，药师不能更改处方或者换药。
5. 药师面对不合理处方，还有拒绝调配处方的权限。要勇于使用拒绝调配处方的权限。

（四）评价标准

序号	评价内容	分值	得分
1	审核处方	30	
2	调配处方	10	
3	包装贴签	10	
4	核对处方	30	
5	发药和用药指导	20	
合计	100		

任务三 医疗机构制剂管理

【基本知识】

一、医疗机构制剂和制剂室设立

1. 医疗机构制剂的界定及特征

《医疗机构制剂注册管理办法（试行）》第三条规定：医疗机构制剂，是指医疗机构根据本单位临床需要经批准而配制、自用的固定处方制剂。《药品管理法》规定，医疗机构配制制剂，应当经所在地省（自治区、直辖市）人民政府药品监督管理部门批准，取得医疗机构制剂许可证。无医疗机构制剂许可证的，不得配制制剂。医疗机构配制的制剂，应当是本单位临床需要而市场上没有供应的品种，并应当经所在地省（自治区、直辖市）人民政府药品监督管理部门批准；但是，法律对配制中药制剂另有规定的除外。

2. 医疗机构制剂室的设立条件

《药品管理法》规定，医疗机构配制制剂，应当有能够保证制剂质量的设施、管理制度、检验仪器和卫生环境；应当按照经核准的工艺进行，所需的原料、辅料和包装材料等应当符合药用要求。《中医药法》规定，医疗机构对其配制的中药制剂的质量负责；委托配制中药制剂的，委托方和受托方对所配制的中药制剂的质量分别承担相应责任。

医疗机构设立制剂室，应当向所在地省（自治区、直辖市）药品监督管理部门申请，取得医疗机构制剂许可证。申请时应明确拟配制剂型、配制能力、品种、规格，配制剂型的工艺流程图、质量标准（或草案），主要配制设备、检测仪器目录，制剂配制管理、质量管理文件目录。制剂室负责人、药检室负责人、制剂质量管理组织负责人应当为本单位在职药学专业人员，且制剂室负责人和药检室负责人不得互相兼任。医疗机构不得与其他单位共用配制场所、配制设备及检验设施。

3.《医疗机构制剂许可证》的管理

（1）制剂许可证的核发 省（自治区、直辖市）药品监督管理部门应当自收到申请之后，按照《医疗机构制剂许可证验收标准》组织验收。验收合格的，予以批准，向申请人核发《医疗机构制剂许可证》，并将有关情况报国家药品监督管理局备案。

《医疗机构制剂许可证》是医疗机构配制制剂的法定凭证，应当载明证号、医疗机构名称、医疗机构类别、法定代表人、统一社会信用代码、制剂室负责人、配制范围、注册地址、配制地址、发证机关、发证日期、有效期限、举报电话等信息，并加附防伪二维码全息图片等项目。证号和配制范围按国家药品监督管理部门规定的编号方法和制剂类别填写。《医疗机构制剂许可证》有效期为5年，分正本和副本，具有同等法律效力。

（2）制剂许可证的变更 《医疗机构制剂许可证》变更分为许可事项变更和登记事项变更。许可事项变更是指制剂室负责人、配制地址、配制范围的变更；登记事项变更是指医疗机构名称、医疗机构类别、法定代表人、注册地址等事项的变更。

医疗机构变更《医疗机构制剂许可证》许可事项的，在许可事项发生变更前30日，向原批准机关申请变更登记。原发证机关应当自收到变更申请之日起15个工作日内作出准予变更或者不予变更的决定。医疗机构增加配制范围或者改变配制地址的，应当经省（自治区、直辖市）药品监督管理部门验收合格后，依照规定办理《医疗机构制剂许可证》变更登记。医疗机构变更登记事项的，应当在有关部门核准变更后30日内，向原发证机关申请《医疗机构制剂许可证》变

任务三 医疗机构制剂管理 **207**

更登记，原发证机关应当在收到变更申请之日起 15 个工作日内办理变更手续。

（3）制剂许可证的换发　《医疗机构制剂许可证》有效期届满，需要继续配制制剂的，医疗机构应当在许可证有效期届满前 6 个月，向所在地省（自治区、直辖市）药品监督管理部门提出换证申请。

（4）制剂许可证的缴销　医疗机构终止配制制剂或者关闭的，由原发证机关缴销《医疗机构制剂许可证》，同时报国家药品监督管理部门备案。

4. "医院"类别医疗机构中药制剂委托配制

经省（自治区、直辖市）药品监督管理部门批准，具有《医疗机构制剂许可证》且取得制剂批准文号，并属于"医院"类别的医疗机构的中药制剂，可以委托本省内取得《医疗机构制剂许可证》的医疗机构或者药品生产企业配制。委托配制的制剂剂型应当与受托方持有的《医疗机构制剂许可证》或者《药品生产许可证》所载明的范围一致。未取得《医疗机构制剂许可证》的"医院"类别的医疗机构，在申请中药制剂批准文号时申请委托配制的，应当按照《医疗机构制剂注册管理办法（试行）》的相关规定办理。《中医药法》明确规定，委托配制中药制剂，应当向委托方所在地省（自治区、直辖市）药品监督管理部门备案。从 2017 年 7 月 1 日起，医疗机构无须再就委托配制中药制剂行为向药品监督管理部门单独申请许可，只需向省（自治区、直辖市）药品监督管理部门办理备案。根据《中医药法》规定，办理备案的主体应当是委托方，即委托配制中药制剂的医疗机构。对委托配制中药制剂应当备案而未备案的处罚，其处罚对象应当是委托方。

委托方向所在地省（自治区、直辖市）药品监督管理部门提交中药制剂委托配制的申请材料，包括：《医疗机构中药制剂委托配制申请表》；委托方的《医疗机构制剂许可证》、制剂批准证明文件复印件；受托方的《药品生产许可证》或者《医疗机构制剂许可证》复印件；委托配制的制剂质量标准、配制工艺；委托配制的制剂原最小包装、标签和使用说明书实样；委托配制的制剂拟采用的包装、标签和说明书式样及色标；委托配制合同；受托方所在地药品监督管理机构组织对受托方技术人员，厂房（制剂室）、设施、设备等生产条件和能力，以及质检机构、检测设备等质量保证体系考核的意见。省（自治区、直辖市）药品监督管理部门依法进行受理。

在配制中药制剂过程中，委托方或者受托方违反《中医药法》《药品管理法》及其实施条例或者相关规章和质量管理规范的，可以依据相关法律法规或者规章予以处罚。

二、医疗机构制剂注册管理

1. 医疗机构制剂注册制度

获得《医疗机构制剂许可证》的医疗机构，如果需要进行某种制剂的配制，应当向所在地省（自治区、直辖市）药品监督管理部门申请，并报送有关资料和样品，经所在地省（自治区、直辖市）药品监督管理部门批准，发给制剂批准文号后，方可配制。医疗机构制剂的申请人应当是持有《医疗机构执业许可证》并取得《医疗机构制剂许可证》的医疗机构。医疗机构配制制剂，应当按照经核准的工艺进行，所需的原料、辅料和包装材料等应当符合药用要求，不得擅自变更工艺、处方、配制地点和委托配制单位。需要变更的，申请人应当提出补充申请，报送相关资料，经批准后方可执行。

医疗机构制剂批准文号的有效期为 3 年。有效期届满需要继续配制的，申请人应当在有效期届满前 3 个月按照原申请配制程序提出再注册申请，报送有关资料。

医疗机构制剂的批准文号格式为：×药制字 H（Z）＋4 位年号＋4 位流流水号。其中，×为省、自治区、直辖市的简称，H 代表化学制剂，Z 代表中药制剂。

2. 医疗机构配制制剂品种范围

医疗机构配制的制剂，应当是本单位临床需要而市场上没有供应的品种。这里的"市场上没有供应的品种"包括国内尚未批准上市及虽批准上市但某些性质不稳定或有效期短的制剂，市场上不能满足的不同规格、剂量的制剂，临床常用且疗效确切的协定处方制剂，其他临床需要的以及科研用的制剂等。

根据《医疗机构制剂注册管理办法（试行）》，有下列情形之一的，不得作为医疗机构制剂申报：市场上已有供应的品种；含有未经国家药品监督管理部门批准的活性成分的品种；除变态反应原外的生物制品；中药注射剂；中药、化学药组成的复方制剂；医疗用毒性药品、放射性药品；其他不符合国家有关规定的制剂。

《麻醉药品和精神药品管理条例》第四十三条规定，对临床需要而市场无供应的麻醉药品和精神药品，持有医疗机构制剂许可证和印鉴卡的医疗机构需要配制制剂的，应当经所在地省级药品监督管理部门批准。

3. 医疗机构配制制剂的质量管理

为加强医疗机构的制剂配制和质量管理，参照《药品生产质量管理规范》的基本原则，原国家药品监督管理局于 2001 年 3 月发布并施行了《医疗机构制剂配制质量管理规范（试行）》（局令第 27 号），该规范是制剂配制和质量管理的基本原则，适用于制剂配制的全过程。

（1）人员管理 制剂室和药检室的负责人应具有大专以上药学或相关专业学历，具有相应管理的实践经验，有对工作中出现的问题作出正确判断和处理的能力。制剂室和药检室的负责人不得互相兼任。从事制剂配制操作及药检人员，应经专业技术培训，具有基础理论知识和实际操作技能。凡有特殊要求的制剂配制操作和药检人员还应经相应的专业技术培训。

（2）质量检验合格 医疗机构制剂需按规定进行质量检验，质量检验一般由医疗机构的药检室负责，检验合格后，凭医师处方使用。

（3）使用管理 制剂配发必须有完整的记录或凭据。内容包括：领用部门、制剂名称、批号、规格、数量等。制剂在使用过程中出现质量问题时，制剂质量管理组织应及时进行处理，出现质量问题的制剂应立即收回，并填写收回记录。收回记录应包括：制剂名称、批号、规格、数量、收回部门、收回原因、处理意见及日期等。制剂使用过程中发现的不良反应，应按《药品不良反应报告和监测管理办法》的规定予以记录，填表上报。保留病历和有关检验、检查报告单等原始记录至少一年备查。

4. 医疗机构制剂的调剂使用

医疗机构制剂一般只能是本医院自用，不得调剂使用。在特殊情况下，经国家或者省（自治区、直辖市）药品监督管理部门批准，医疗机构配制的制剂可以在规定的期限内、在指定的医疗机构之间调剂使用，其中的"特殊情况"是指：发生灾情、疫情、突发事件或者临床急需而市场没有供应时。在省内进行调剂是由省（自治区、直辖市）药品监督管理部门批准；在各省之间进行调剂或者国家药品监督管理局规定的特殊制剂的调剂必须经国家药品监督管理局批准。医疗机构制剂的调剂使用不得超出规定的期限、数量和范围。

取得制剂批准文号的医疗机构应当对调剂使用的医疗机构制剂的质量负责。接受调剂的医疗机构应当严格按照制剂的说明书使用，并对超范围使用或使用不当造成的不良后果承担责任。

【能力训练】

能力训练　医疗机构制剂管理

（一）材料准备或背景资料

河北省某医院某特殊疾病治疗制剂，有固定配方，因临床需要，市场上没有供应，于本院进行配制。如果你是这家医院负责申请《医疗机构制剂许可证》的人员，请列出网上申请办理《医疗机构制剂许可证》核发的步骤，并准备申请材料，列出申请材料一览表。

（二）操作步骤或操作要求

序号	步骤	操作要求
1	明确河北省药品监督管理局负责《医疗机构制剂许可证》的办理	登录"河北省药品监督管理局"官网
2	申请《医疗机构制剂许可证》的办理	"河北省药品监督管理局"官网上，在依申请类事项中，找到"医疗机构制剂许可证"并点击。点击办理指南，查阅办事流程和需要准备的申报资料（扫描二维码）

（三）注意事项或常见问题

医疗机构制剂许可证申报资料

1. 本次以河北省药品监督管理局为例，其他药品监督管理局办理方式类同。
2. 能够开展《医疗机构制剂许可证》（批发）换发、注销、登记事项变更、许可事项变更等其他类型业务申请。
3. 法规记于心，药品质量第一。
4. 团队合作，准备申报材料。

（四）评价标准

序号	操作步骤	分值	得分
1	明确河北省药品监督管理局负责《医疗机构制剂许可证》的办理	30	
2	申请《医疗机构制剂许可证》的办理	70	
合计		100	

任务四　药物临床应用管理

【基本知识】

一、临床应用管理

1. 合理用药的基本要求

合理用药是指安全、有效、经济地使用药物。医疗机构应当遵循有关临床应用指导原则、临床路径、临床诊疗指南和药品说明书等合理使用药物；对医师处方、用药医嘱的适宜性进行审核。

2. 药物临床应用管理规定

药物临床应用管理是对医疗机构临床诊断、预防和治疗疾病用药全过程实施监督管理。医疗机构应当遵循安全、有效、经济的合理用药原则，尊重患者对药品使用的知情权和隐私权。

医院应当加强处方质量和药物临床应用管理，规范医师处方行为，落实处方审核、发药、核对与用药交代等相关规定；定期对医务人员进行合理用药知识培训与教育；制订并落实持续质量改进措施。

二、抗菌药物临床应用管理

为加强对医疗机构抗菌药物临床应用的管理、提高抗菌药物的临床应用水平，原卫生部2012年4月发布了《抗菌药物临床应用管理办法》（卫生部令84号），实施对抗菌药物的临床应用分级管理。

1. 抗菌药物的界定

《抗菌药物临床应用管理办法》所称抗菌药物是指治疗细菌、支原体、衣原体、立克次体、螺旋体、真菌等病原微生物所致感染性疾病病原的药物，不包括治疗结核病、寄生虫病和各种病毒所致感染性疾病的药物以及具有抗菌作用的中药制剂。

2. 抗菌药物分级和分级标准

抗菌药物临床应用应当遵循安全、有效、经济的原则。抗菌药物临床应用实行分级管理。根据安全性、疗效、细菌耐药性、价格等因素，将抗菌药物分为三级：非限制使用级、限制使用级与特殊使用级，具体见表5-5。

表 5-5　抗菌药物分级

抗菌药物分级	具体要求
非限制使用级	经长期临床应用证明安全、有效，对细菌耐药性影响较小，价格相对较低的抗菌药物
限制使用级	经长期临床应用证明安全、有效，对细菌耐药性影响较大，或者价格相对较高的抗菌药物
特殊使用级	①具有明显或者严重不良反应，不宜随意使用的抗菌药物；②需要严格控制使用，避免细菌过快产生耐药性的抗菌药物；③疗效、安全性方面的临床资料较少的抗菌药物；④价格昂贵的抗菌药物

3. 医院抗菌药物管理组织机构及职责

医疗机构主要负责人是本医疗机构抗菌药物临床应用管理的第一责任人。

医疗机构应当设立抗菌药物管理工作机构或者配备专（兼）职人员负责本医疗机构的抗菌药

物管理工作；二级以上的医院、妇幼保健院及专科疾病防治机构应当在药事管理与药物治疗学委员会下设立抗菌药物管理工作组。抗菌药物管理工作组由医务、药学、感染性疾病、临床微生物、护理、医院感染管理等部门负责人和具有相关专业高级技术职务任职资格的人员组成，医务、药学等部门共同负责日常管理工作；其他医疗机构设立抗菌药物管理工作小组或者指定专（兼）职人员，负责具体管理工作。

医疗机构抗菌药物管理工作机构或者专（兼）职人员的主要职责是：贯彻执行抗菌药物管理相关的法律、法规、规章，制订本医疗机构抗菌药物管理制度并组织实施；审议本医疗机构抗菌药物供应目录，制订抗菌药物临床应用相关技术性文件，并组织实施；对本医疗机构抗菌药物临床应用与细菌耐药情况进行监测，定期分析、评估、上报监测数据并发布相关信息，提出干预和改进措施；对医务人员进行抗菌药物管理相关法律、法规、规章制度和技术规范培训，组织对患者合理使用抗菌药物的宣传教育。

4. 抗菌药物的购进、使用和评估

（1）抗菌药物分级管理目录及采购　医疗机构应当按照省（自治区、直辖市）卫生健康主管部门制定的抗菌药物分级管理目录，制订本医疗机构抗菌药物供应目录，并向核发其《医疗机构执业许可证》的卫生健康主管部门备案。医疗机构抗菌药物供应目录包括采购抗菌药物的品种、品规。未经备案的抗菌药物品种、品规，医疗机构不得采购。医疗机构应当严格控制本医疗机构抗菌药物供应目录的品种数量。同一通用名称抗菌药物品种，注射剂型和口服剂型各不得超过2种。具有相似或者相同药理学特征的抗菌药物不得重复列入供应目录。其中碳青霉烯类抗菌药物注射剂型严格控制在3个品规内。要按照规定调整抗菌药物供应目录，调整周期原则上为2年，最短不少于1年，并在目录调整后15日内报核发其《医疗机构许可证》的卫生健康主管部门备案。

医疗机构应当按照国家药品监督管理部门批准并公布的药品通用名称购进抗菌药物，优先选用《国家基本药物目录》《国家处方集》和《国家基本医疗保险、工伤保险和生育保险药品目录》收录的抗菌药物品种。基层医疗卫生机构只能选用基本药物中的抗菌药物品种。

因特殊治疗需要，医疗机构需使用本医疗机构抗菌药物供应目录以外抗菌药物的，可以启动临时采购程序。临时采购应当由临床科室提出申请，说明申请购入的抗菌药物名称、剂型、规格、数量、使用对象和使用理由，经本医疗机构抗菌药物管理工作组审核同意后，由药学部门临时一次性购入使用。医疗机构应当严格控制临时采购抗菌药物的品种和数量，同一通用名抗菌药物品种启动临时采购程序原则上每年不得超过5例次。如果超过5例次，应当讨论是否列入本医疗机构抗菌药物供应目录。调整后的抗菌药物供应目录总品种数不得增加。

（2）抗菌药物遴选和定期评估制度　医疗机构遴选和新引进抗菌药物品种，应当由临床科室提交申请报告，经药学部门提出意见后，由抗菌药物管理工作组审议。

抗菌药物管理工作组三分之二以上成员审议同意，并经药事管理与药物治疗学委员会三分之二以上委员审核同意后方可列入采购供应目录。抗菌药物品种或者品规存在安全隐患、疗效不确定、耐药率高、性价比差或者违规使用等情况的，临床科室、药学部门、抗菌药物管理工作组可以提出清退或者更换意见。清退意见经抗菌药物管理工作组二分之一以上成员同意后执行，并报药事管理与药物治疗学委员会备案，更换意见经药事管理与药物治疗学委员会讨论通过后执行。清退或者更换的抗菌药物品种或者品规原则上12个月内不得重新进入本医疗机构抗菌药物供应目录。

（3）抗菌药物处方权、调剂资格的授予　二级以上医院应当定期对医师和药师进行抗菌药物临床应用知识和规范化管理培训。医师经本医疗机构培训并考核合格后，方可获得相应的处方权。其他医疗机构依法享有处方权的医师、乡村医生和从事处方调剂工作的药师，由县级以上地方卫生健康主管部门组织相关培训、考核。经考核合格的，授予相应的抗菌药物处方权或者抗菌药物调剂资格。

具有高级专业技术职务任职资格的医师可授予特殊使用级抗菌药物处方权；具有中级以上专

业技术职务任职资格的医师，可授予限制使用级抗菌药物处方权；具有初级专业技术职务任职资格的医师，在乡、民族乡、镇、村的医疗机构独立从事一般执业活动的执业助理医师以及乡村医生，可授予非限制使用级抗菌药物处方权。

5. 抗菌药物的应用监测和细菌耐药

（1）抗菌药物的应用监测　医疗机构和医务人员应当严格掌握使用抗菌药物预防感染的指征。预防感染、治疗轻度或者局部感染应当首选非限制使用级抗菌药物；严重感染、免疫功能低下合并感染或者病原菌只对限制使用级抗菌药物敏感时，方可选用限制使用级抗菌药物；特殊使用级抗菌药物不得在门诊使用，临床应用特殊使用级抗菌药物应当严格掌握用药指征，经抗菌药物管理工作组指定的专业技术人员会诊同意后，由具有相应处方权医师开具处方。特殊使用级抗菌药物会诊人员由具有抗菌药物临床应用经验的感染性疾病科、呼吸科、重症医学科、微生物检验科、药学部门等具有高级专业技术职务任职资格的医师、药师或具有高级专业技术职务任职资格的抗菌药物专业临床药师担任。

《关于进一步加强抗菌药物临床应用管理遏制细菌耐药的通知》强调医疗机构要重点加强预防使用、联合使用和静脉输注抗菌药物管理，要强化碳青霉烯类抗菌药物以及替加环素等特殊使用级抗菌药物管理。特殊使用级抗菌药物紧急情况下未经会诊同意或确需越处方权限使用的，处方量不得超过 1 日用量，并做好相关病历记录。接受特殊使用级抗菌药物治疗的住院患者抗菌药物使用前微生物送检率不低于 80%。对碳青霉烯类抗菌药物及替加环素等特殊使用级抗菌药物先行实施专档管理。各临床科室使用碳青霉烯类抗菌药物及替加环素时，要按照要求及时填报有关信息。医疗机构要指定专人定期收集、汇总本单位碳青霉烯类抗菌药物及替加环素使用情况信息表，并进行分析，采取针对性措施，有效控制碳青霉烯类抗菌药物和替加环素耐药。对基层医疗机构以及二级以上医疗机构中抗菌药物临床使用量大、使用级别高、容易产生问题的重症监护病房（ICU）、新生儿室、血液科病房、呼吸科病房、神经科病房、烧伤病房等科室，要重点加强抗菌药物管理。

因抢救生命垂危的患者等紧急情况，医师可以越级使用抗菌药物。越级使用抗菌药物应当详细记录用药指征，并应当于 24 小时内补办越级使用抗菌药物的必要手续。

（2）细菌耐药预警　医疗机构应当开展细菌耐药监测工作，建立细菌耐药预警机制，并采取下列相应措施：①主要目标细菌耐药率超过 30% 的抗菌药物，应当及时将预警信息通报本医疗机构医务人员；②主要目标细菌耐药率超过 40% 的抗菌药物，应当慎重经验用药；③主要目标细菌耐药率超过 50% 的抗菌药物，应当参照药敏试验结果选用；④主要目标细菌耐药率超过 75% 的抗菌药物，应当暂停针对此目标细菌的临床应用，根据追踪细菌耐药监测结果，再决定是否恢复临床应用。

6. 抗菌药物临床应用异常情况及处理

（1）抗菌药物应用的公示与报告　医疗机构应当建立本医疗机构抗菌药物临床应用情况排名、内部公示和报告制度。医疗机构应当对临床科室和医务人员抗菌药物使用量、使用率和使用强度等情况进行排名并予以内部公示；对排名后位或者发现严重问题的医师进行批评教育，情况严重的予以通报。医疗机构应当按照要求对临床科室和医务人员抗菌药物临床应用情况汇总，并向核发其《医疗机构执业许可证》的卫生健康主管部门报告。非限制使用级抗菌药物临床应用情况，每年报告一次；限制使用级和特殊使用级抗菌药物临床应用情况，每半年报告一次。

（2）抗菌药物应用异常情况调查　医疗机构应当对以下抗菌药物临床应用异常情况开展调查，并根据不同情况作出处理：使用量异常增长的抗菌药物；半年内使用量始终居于前列的抗菌药物；经常超适应症、超剂量使用的抗菌药物；企业违规销售的抗菌药物；频繁发生严重不良事件的抗菌药物。

（3）抗菌药物的监督管理　县级以上卫生健康主管部门应当加强对本行政区域内医疗机构抗菌药物临床应用情况的监督检查，建立医疗机构抗菌药物临床应用管理评估制度，建立抗菌药物临床应用情况排名、公布和诫勉谈话制度。对本行政区域内医疗机构抗菌药物使用量、使用率和使用强度等情况进行排名，将排名情况向本行政区域内医疗机构公布，并报上级卫生健康主管部门备案；对发生重大、特大医疗质量安全事件或者存在严重医疗质量安全隐患的各级各类医疗机构的负责人进行诫勉谈话，情况严重的予以通报。

卫生健康主管部门建立全国抗菌药物临床应用监测网和全国细菌耐药监测网，对全国抗菌药物临床应用和细菌耐药情况进行监测；根据监测情况定期公布抗菌药物临床应用控制指标，开展抗菌药物临床应用质量管理与控制工作。省（自治区、直辖市）卫生健康主管部门应当建立本行政区域的抗菌药物临床应用监测网和细菌耐药监测网，对医疗机构抗菌药物临床应用和细菌耐药情况进行监测，开展抗菌药物临床应用质量管理与控制工作。

卫生健康主管部门应当将医疗机构抗菌药物临床应用情况纳入医疗机构考核指标体系；将抗菌药物临床应用情况作为医疗机构定级、评审、评价的重要指标，考核不合格的，视情况对医疗机构作出降级、降等、评价不合格处理。

医疗机构应当对出现抗菌药物超常处方3次以上且无正当理由的医师提出警告，限制其特殊使用级和限制使用级抗菌药物处方权。医师出现下列情形之一的，医疗机构应当取消其处方权：抗菌药物考核不合格的；限制处方权后，仍出现超常处方且无正当理由的；未按照规定开具抗菌药物处方，造成严重后果的；未按照规定使用抗菌药物，造成严重后果的；开具抗菌药物处方牟取不正当利益的。药师未按照规定审核抗菌药物处方与用药医嘱，造成严重后果的，或者发现处方不适宜、超常处方等情况未进行干预且无正当理由的，二级以上医院药师由医疗机构取消其药物调剂资格，基层医院药师由县级卫生部门取消其药物调剂资格。医师处方权和药师药物调剂资格取消后，在6个月内不得恢复其处方权和药物调剂资格。

【课后练习】

一、单项选择题

1. 患者到药店购买处方药必须出示（   ）。
   A. 身份证明
   B. 药师处方
   C. 医生医嘱
   D. 医师处方
   E. 以上都对

   【试题答案】D

2. 以下药品中属于处方药的是（   ）。
   A. 板蓝根颗粒剂
   B. 杞菊地黄丸
   C. 维生素
   D. 乙肝疫苗
   E. 以上都对

   【试题答案】D

3. 依照《处方管理办法》规定，调剂处方必须做到"四查十对"，其"四查"是指（   ）。
   A. 查姓名、查药品、查剂量用法、查给药途径
   B. 查剂量、查用法、查重复用药、查配伍禁忌
   C. 查处方、查药的性状、查给药途径、查用药失误
   D. 查处方、查药品、查配伍禁忌、查用药合理性
   E. 以上都对

   【试题答案】D

4. 根据《处方管理办法》，处方前记中应该标明（   ）。
   A. 药品金额
   B. 临床诊断
   C. 药品用法用量
   D. 药品名称
   E. 以上都对

   【试题答案】B

5. 医疗机构药学技术人员不得少于本医疗机构卫生专业技术人员的（   ）。
   A. 2%
   B. 4%
   C. 5%
   D. 6%
   E. 8%

   【试题答案】E

6. 医疗机构购进药品，必须建立并执行（   ）。
   A. 进货检查验收制度
   B. 来源检查制度
   C. 抽检制度
   D. 上报管理机构制度
   E. 独自购买

   【试题答案】A

7. 下列医疗机构制剂批准文号正确的是（   ）。
   A. 国药制字 H2002005
   B. 国药准字 H2002005
   C. 京药制字 H2002005
   D. 京药准字 H2002005
   E. 以上都对

   【试题答案】C

8. 《医疗机构制剂许可证》有效期为（   ）。
   A. 5年
   B. 3年
   C. 2年
   D. 1年
   E. 以上都对

   【试题答案】A

任务四　药物临床应用管理　　215

9. 医疗机构制剂批准文号的有效期为（　　　）。

A. 5年　　　　　　　　B. 3年　　　　　　　　C. 2年　　　　　　　　D. 1年

E. 以上都对

【试题答案】B

10. 医疗机构药品采购通常采用药品集中招标采购方式，必须建立并执行（　　　）。

A. 进货抽检制度　　　　　　　　　　　　B. 进货检查验收制度

C. 进货验收制度　　　　　　　　　　　　D. 进货检查制度

E. 以上都对

【试题答案】B

11. 药品发放应当遵循（　　）的原则。

A. 远效期后出　　　　　　　　　　　　B. 近效期后出

C. 近效期先出　　　　　　　　　　　　D. 远效期先出

E. 以上都对

【试题答案】C

二、多项选择题

1. 药师调剂处方必须做到"四查十对"，"四查十对"是指（　　　）。

A. 查处方，对科别、姓名、年龄　　　　B. 查药品，对药名、剂型、规格、数量

C. 查用药合理性，对临床诊断　　　　　D. 查配伍禁忌，对药品性状，用法用量

E. 以上都不对

【试题答案】ABCD

2. 根据《处方管理办法》，医疗机构处方保存期限为1年的有（　　　）。

A. 急诊处方　　　　　　　　　　　　　B. 普通处方

C. 儿科处方　　　　　　　　　　　　　D. 医疗用毒性药品处方

E. 以上都不对

【试题答案】ABC

3. 根据《处方管理办法》，执业药师或药师对处方审核的内容包括（　　　）。

A. 是否有重复给药现象　　　　　　　　B. 处方的前记、正文、后记是否清晰、完整

C. 剂量、用法的正确性　　　　　　　　D. 选用剂型与给药途径的合理性

E. 以上都不对

【试题答案】ABCD

4. 医疗机构药事组织的主要功能（　　　）。

A. 采购药品　　　　　　　　　　　　　B. 调配处方

C. 配制制剂　　　　　　　　　　　　　D. 提供用药咨询活动

E. 销售药品

【试题答案】ABCD

5. 不合理用药的后果（　　　）。

A. 浪费医药资源　　　　　　　　　　　B. 延误疾病的治疗

C. 引发药物不良反应及药源性疾病　　　D. 造成药疗事故

E. 以上都不对

【试题答案】ABCD

6. 合理用药原则（　　　）。

A. 安全　　　　　　　　　　　　　　　B. 有效

C. 经济　　　　　　　　　　　　　　　D. 适当

E. 以上都不对

【试题答案】ABCD

项目六　特殊管理的药品管理

【学习目标】

知识目标：掌握疫苗、麻醉药品、精神药品、医疗用毒性药品、含特殊管理药品复方制剂等在生产、经营、使用等方面的特殊管理规定，熟悉药品类易制毒化学品、含兴奋剂药品等限制类药品在生产、经营、使用等方面的管理要点，了解血液制品的有关知识。

技能目标：能根据特殊管理药品及限制类药品的有关法规要求，正确开展生产、经营（批发、零售）、使用等各工作环节相关的岗位操作，能正确填写、管理好相关记录和文件，能正确辨识其种类及使用特点，能提高学习者对特殊管理药品及限制类药品的安全意识。

素质目标：培养学生遵纪守法、合理使用特殊管理药品的意识和理念；培养学生将理论知识运用于解决实际问题的能力，树立严谨、精益求精的工作态度；培养学生安全意识，认识特殊管理药品加强监管的必要性。

【知识导图】

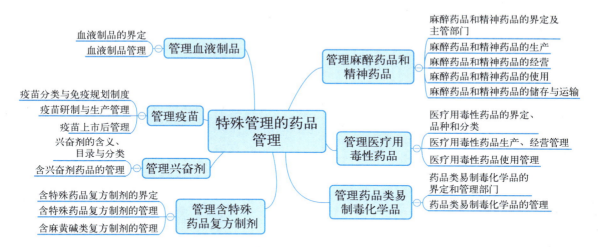

药品是关系到公众生命健康的特殊商品。药品自身具备的特性导致药品在临床使用及管理中存在风险。《药品管理法》第六十一条第二款规定，疫苗、血液制品、麻醉药品、精神药品、医疗用毒性药品、放射性药品、药品类易制毒化学品等国家实行特殊管理的药品不得在网络上销售。《药品管理法》第一百一十二条对实行特殊管理规定的药品管理予以进一步明确，国务院对麻醉药品、精神药品、医疗用毒性药品、放射性药品、药品类易制毒化学品等有其他特殊管理规定的，依照其规定。特殊管理药品的特殊性在于这类药品虽然与普通药品一样都具有医疗上的价值，但因其有特殊的药理、生理作用，如果管理、使用不当将严重危害病患者及公众的生命健康乃至社会的利益。《药品管理法》以及相关行政法规、规章和规范性文件对这类药品的研制、生产、经营、使用和监督管理作出不同程度的特殊管理规定，甚至需要专门另行立法予以特别规范，以保证药品合法、安全、合理使用。

疫苗作为用于健康人体预防和控制传染性疾病的预防性生物制品，其流通和管理与维护公众健康和生命安全密切相关。为了加强疫苗管理，保证疫苗质量和供应，规范预防接种，促进疫苗行业发展，保障公众健康，维护公共卫生安全，国家颁布出台了《疫苗管理法》，对疫苗实行更加严格的特殊管理。

根据国家相关行政法规、规章的规定，国家药品监督管理部门对药品类易制毒化学品实施一定的特殊管理；对兴奋剂药品，依其品种不同实施不同层次的管理。

除此之外，由于含特殊药品复方制剂（如含麻黄碱类复方制剂、含可待因复方口服溶液、复方地芬诺酯片、复方甘草片等）所含成分的特性，使之具有不同于一般药品的管理风险。为此，国务院药品监督管理部门连续发布了多个关于加强此类药品管理的规范性文件，对部分含特殊药品复方制剂的生产、流通、监督管理作出了严格的规定。

本章并未涵盖所有实行特殊管理的药品，本章涉及的有特殊管理规定的药品，包括麻醉药品、精神药品、医疗用毒性药品、药品类易制毒化学品、含特殊药品复方制剂、兴奋剂、疫苗和血液制品等。

任务一　管理麻醉药品和精神药品

【基本知识】

为加强麻醉药品和精神药品的管理，保证麻醉药品和精神药品合法、安全、合理使用，防止流入非法渠道，国家对麻醉药品药用原植物以及麻醉药品和精神药品实行管制。除条例另有规定外，任何单位、个人不得进行麻醉药品药用原植物的种植以及麻醉药品和精神药品的实验研究、生产、经营、使用、储存、运输等活动。根据《药品管理法》和其他有关法律的规定，2005 年 8 月 3 日国务院发布《麻醉药品和精神药品管理条例》（国务院令第 442 号），此后，经历了两次修改。

一、麻醉药品和精神药品的界定及主管部门

（一）麻醉药品和精神药品的概念

1. 麻醉药品

麻醉药品是指列入麻醉药品目录的药品和其他物质。这类药品连续使用易产生生理依赖性，能成瘾癖。

2. 精神药品

精神药品是指列入精神药品目录的药品和其他物质。这类药品直接作用于中枢神经系统，使之兴奋或抑制，连续使用可产生依赖性。

依据精神药品使人体产生的依赖性和危害人体健康的程度，将其分为第一类精神药品和第二类精神药品。

3. 非药用类麻醉药品和精神药品

非药用类麻醉药品和精神药品，是指未作为药品生产和使用，具有成瘾性或者成瘾潜力且易被滥用的物质。

2015 年 9 月，公安部、原国家食品药品监督管理总局、原国家卫生计生委和国家禁毒委员会办公室联合制定了《非药用类麻醉药品和精神药品列管办法》（公通字〔2015〕27 号），指出麻醉药品和精神药品按照药用类和非药用类分类列管，除麻醉药品和精神药品管理品种目录已有列管品种外，新增非药用类麻醉药品和精神药品管制品种，并在附件中列出了具体的"非药用类麻醉药品和精神药品管制品种增补目录"。具体管制品种目录的调整由国务院公安部门会同国务院药品监督管理部门和国务院卫生健康主管部门负责。非药用类麻醉药品和精神药品发现医药用途，调整列入药品目录的，不再列入非药用类麻醉药品和精神药品管制品种目录。对列管的非药用类麻醉药品和精神药品，禁止任何单位和个人生产、买卖、运输、使用、储存和进出口。因科研、实验需要使用非药用类麻醉药品和精神药品，在药品、医疗器械生产、检测中需要使用非药用类麻醉药品和精神药品标准品、对照品，以及药品生产过程中非药用类麻醉药品和精神药品中间体的管理，按照有关规定执行。各级公安机关和有关部门依法加强对非药用类麻醉药品和精神药品违法犯罪行为的打击处理。

（二）麻醉药品和精神药品的专用标志

根据《药品管理法》及相关规定，麻醉药品和精神药品的标签必须印有国务院药品监督管理部门规定的标志。国务院药品监督管理部门规定的麻醉药品专用标志样式如图 6-1 所示（颜色：天蓝色与白色相间），精神药品专用标志样式如图 6-2 所示（颜色：绿色与白色相间）。

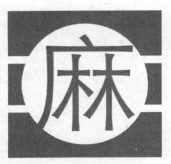 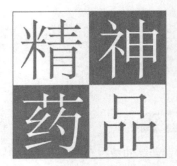

图 6-1　麻醉药品专用标志　　　　图 6-2　精神药品专用标志

（三）管理部门及职责

国务院药品监督管理部门负责全国麻醉药品和精神药品的监督管理工作，并会同国务院农业主管部门对麻醉药品药用原植物实施监督管理。各省（自治区、直辖市）药品监督管理部门负责本行政区域内麻醉药品和精神药品的监督管理工作。

国务院公安部门负责对造成麻醉药品药用原植物、麻醉药品和精神药品流入非法渠道的行为进行查处。县级以上地方公安机关负责对本行政区域内造成麻醉药品和精神药品流入非法渠道的行为进行查处。

国务院其他有关主管部门在各自的职责范围内负责与麻醉药品和精神药品有关的管理工作。

县级以上地方人民政府其他有关主管部门在各自的职责范围内负责与麻醉药品和精神药品有关的管理工作。

（四）麻醉药品和精神药品目录

《麻醉药品和精神药品管理条例》（以下简称《条例》）第 3 条规定，麻醉药品和精神药品目录由国务院药品监督管理部门会同国务院公安部门、国务院卫生健康主管部门制定、调整并公布。

根据《条例》规定，原国家食品药品监督管理总局、公安部、原国家卫生计生委于 2013 年 11 月 11 日联合公布《麻醉药品品种目录（2013 年版）》和《精神药品品种目录（2013 年版）》（食药监药化监〔2013〕230 号），自 2014 年 1 月 1 日起施行。

1. 麻醉药品目录

《麻醉药品品种目录（2013 版）》共 121 个品种，其中我国生产及使用的品种及包括的制剂、提取物、提取物粉共有 27 个品种，具体有以下品种。

1	可卡因	9	吗啡（包括吗啡阿托品注射液）	17	右丙氧芬
2	罂粟浓缩物（包括罂粟果提取物、罂粟果提取物粉）	10	阿片（包括复方樟脑酊、阿桔片）	18	双氢可待因
3	二氢埃托啡	11	羟考酮	19	乙基吗啡
4	地芬诺酯	12	哌替啶	20	福尔可定
5	芬太尼	13	瑞芬太尼	21	布桂嗪
6	氢可酮	14	舒芬太尼	22	罂粟壳
7	氢吗啡酮	15	蒂巴因		
8	美沙酮	16	可待因		

需要说明的有两点，一是上述品种包括其可能存在的盐和单方制剂（除非另有规定）；二是

上述品种包括其可能存在的化学异构体及酯、醚（除非另有规定）。

《条例》规定，麻醉药品目录中的罂粟壳只能用于中药饮片和中成药的生产以及医疗配方使用。

2. 精神药品目录

《精神药品品种目录（2013 版）》（以下简称《目录》）共有 149 个品种，其中第一类精神药品有 68 个品种，第二类精神药品有 81 个品种。

《目录》确定的我国生产及使用的第一类精神药品有 7 个品种，具体有哌醋甲酯、司可巴比妥、丁丙诺啡、γ-羟丁酸、氯胺酮、马吲哚、三唑仑。

《目录》确定的我国生产及使用的第二类精神药品有 28 个品种，具体有以下品种。

1	异戊巴比妥	8	地西泮	15	奥沙西泮	22	丁丙诺啡透皮贴剂
2	格鲁米特	9	艾司唑仑	16	匹莫林	23	布托啡诺及其注射剂
3	喷他佐辛	10	氟西泮	17	苯巴比妥	24	地佐辛及其注射剂
4	戊巴比妥	11	劳拉西泮	18	唑吡坦	25	麦角胺咖啡因片
5	阿普唑仑	12	甲丙氨酯	19	咖啡因	26	氨酚氢可酮片
6	巴比妥	13	咪达唑仑	20	安钠咖	27	扎来普隆
7	氯硝西泮	14	硝西泮	21	曲马多	28	佐匹克隆

需要说明的有两点，一是上述品种包括其可能存在的盐和单方制剂（除非另有规定）；二是上述品种包括其可能存在的化学异构体及酯、醚（除非另有规定）。

丁丙诺啡透皮贴剂、佐匹克隆（包括其盐异构体和单方制剂）是新调整进入第二类精神药品目录的品种，自 2014 年 1 月 1 日起，按第二类精神药品管理。

2015 年 4 月 3 日，原国家食品药品监督管理总局、公安部、原国家卫生计生委联合发布了《关于将含可待因复方口服液体制剂列入第二类精神药品管理的公告》（2015 年第 10 号）："根据《麻醉药品和精神药品管理条例》的有关规定，食品药品监管总局、公安部、国家卫生计生委决定将含可待因复方口服液体制剂（包括口服溶液剂、糖浆剂）列入第二类精神药品管理。"公告自 2015 年 5 月 1 日起施行。含可待因复方口服液体制剂品种如下。

（1）复方磷酸可待因溶液；

（2）复方磷酸可待因溶液（Ⅱ）；

（3）复方磷酸可待因口服溶液；

（4）复方磷酸可待因口服溶液（Ⅲ）；

（5）复方磷酸可待因糖浆；

（6）可愈糖浆；

（7）愈酚待因口服溶液；

（8）愈酚伪麻待因口服溶液。

2019 年 7 月 11 日，国家药品监督管理局、公安部、国家卫生健康委员会联合发布了《关于将含羟考酮复方制剂等品种列入精神药品管理的公告》（2019 年第 63 号）：根据《麻醉药品和精神药品管理条例》有关规定，国家药品监督管理局、公安部、国家卫生健康委员会决定将含羟考酮复方制剂等品种列入精神药品管理。现公告如下：

①口服固体制剂每剂量单位含羟考酮碱大于 5 毫克，且不含其他麻醉药品、精神药品或药品类易制毒化学品的复方制剂列入第一类精神药品管理；②口服固体制剂每剂量单位含羟考酮碱不超过 5 毫克，且不含其他麻醉药品、精神药品或药品类易制毒化学品的复方制剂列入第二类精神药品管理；③丁丙诺啡与纳洛酮的复方口服固体制剂列入第二类精神药品管理。公告自 2019 年 9 月 1 日起施行。

2019 年 12 月 16 日，国家药品监督管理局、公安部、国家卫生健康委员会联合发布了《关于将瑞马唑仑列入第二类精神药品管理的公告》（2019 年第 108 号）："根据《麻醉药品和精神药品管理条例》有关规定，国家药品监管局、公安部、国家卫生健康委员会决定将瑞马唑仑（包括其可能存在的盐、单方制剂和异构体）列入第二类精神药品管理。"公告自 2020 年 1 月 1 日起施行。

二、麻醉药品和精神药品的生产

（一）生产总量控制

国家根据麻醉药品和精神药品的医疗、国家储备和企业生产所需原料的需要确定需求总量，对麻醉药品药用原植物的种植、麻醉药品和精神药品的生产实行总量控制。

麻醉药品和精神药品的年度生产计划，由国务院药品监督管理部门根据麻醉药品和精神药品的需求总量制定。

麻醉药品药用原植物年度种植计划，由国务院药品监督管理部门和国务院农业主管部门根据麻醉药品年度生产计划共同制定。麻醉药品药用原植物种植企业应当根据年度种植计划，种植麻醉药品药用原植物；并且应当向国务院药品监督管理部门和国务院农业主管部门定期报告种植情况。

麻醉药品药用原植物种植企业由国务院药品监督管理部门和国务院农业主管部门共同确定，其他单位和个人不得种植麻醉药品药用原植物。

（二）定点生产管理

为严格麻醉药品和精神药品生产管理，国家对麻醉药品和精神药品实行定点生产制度。国务院药品监督管理部门按照合理布局、总量控制的原则，根据麻醉药品和精神药品的需求总量，确定麻醉药品和精神药品定点生产企业的数量和布局，并根据年度需求总量对定点生产企业的数量和布局进行调整、公布。麻醉药品、精神药品定点生产企业应当符合规定的条件，由省（自治区、直辖市）药品监督管理部门审批。

定点生产企业应当严格按照麻醉药品和精神药品年度生产计划安排生产，并依照规定向所在地省（自治区、直辖市）药品监督管理部门报告生产情况。经批准定点生产的麻醉药品、精神药品不得委托加工。

三、麻醉药品和精神药品的经营

（一）实行定点经营

国家对麻醉药品和精神药品实行定点经营制度，未经批准的任何单位和个人不得从事麻醉药品和精神药品经营活动。

国务院药品监督管理部门应当根据麻醉药品和第一类精神药品的需求总量，确定麻醉药品和第一类精神药品的定点批发企业布局，并应当根据年度需求总量对布局进行调整、公布。药品经营企业不得经营麻醉药品原料药和第一类精神药品原料药。但是，供医疗、科学研究、教学使用的小包装的上述药品可以由国务院药品监督管理部门规定的药品批发企业经营。

（二）定点经营企业必备条件

麻醉药品和精神药品定点批发企业除应当具备《药品管理法》第五十二条规定的药品经营企业的开办条件外，还应当具备：①有符合《麻醉药品和精神药品管理条例》规定的麻醉药品和精神药品储存条件。②有通过网络实施企业安全管理和向药品监督管理部门报告经营信息的能力。③单位及其工作人员 2 年内没有违反有关禁毒的法律、行政法规规定的行为。④符合国务院药品监督管理部门公布的定点批发企业布局。

麻醉药品和第一类精神药品的定点批发企业还应当具有保证供应责任区域内医疗机构所需麻醉药品和第一类精神药品的能力，并具有保证麻醉药品和第一类精神药品安全经营管理制度。

（三）定点经营资格审批

跨省、自治区、直辖市从事麻醉药品和第一类精神药品批发业务的药品经营企业称为全国性批发企业，应当经国务院药品监督管理部门批准，并予以公布。

国务院药品监督管理部门在批准全国性批发企业时，应当明确其所承担供药责任的区域。

在本省、自治区、直辖市行政区域内从事麻醉药品和第一类精神药品批发业务的药品经营企业称为区域性批发企业，应当经所在地省（自治区、直辖市）药品监督管理部门批准，并予以公布。

省（自治区、直辖市）药品监督管理部门在批准区域性批发企业时，应当明确其所承担供药责任的区域。

专门从事第二类精神药品批发业务的药品经营企业，应当经所在地省（自治区、直辖市）药品监督管理部门批准，并予以公布。

仅取得第二类精神药品经营资格的药品批发企业，只能从事第二类精神药品批发业务。

从事麻醉药品和第一类精神药品批发业务的全国性批发企业、区域性批发企业，可以从事第二类精神药品批发业务。

经所在地设区的市级药品监督管理部门批准，实行统一进货、统一配送、统一管理的药品零售连锁企业可以从事第二类精神药品零售业务。

各级药品监督管理部门应当及时将批准的全国性批发企业、区域性批发企业、专门从事第二类精神药品批发的企业和从事第二类精神药品零售的连锁企业（含相应门店）的名单在网上公布。

（四）麻醉药品和精神药品购销管理

1. 购进管理

全国性批发企业应当从定点生产企业购进麻醉药品和第一类精神药品。区域性批发企业可以从全国性批发企业购进麻醉药品和第一类精神药品，区域性批发企业从定点生产企业购进麻醉药品和第一类精神药品制剂，须经所在地省（自治区、直辖市）药品监督管理部门批准。

从事第二类精神药品批发业务的企业，可以从第二类精神药品定点生产企业、具有第二类精神药品经营资格的定点批发企业（全国性批发企业、区域性批发企业、其他专门从事第二类精神药品批发业务的企业）购进第二类精神品。

2. 销售管理

全国性批发企业在确保责任区内区域性批发企业供药的基础上，可以在全国范围内向其他区域性批发企业销售麻醉药品和第一类精神药品。

全国性批发企业向取得麻醉药品和第一类精神药品使用资格的医疗机构销售麻醉药品和第一类精神药品，须经医疗机构所在地省（自治区、直辖市）药品监督管理部门批准。

区域性批发企业在确保责任区内医疗机构供药的基础上，可以在本省行政区域内向其他医疗机构销售麻醉药品和第一类精神药品。由于特殊地理位置的原因，区域性批发企业需要就近向其他省、自治区、直辖市行政区域内取得麻醉药品和第一类精神药品使用资格的医疗机构销售麻醉药品和第一类精神药品的，应当经企业所在地省（自治区、直辖市）药品监督管理部门批准。

区域性批发企业之间因医疗急需、运输困难等特殊情况需要调剂麻醉药品和第一类精神药品的，应当在调剂后2日内将调剂情况分别报所在地省（自治区、直辖市）药品监督管理部门备案。从事第二类精神药品批发业务的企业，可以将第二类精神药品销售给定点生产企业、具有第二类精神药品经营资格的药品批发企业、医疗机构、从事第二类精神药品零售的药品零售连锁企业。

3. 销售配送要求

全国性批发企业和区域性批发企业向医疗机构销售麻醉药品和第一类精神药品，应当将药品送至医疗机构。医疗机构不得自行提货。企业销售出库的第二类精神药品不允许购货单位自提，须由供货企业将药品送达医疗机构库房或购买方注册的仓库地址。

药品零售连锁企业对其所属的经营第二类精神药品的门店，应当严格执行统一进货、统一配送和统一管理。药品零售连锁企业门店所零售的第二类精神药品，应当由本企业直接配送，不得委托配送。企业、单位之间购销麻醉药品和精神药品一律禁止使用现金进行交易。

（五）麻醉药品和精神药品零售规定

麻醉药品和第一类精神药品不得零售。

除经批准的药品零售连锁企业外，其他药品零售企业不得从事第二类精神药品零售活动。

第二类精神药品零售企业应当凭执业医师开具的处方，按规定剂量销售第二类精神药品，并将处方保存 2 年备查。

零售第二类精神药品时，处方应经执业药师或其他依法经过资格认定的药学技术人员复核；第二类精神药品一般每张处方不得超过 7 日常用量，禁止超剂量或者无处方销售第二类精神药品。

第二类精神药品零售企业不得向未成年人销售第二类精神药品。在难以确定购药者是否为未成年人的情况下，可查验购药者身份证明。

罂粟壳必须凭盖有乡镇卫生院以上医疗机构公章的医师处方配方使用，不准生用，严禁单味零售，处方保存 3 年备查。

（六）其他相关管理要求

全国性批发企业、区域性批发企业、专门从事第二类精神药品批发业务的企业和经批准从事第二类精神药品零售业务的零售连锁企业配备的麻醉药品、精神药品管理人员和直接业务人员，应当相对稳定，并每年接受不少于 10 学时的麻醉药品和精神药品管理业务培训。

全国性批发企业、区域性批发企业、专门从事第二类精神药品批发业务的企业和经批准从事第二类精神药品零售业务的零售连锁企业应当建立对本单位安全经营的评价机制。定期对安全制度的执行情况进行考核，保证制度的执行，并根据有关管理要求和企业经营实际，及时进行修改、补充和完善；定期对安全设施、设备进行检查、保养和维护，并记录。

四、麻醉药品和精神药品的使用

（一）使用审批

医疗机构需要使用麻醉药品和第一类精神药品的，应当经所在地设区的市级卫生健康主管部门批准，取得《麻醉药品、第一类精神药品购用印鉴卡》（以下简称《印鉴卡》）。

设区的市级卫生健康主管部门发给医疗机构《印鉴卡》时，应当将取得《印鉴卡》的医疗机构情况抄送所在地设区的市级药品监督管理部门，并报省（自治区、直辖市）卫生健康主管部门备案。

省（自治区、直辖市）卫生健康主管部门应当将取得《印鉴卡》的医疗机构名单向本行政区域内的定点批发企业通报。医疗机构应当凭《印鉴卡》向本省（自治区、直辖市）行政区域内的定点批发企业购买麻醉药品和第一类精神药品。

（二）《印鉴卡》管理

1. 取得《印鉴卡》的必备条件

（1）有与使用麻醉药品和第一类精神药品相关的诊疗科目。

（2）具有经过麻醉药品和第一类精神药品培训的、专职从事麻醉药品和第一类精神药品管理的药学专业技术人员。

（3）有获得麻醉药品和第一类精神药品处方资格的执业医师。

（4）有保证麻醉药品和第一类精神药品安全储存的设施和管理制度。

2.《印鉴卡》的有效期

《印鉴卡》有效期为3年。《印鉴卡》有效期满前3个月，医疗机构应当向市级卫生健康主管部门重新提出申请。

《印鉴卡》有效期满需换领新卡的医疗机构，还应当提交原《印鉴卡》有效期期间内麻醉药品、第一类精神药品使用情况。

3.《印鉴卡》的变更

当《印鉴卡》中医疗机构名称、地址、医疗机构法人代表（负责人）、医疗管理部门负责人、药学部门负责人、采购人员等项目发生变更时，医疗机构应当在变更发生之日起3日内到市级卫生健康主管部门办理变更手续。

市级卫生健康主管部门自收到医疗机构变更申请之日起5日内完成《印鉴卡》变更手续，并将变更情况抄送所在地同级药品监督管理部门、公安机关，报省（自治区、直辖市）卫生健康主管部门备案。

（三）处方资格及处方管理

1. 处方权的获得

医疗机构应当按照国务院卫生健康主管部门的规定，对本单位执业医师进行有关麻醉药品和精神药品使用知识的培训、考核，经考核合格的，授予麻醉药品和第一类精神药品处方资格。

执业医师取得麻醉药品和第一类精神药品的处方资格后，方可在本医疗机构开具麻醉药品和第一类精神药品处方，但不得为自己开具该种处方。

医疗机构应当将具有麻醉药品和第一类精神药品处方资格的执业医师名单及其变更情况，定期报送所在地设区的市级卫生健康主管部门，并抄送同级药品监督管理部门。

2. 处方管理

执业医师应当使用专用处方开具麻醉药品和精神药品，单张处方的最大用量应当符合国务院卫生健康主管部门的规定。

对麻醉药品和第一类精神药品处方，处方的调配人、核对人应当仔细核对，签署姓名，并予以登记；对不符合处方管理规定的，处方的调配人、核对人应当拒绝发药。

医疗机构应当对麻醉药品和精神药品处方进行专册登记，加强管理。麻醉药品处方至少保存3年，精神药品处方至少保存2年。

（四）麻醉药品和第一类精神药品借用和配制规定

1. 借用规定

医疗机构抢救患者急需麻醉药品和第一类精神药品而本医疗机构无法提供时，可以从其他医疗机构或者定点批发企业紧急借用；抢救工作结束后，应当及时将借用情况报所在地设区的市级药品监督管理部门和卫生健康主管部门备案。

2. 配制规定

对临床需要而市场无供应的麻醉药品和精神药品，持有医疗机构制剂许可证和《印鉴卡》的医疗机构需要配制制剂的，应当经所在地省（自治区、直辖市）药品监督管理部门批准。医疗机构配制的麻醉药品和精神药品制剂只能在本医疗机构使用，不得对外销售。乡镇卫生院以上医疗机构应加强对购进罂粟壳的管理，严格凭执业医师处方调配使用。

（五）关于加强医疗机构麻醉药品和第一类精神药品管理的规定

2020年9月11日国家卫生健康委办公厅下发了《关于加强医疗机构麻醉药品和第一类精神

药品管理的通知》（国卫办医发〔2020〕13号）。

1. 明确管理责任

医疗机构是麻醉药品和第一类精神药品临床应用管理的责任主体。医疗机构主要负责人应当履行本机构麻醉药品和第一类精神药品管理第一责任人的职责。麻醉药品和第一类精神药品管理及使用相关人员要明确麻醉药品和第一类精神药品管理部门和各岗位人员的职责，全面加强麻醉药品和第一类精神药品的采购、储存、调配、使用以及安全管理。对于麻醉科、手术室等麻醉药品和第一类精神药品使用量大、使用管理环节较多的科室，要重点加强管理，成立以科室负责人为第一责任人的专门工作小组，强化麻醉药品和第一类精神药品日常管理。

2. 强化全流程各环节管理

各级卫生健康主管部门要强化麻醉药品和第一类精神药品开具和使用环节的管理，鼓励有条件的地区实现区域内处方信息联网，重点关注麻醉药品和第一类精神药品的处方用量和处方频次，避免同一患者在多个医疗机构、在同一医疗机构门诊和住院重复获取麻醉药品和第一类精神药品。

医疗机构要全面落实麻醉药品和第一类精神药品管理各项要求，进一步加强全流程各环节管理。根据临床诊疗需求，采购适宜包装、规格的麻醉药品和第一类精神药品，减少剩余药液的产生。门（急）诊药房、住院药房、病房、手术室、内镜室等配备麻醉药品和第一类精神药品基数的重点部门，要采用双锁保险柜或麻醉药品和第一类精神药品智能调配柜储存，储存区域设有防盗设施和安全监控系统。加强手术室药品安全防范，安装视频监控装置，以监控取药及回收药品等行为。相关监控视频保存期限原则上不少于180天。麻醉药品和第一类精神药品的使用及回收管理要做到日清日结、账物相符。对癌痛等需长期门诊使用麻醉药品和第一类精神药品的慢性病患者，应当通过信息化或建立门诊病历等方式，详细记录每次取药的病情评估及处方情况。

3. 规范处方权限及使用操作

医师、药师应当按照有关规定，经过医疗机构组织的麻醉药品和第一类精神药品使用知识和规范化管理的培训并考核合格后，方可获得相应麻醉药品和第一类精神药品处方权或麻醉药品和第一类精神药品调配资格。鼓励将药师逐步纳入病房、手术室等重点部门的麻醉药品和第一类精神药品管理团队中，开展麻醉药品和第一类精神药品处方医嘱审核、处方点评，参与麻醉药品和第一类精神药品管理、使用环节的核对和双人双签工作。参与双人双签的人员应当避免长期由固定人员担任。医疗机构应当制订双人双签人员轮换管理办法，明确轮换周期。对于未使用完的注射液和镇痛泵中的剩余药液，由医师、药师或护士在视频监控下双人进行倾泻入下水道等处置，并逐条记录。

4. 满足临床合理需求

医疗机构要根据本机构临床用药需求，按照规定购入麻醉药品和第一类精神药品并保持合理库存。具有麻醉药品和第一类精神药品处方权的医师要依据临床诊疗规范、麻醉药品和精神药品临床应用指原则、药品说明书等，合理使用麻醉药品和第一类精神药品。针对疼痛患者开具麻醉药品和第一类精神药品处方前，要对患者进行疼痛评估，遵循三阶梯镇痛治疗原则选择相应药物。加强癌痛、急性疼痛和中、重度疼痛的规范化治疗，合理使用麻醉药品和第一类精神药品，提高患者生活质量，避免过度控制麻醉药品和第一类精神药品影响患者合理用药需求。医疗机构要组织对麻醉药品和第一类精神药品处方和住院医嘱进行专项点评，并根据点评结果及时有效干预。药学部门要对本机构麻醉药品和第一类精神药品使用情况进行监测，对于使用量异常增加的，要立即报告本机构的麻醉药品和第一类精神药品管理机构，分析原因并提出管理建议。

5. 提高信息化管理水平

医疗机构要加大麻醉药品和第一类精神药品管理软硬件的投入力度，依托现代化院内物流系统和信息化平台，加强麻醉药品和第一类精神药品全流程管理，实现来源可查、去向可追、责任可究的全程闭环式可追溯管理。已实施电子印鉴卡管理的地区，要继续做好相关工作；尚未实施的地区，要加快信息化建设，尽早实现《印鉴卡》信息化管理。有条件的地区或医疗机构要积极探索麻醉药品和第一类精神药品智能存储柜、电子药柜等智能化设备的使用，结合实际开发麻醉药品和第一类精神药品智能管理系统，逐步实现精细化管理，提高工作效率和差错防范能力。

五、麻醉药品和精神药品的储存与运输

（一）麻醉药品与第一类精神药品的储存

1. 专库储存

定点生产企业、全国性批发企业和区域性批发企业应当设置储存麻醉药品和第一类精神药品的专库，严格执行专库储存管理规定，将麻醉药品与第一类精神药品储存在符合要求的专库中。

专库的要求是：安装专用防盗门，实行双人双锁管理；具有相应的防火设施；具有监控设施和报警装置，报警装置应当与公安机关报警系统联网。

麻醉药品和第一类精神药品的使用单位应当设立专库或者专柜储存麻醉药品和第一类精神药品。专库应当设有防盗设施并安装报警装置；专柜应当使用保险柜。专库和专柜应当实行双人双锁管理。

2. 专人专账管理

定点生产企业、全国性批发企业和区域性批发企业、麻醉药品和第一类精神药品的使用单位，应当配备专人负责管理工作，并建立储存麻醉药品和第一类精神药品的专用账册。

专用账册的保存期限应当自药品有效期期满之日起不少于5年。

3. 双人验收复核

麻醉药品和第一类精神药品入出库实行双人核查制度，药品入库须双人验收，出库须双人复核，做到账、物相符。

4. 不合格药品处理

对因破损、变质、过期而不能销售的麻醉药品和精神药品品种，应清点登记造册，单独妥善保管，并及时向所在地县级以上药品监督管理部门申请销毁。

药品销毁必须经所在地县级以上药品监督管理部门批准，并在其监督下销毁。药品销毁应有记录并由监销人员签字，存档备查，企业或使用单位不得擅自处理。

（二）第二类精神药品的储存

1. 专人专账专库（柜）管理

第二类精神药品经营企业，应当在药品库房中设立独立的专库或者专柜储存第二类精神药品，并建立专用账册，实行专人管理。

专用账册的保存期限应当自药品有效期期满之日起不少于5年。

2. 出入库管理

第二类精神药品的入库、出库，必须核查数量，做到准确无误。

3. 不合格药品处理

对因破损、变质、过期而不能销售的第二类精神药品品种，应清点登记造册，单独妥善保管，并及时向所在地县级以上药品监督管理部门申请销毁。企业不得擅自销毁。

（三）麻醉药品和精神药品运输管理

1. 运输证明的办理

托运或自行运输麻醉药品和第一类精神药品的单位，应当向所在地设区的市级药品监督管理部门申请领取《麻醉药品、第一类精神药品运输证明》（简称运输证明）。运输第二类精神药品无须办理运输证明。

运输证明有正本和副本，正本1份，副本可根据实际需要申领若干份，必要时可增领副本。

运输证明有效期为1年（不跨年度）。运输证明应当由专人保管，不得涂改、转让、转借。

托运单位办理麻醉药品和第一类精神药品运输手续时，应当将运输证明副本交付承运单位。承运单位应当查验、收存运输证明副本，并检查货物包装。没有运输证明或者货物包装不符合规定的，承运单位不得承运。

运输证明副本应随货同行以备查验，在运输途中承运单位必须妥善保管运输证明副本，不得遗失。货物到达后，承运单位应将运输证明副本递交收货单位。收货单位应在收到货物后1个月内将运输证明副本交还发货单位。

2. 托运和运输管理

托运麻醉药品和精神药品的单位应确定托运经办人，选择相对固定的承运单位。托运经办人在运单货物名称栏内填写"麻醉药品""第一类精神药品"或"第二类精神药品"字样，运单上应当加盖托运单位公章或运输专用章。收货人只能为单位，不得为个人。

铁路运输应当采用集装箱或行李车运输麻醉药品和第一类精神药品。采用集装箱运输时，应确保箱体完好，施封有效。

道路运输麻醉药品和第一类精神药品必须采用封闭式车辆，有专人押运，中途不应停车过夜。水路运输麻醉药品和第一类精神药品时应有专人押运。

（四）麻醉药品和精神药品邮寄管理

邮寄麻醉药品和精神药品，寄件人应当提交所在地设区的市级药品监督管理部门出具的准予邮寄证明。

麻醉药品和精神药品的寄件单位应事先向所在地设区的市级药品监督管理部门申请办理《麻醉药品、精神药品邮寄证明》（简称邮寄证明）。邮寄证明一证一次有效。

省（自治区、直辖市）邮政主管部门指定符合安全保障条件的邮政营业机构负责收寄麻醉药品和精神药品，并将指定的邮政营业机构名单报所在地省（自治区、直辖市）药品监督管理部门和国家邮政局备案。

邮政营业机构收寄麻醉药品和精神药品时，应当查验、收存邮寄证明并与详情单相关联一并存档，依据邮寄证明办理收寄手续。没有邮寄证明的不得收寄。邮寄证明保存1年备查。寄件人应当在详情单货品名称栏内填写"麻醉药品"或"精神药品"字样，详情单上加盖寄件单位运输专用章。邮寄物品的收件人必须是单位。

邮寄麻醉药品和精神药品应在窗口投交，邮政营业机构应当依法对收寄的麻醉药品和精神药品进行查验、核对。

（五）企业间药品运输信息管理要求

定点生产企业、全国性批发企业和区域性批发企业之间运输麻醉药品、第一类精神药品时，发货单位在发货前应当向所在地省（自治区、直辖市）药品监督管理部门报送本次运输货物的相关信息。

属于跨省、自治区、直辖市运输的，发货单位还应事先向收货单位所在地省（自治区、直辖市）药品监督管理部门报送发运货物信息（包括发货人、收货人、货物品名、数量）。发货单位所在地药品监督管理部门也应按规定向收货单位所在地的同级药品监督管理部门通报。

属于在本省、自治区、直辖市行政区域内运输的，发货单位还应事先向收货单位所在设区的市级药品监督管理部门报送发运货物信息。发货单位所在地药品监督管理部门也应按规定向收货单位所在地设区的市级药品监督管理机构通报。

【能力训练】

能力训练　识别麻醉药品与精神药品

（一）材料准备或背景资料

结合以下药品（或药品外包装图片），对麻醉药品、第一类精神药品、第二类精神药品进行分类，将相应的编码填写到相应的框中。

①二氢埃托啡、②可卡因、③美沙酮、④芬太尼、⑤羟考酮、⑥右丙氧芬、⑦布桂嗪、⑧三唑仑、⑨马吲哚、⑩哌醋甲酯、⑪氯胺酮、⑫格鲁米特、⑬喷他佐辛、⑭氯氮䓬、⑮咪达唑仑、⑯劳拉西泮、⑰唑吡坦、⑱曲马多、⑲扎来普隆、⑳佐匹克隆

麻醉药品	第一类精神药品	第二类精神药品

（二）操作步骤或操作要求（参考答案扫描二维码）

参考答案

序号	步骤	操作说明
1	判断是麻醉药品还是精神药品	注意区分麻醉药品专用标志样式（颜色：天蓝色与白色相间）与精神药品的专用标志样式（颜色：绿色与白色相间）
2	判断是第一类精神药品还是第二类精神药品	我国生产及使用的第一类精神药品有 7 个品种，数量较少，比较好记，而第二类精神药品有 28 个品种，注意总结药品名称中的关键词辅助记忆

（三）注意事项或常见问题

1. 麻醉药品、第一类精神药品、第二类精神药品种类较多，且部分名称相似，需注意区分。
2. 麻醉药品、第一类精神药品、第二类精神药品专有标志不同，注意区分。

（四）评价标准

序号	评分标准	分值	得分
1	麻醉药品、第一类精神药品、第二类精神药品，能根据药品名称或外包装准确判断所属类别，每判断对一个，计 4 分	80	
2	规定时间为 4 分钟，超过规定时间，没有完成一种，扣 5 分，全部完成，计 20 分	20	
合计		100	

任务一　管理麻醉药品和精神药品　　229

【课后练习】

1. [综合分析选择题] 2018 年 6 月 3 日，某三甲医院医师赵某在门诊为患者王某（男，50岁）、吴某（女，40岁）、贾某（男，20岁）分别开具了芬太尼透皮贴剂、盐酸曲马多片、头孢哌酮舒巴坦（该药细菌耐药性影响较大，价格相对较高）处方。当天，患者王某凭处方在该医院调剂了这些药品。

(1) 关于上述信息中药品处方权的说法，错误的是（　　）。
A. 赵某需要由该医院培训、考核合格后授予开具麻醉药品处方资格
B. 赵某至少需要具有中级以上专业技术职务任职资格
C. 赵某一定具有《执业医师证》
D. 赵某可以为自己开具上述三种药品处方

(2) 关于上述信息中处方销毁的说法，错误的是（　　）。
A. 三种药品处方应永久保存，不得销毁
B. 芬太尼透皮贴剂处方在 2021 年 6 月 3 日可以销毁
C. 盐酸曲马多片处方在 2020 年 6 月 3 日可以销毁
D. 头孢哌酮舒巴坦处方在 2019 年 6 月 3 日可以销毁

(3) 关于上述三张处方限制外流的说法，正确的是（　　）。
A. 医疗机构可以限制芬太尼透皮贴剂、头孢哌酮舒巴坦处方外流
B. 医疗机构可以限制盐酸曲马多片、头孢哌酮舒巴坦处方外流
C. 医疗机构可以限制芬太尼透皮贴剂、盐酸曲马多片处方外流
D. 医疗机构可以限制芬太尼透皮贴剂、盐酸曲马多片、头孢哌酮舒巴坦处方外流

【试题答案】D、A、C

2. 甲药品生产企业是麻醉药品和精神药品的定点生产企业。乙药品批发企业是经国务院药品监督管理部门批准的全国性批发企业，可以跨省、自治区、直辖市从事麻醉药品和第一类精神药品批发业务。丙药品批发企业是经省级药品监督管理部门批准的区域性批发企业，可以在本省、自治区、直辖市区域内从事麻醉药品和第一类精神药品批发业务。

(1) 根据《麻醉药品和精神药品管理条例》，以下说法错误的是（　　）。
A. 国家禁止零售麻醉药品和精神药品
B. 国家对麻醉药品和精神药品实行定点经营制度
C. 国家对麻醉药品和精神药品实行定点生产制度
D. 精神药品分为第一类精神药品和第二类精神药品

(2) 根据《麻醉药品和精神药品管理条例》规定，定点生产企业、全国性批发企业和区域性批发企业均应建立储存麻醉药品和第一类精神药品的专用账册，其保存期限应当（　　）。
A. 不少于 2 年　　　　　　　　　　B. 不少于 5 年
C. 自药品有效期期满之日起不少于 2 年　　D. 自药品有效期期满之日起不少于 5 年

【试题答案】A、D

3. [综合分析选择题] A 综合医院已取得《麻醉药品、第一类精神药品购用印鉴卡》。注册在 A 综合医院的执业医师甲患有癌症，在本院欲为自己开具吗啡针剂。

(1) 关于 A 综合医院《麻醉药品、第一类精神药品购用印鉴卡》的说法，正确的是（　　）。
A.《麻醉药品、第一类精神药品购用印鉴卡》有效期为 5 年
B. A 综合医院向市级药品监督管理部门提出办理《麻醉药品、第一类精神药品购用印鉴卡》
C. A 综合医院须凭《麻醉药品、第一类精神药品购用印鉴卡》向本省（自治区、直辖市）范围内的定点批发企业购买麻醉药品

D. A 综合医院具有麻醉药品、第一类精神药品处方资格的执业医师变更应当到市级卫生健康主管部门办理变更手续

（2）关于执业医师甲的麻醉药品和第一类精神药品处方资格的说法，正确的是（　　　）。

A. 甲具有执业医师资格，在医院内有处方权，也自动有开具麻醉药品和第一类精神药品处方的资格

B. 如果甲经多年工作经验积累后获得副高级职称，即可获得麻醉药品和第一类精神药品的处方资格

C. 甲应通过省级卫生健康主管部门考核合格后方可授予麻醉药品和第一类精神药品的处方资格

D. 甲应通过 A 综合医院培训、考核合格后方可授予麻醉药品和第一类精神药品的处方资格

（3）关于执业医师甲为自己开具吗啡的说法，正确的是（　　　）。

A. 甲具有医师处方权，可以为自己开具麻醉药品

B. 不管甲是否具有麻醉药品和第一类精神药品处方资格，都不能为自己开具麻醉药品

C. 甲具有麻醉药品和第一类精神药品的处方资格之后，才可以为自己开具麻醉药品

D. 因疾病治疗需要，凭医疗诊断书，甲可以为自己开具麻醉药品

【试题答案】C、D、B

任务二　管理医疗用毒性药品

医疗用毒性药品因其毒性剧烈，使用不当会致人中毒或死亡，如果管理不严导致从药用渠道流失，将会对社会造成重大影响和危害。为此，《药品管理法》将医疗用毒性药品列为实行特殊管理的药品。

为加强医疗用毒性药品的管理，防止中毒或死亡等严重事件的发生，根据《药品管理法》，1988年12月27日国务院发布《医疗用毒性药品管理办法》（国务院令第23号），该办法自发布之日起施行。办法共14条，主要包括医疗用毒性药品的界定，医疗用毒性药品的生产加工、收购、经营、配方使用等方面的管理规定，以及相应的法律责任。

为做好医疗用毒性药品监管工作，保证公众用药安全有效，防止发生中毒等严重事件，原国家药品监督管理局于2002年10月14日发布《关于切实加强医疗用毒性药品监管的通知》（国药监安〔2002〕368号），该通知进一步明确了对毒性药品的生产、经营、储运和使用进行严格监管的要求。

为了加强对A型肉毒毒素的监督管理，原国家食品药品监督管理局、原卫生部于2008年7月21日发布《关于将A型肉毒毒素列入毒性药品管理的通知》（国食药监办〔2008〕405号），决定将A型肉毒毒素及其制剂列入毒性药品管理，并对进一步加强A型肉毒毒素及其制剂的生产、经营和使用提出了明确的管理规定。

【基本知识】

一、医疗用毒性药品的界定、品种和分类

（一）医疗用毒性药品的界定

医疗用毒性药品（简称毒性药品），是指毒性剧烈，治疗剂量与中毒剂量相近，使用不当会致人中毒或死亡的药品。

（二）毒性药品的品种与分类

毒性药品的管理品种，由国务院卫生健康主管部门会同国务院药品监督管理部门规定。

毒性药品的品种目录应以国家有关部门确定并公布的品种目录为准，现已公布的毒性药品的管理品种分为中药品种和西药品种两大类。

1. 毒性药品中药品种

毒性药品中药品种共27种：砒石（红砒、白砒）、砒霜、水银、生马钱子、生川乌、生草乌、生白附子、生附子、生半夏、生南星、生巴豆、斑蝥、青娘虫、红娘子、生甘遂、生狼毒、生藤黄、生千金子、生天仙子、闹羊花、雪上一枝蒿、白降丹、蟾酥、洋金花、红粉、轻粉、雄黄。

需要说明的是上述中药品种是指原药材和饮片，不含制剂。

2. 毒性药品西药品种

毒性药品西药品种共13种：去乙酰毛花苷、阿托品、洋地黄毒苷、氢溴酸后马托品、三氧化二砷、毛果芸香碱、升汞、水杨酸毒扁豆碱、氢溴酸东莨菪碱、亚砷酸钾、士的宁、亚砷酸注射液、A型肉毒毒素及其制剂。

需要说明的有两点，一是上述西药品种除亚砷酸注射液、A型肉毒毒素制剂以外的毒性西药

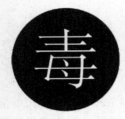

图 6-3 医疗用毒性药品的标志样式

品种是指原料药；二是上述西药品种士的宁、阿托品、毛果芸香碱等包括其盐类化合物。

（三）毒性药品专有标志

根据《药品管理法》，特殊管理药品的包装和标签必须印有规定的标志。国务院药品监督管理部门规定的医疗用毒性药品的标志样式，如图6-3所示（颜色：黑白相间，黑底白字）。

二、医疗用毒性药品生产、经营管理

根据《医疗用毒性药品管理办法》《关于切实加强医疗用毒性药品监管的通知》的相关规定，医疗用毒性药品的管理要点主要体现在以下几方面。

（一）生产、经营资格管理

毒性药品的生产由药品监督管理部门指定的药品生产企业承担，未取得毒性药品生产许可的企业，不得生产毒性药品。

毒性药品的收购和经营由药品监督管理部门指定的药品经营企业承担，其他任何单位或者个人均不得从事毒性药品的收购、经营业务。

（二）生产、经营要求

1. 生产要求

毒性药品年度生产、收购、供应和配制计划，由省（自治区、直辖市）药品监督管理部门根据医疗需要制定并下达。

毒性药品的生产企业须按审批的生产计划进行生产，不得擅自改变生产计划，自行销售。药品生产企业必须由医药专业人员负责生产、配制和质量检验，并建立严格的管理制度。严防毒性药品与其他药品混杂。每次配料，必须经二人以上复核无误，并详细记录每次生产所用原料和成品数，经手人要签字备查。所有工具、容器要处理干净，以防污染其他药品。标示量要准确无误，包装容器要有毒药标志。

生产毒性药品及其制剂，必须严格执行生产工艺操作规程，投料应在本企业药品检验人员的监督下准确投料，并建立完整的生产记录，保存五年备查。

在生产毒性药品过程中产生的废弃物必须妥善处理，不得污染环境。

加工炮制毒性中药，必须按照国家药品标准进行炮制；国家药品标准没有规定的，必须按照省（自治区、直辖市）药品监督管理部门制定的炮制规范进行炮制。药材符合药用要求的，方可供应、配方和用于中成药生产。

2. 零售要求

零售药店供应和调配毒性药品，凭盖有医师所在的医疗单位公章的正式处方。每次处方剂量不得超过二日剂量。

（三）储存与运输要求

（1）毒性药品的储存管理要求与麻醉药品的储存管理要求基本相同。收购、经营、加工、使用毒性药品的单位必须建立健全保管、验收、领发、核对等制度，严防收假、发错，严禁与其他药品混杂。

储存毒性药品的专库或专柜，其条件要求与储存麻醉药品的专库条件相同，毒性药品可与麻醉药品存放在同一专用库房或专柜中。专库或专柜加锁并由专人保管，做到双人双锁管理，专账记录。

（2）毒性药品的包装容器上必须印有毒药标志，在运输毒性药品的过程中，应当采取有效措施，防止发生事故。

（四） A型肉毒毒素的管理

为加强对A型肉毒毒素的监督管理，原国家食品药品监督管理局、原卫生部发布《关于将A型肉毒毒素列入毒性药品管理的通知》（国食药监办〔2008〕405号），决定将A型肉毒毒素及其制剂列入毒性药品管理。2016年6月24日，国家食品药品监督管理总局办公厅发布《关于加强注射用A型肉毒毒素管理的通知》（食药监办药化监〔2016〕88号），要求药品生产经营企业切实加强注射用A型肉毒毒素购销管理，防止注射用A型肉毒毒素从合法渠道流入非法从事美容业务的机构，防止假药进入合法渠道。

药品生产企业应制订A型肉毒毒素制剂年度生产计划，严格按照年度生产计划和药品GMP要求进行生产。

注射用A型肉毒毒素生产（进口）企业应当指定具有医疗用毒性药品收购经营资质的药品批发企业作为本企业注射用A型肉毒毒素的经营企业，并且经指定的经营企业直接将注射用A型肉毒毒素售至已取得《医疗机构执业许可证》的医疗机构或医疗美容机构。未经指定的药品经营企业不得购销注射用A型肉毒毒素。

生产经营企业不得向未取得《医疗机构执业许可证》的单位销售注射用A型肉毒毒素；药品零售企业不得经营注射用A型肉毒毒素。

注射用A型肉毒毒素生产（进口）企业和指定经营企业必须严格审核购买单位资质，建立客户档案，健全各项管理制度，加强购、销、存管理，保证来源清楚，流向可核查、可追溯。要建立注射用A型肉毒毒素购进、销售台账，并保存至超过药品有效期2年备查。

注射用A型肉毒毒素生产（进口）企业应当及时将指定经营企业情况报所在地省（自治区、直辖市）药品监管部门备案。药品生产（进口）企业所在地省（自治区、直辖市）药品监管部门要对生产（进口）企业指定的经营企业进行审核，经审核确认的经营企业名单应当予以公布。

三、医疗用毒性药品使用管理

（一）使用和调配要求

配方用药由有关药品零售企业、医疗机构负责供应。其他任何单位或者个人均不得从事毒性药品的配方业务。

医疗机构供应和调配毒性药品，须凭执业医师签名的正式处方。调配处方时，必须认真负责，计量准确，按医嘱注明要求，并由配方人员及具有药师以上技术职称的复核人员签名盖章后方可发出。对处方未注明"生用"的毒性中药，应当付炮制品。如发现处方有疑问时，须经原处方医师重新审定后再行调配。处方一次有效，取药后处方保存2年备查。

（二）科研、教学使用要求

科研和教学单位所需的毒性药品，必须持本单位的证明信，经单位所在地县级以上药品监督管理部门批准后，供应单位方能发售。

（三） A型肉毒毒素的使用规定

医疗机构应当向经药品生产企业指定的A型肉毒毒素经销商采购A型肉毒毒素制剂；对购进的A型肉毒毒素制剂登记造册、专人管理，按规定储存，做到账物相符。

医师应当根据诊疗指南和规范、药品说明书中的适应症、药理作用、用法、用量、禁忌、不良反应和注意事项开具处方，每次处方剂量不得超过二日用量，处方按规定保存。

【能力训练】

能力训练　识别医疗用毒性药品

（一）材料准备或背景资料

结合以下药品（或药品图片），对医疗用毒性药品进行分类，区分是中药毒性品种还是西药毒性品种。将相应的编码填写到相应的框中。

①砒霜、②生马钱子、③生草乌、④生南星、⑤生巴豆、⑥青娘虫、⑦生甘遂、⑧生狼毒、⑨闹羊花、⑩雪上一枝蒿、⑪洋金花、⑫红粉、⑬雄黄、⑭升汞、⑮士的宁、⑯亚砷酸钾、⑰毛果芸香碱、⑱阿托品、⑲A型肉毒毒素、⑳洋地黄毒苷

毒性中药品种	毒性西药品种

（二）操作步骤或操作要求（参考答案扫描二维码）

序号	步骤	操作说明
1	判断是中药毒性品种还是西药毒性品种	毒性品种共40种，数量较多，需注意区分
2	毒性药品中药品种共27种	需要注意的是中药品种是指原药材和饮片，不含制剂
3	医疗用毒性药品的包装和标签必须印有规定的标志	医疗用毒性药品的标志样式，颜色为黑白相间，黑底白字

（三）注意事项或常见问题

1. 中药毒性品种共27种，种类较多，其中部分需写明为生品。
2. 医疗用毒性药品中有矿物类药品，需注意区分是中药品种还是西药品种。

参考答案

（四）评价标准

序号	评分标准	分值	得分
1	医疗用毒性药品20种，能根据药品名称或图片准确判断所属类别，每判断对一个，计4分	80	
2	规定时间为4分钟，超过规定时间，没有完成一种，扣5分，全部完成，计20分	20	
合计		100	

【课后练习】

最佳选择题

1. 药品零售企业不得销售的是（　　）。

A. 胰岛素
B. β受体阻断剂
C. 利尿剂
D. 注射用 A 型肉毒毒素

【试题答案】D

2. 医疗用毒性药品的处方在医疗机构调配后，应当保存几年备查（　　）。

A. 一年
B. 两年
C. 三年
D. 四年

【试题答案】B

3. 某药品零售（连锁）企业的经营范围包括：中药饮片、中成药、化学药制剂、抗生素制剂、生化药品、生物制品、第二类精神药品、医疗用毒性药品。该企业的营业场所具有：货架和柜台，监测、调控温度的设备，存放中药饮片的设备，经营冷藏药品的专用冷藏设备。该企业的处方药、非处方药分区陈列，医疗用毒性药品放在处方药专区，外用药与其他药品分开摆放，冷藏药品放置在冷藏设备，非药品专区与药品区域明显隔离。

该企业可以零售医疗用毒性药品，有关医疗用毒性药品零售管理的说法，错误的是（　　）。

A. 应当凭执业医师开具的处方零售医疗用毒性药品
B. 该零售企业调配医疗用毒性药品，应当将处方保存不少于 5 年备查
C. 医疗用毒性药品一般每张处方不得超过 2 日常用量
D. 未注明"生用"的毒性中药，应当付炮制品

【试题答案】C

4. 医疗机构毒性药品处方应（　　）。

A. 保存 1 年备查
B. 保存 2 年备查
C. 保存 3 年备查
D. 保存 5 年备查

【试题答案】B

5. 医疗用毒性药品及其制剂的生产记录应（　　）。

A. 保存 1 年备查
B. 保存 2 年备查
C. 保存 3 年备查
D. 保存 5 年备查

【试题答案】D

6. 下列选项中，既属于保护野生药材物种，又属于医疗用毒性药品的是（　　）。

A. 麝香
B. 蟾酥
C. 青娘虫
D. 红娘子

【试题答案】B

7. 下列品种不属于医疗用毒性药品的是（　　）。

A. 美沙酮
B. 阿托品
C. 生甘遂
D. A 型肉毒毒素

【试题答案】A

8. 医疗用毒性药品最恰当的表述是（　　）。

A. 毒性剧烈，治疗剂量与中毒剂量相近，使用不当致人中毒或死亡的药品
B. 可致畸的药物
C. 连续使用后易产生生理依赖性，能成瘾癖的药品
D. 可致癌的药物

任务二　管理医疗用毒性药品　　237

【试题答案】A

9. 有关医疗用毒性药品的管理，说法错误的是（   ）。

A. 医疗用毒性药品的包装容器必须印有毒药标志

B. 由医药专业人员负责生产、配制和质量检验

C. 每次配料必须 2 人以上复核，生产原料和成品数每次记录，经手人需签字备查

D. 生产记录保存 3 年备查

【试题答案】D

10. 根据《医疗用毒性药品管理办法》及相关规定，关于医疗用毒性药品生产、销售管理的说法，正确的是（   ）。

A. 医疗机构供应和调配毒性药品，必须凭相关医师签名的正式处方，且每次处方剂量不得超过三日剂量

B. 药师调配处方时，对处方未注明"生用"的毒性中药，可以付炮制品或生药材

C. 医疗用毒性药品专有标志的样式是黑白相间，白底黑字

D. 生产企业生产毒性药品，每次配料必须经二人以上复核无误，并详细记录每次生产所用原料和成品数

【试题答案】D

任务三 管理药品类易制毒化学品

【基本知识】

为加强易制毒化学品管理，防止易制毒化学品被用于制造毒品，2005年8月26日国务院公布《易制毒化学品管理条例》（国务院令第445号），该条例自2005年11月1日起施行。2016年2月《国务院关于修改部分行政法规的决定》（国务院令第666号）对其中个别条款做了修改。明确了国家药品监督管理部门对第一类易制毒化学品中药品类易制毒化学品的监督管理职责，对药品类易制毒化学品实施一定的特殊管理。

根据《易制毒化学品管理条例》，原卫生部制定了《药品类易制毒化学品管理办法》（卫生部令第72号），并于2010年3月18日发布，自2010年5月1日起施行。

一、药品类易制毒化学品的界定和管理部门

（一）药品类易制毒化学品的概念

1. 界定

（1）易制毒化学品，是指国家规定管制的可用于制造麻醉药品和精神药品的前体、原料和化学配剂等物质，流入非法渠道又可用于制造毒品。

（2）药品类易制毒化学品，是指《易制毒化学品管理条例》中所确定的麦角酸、麻黄素等物质。

（3）小包装麻黄素，是指国家药品监督管理部门指定生产的供教学、科研和医疗机构配制制剂使用的特定包装的麻黄素原料药。

2. 品种与分类

易制毒化学品分为三类。第一类是可以用于制毒的主要原料，第二类、第三类是可以用于制毒的化学配剂。药品类易制毒化学品属于第一类易制毒化学品。

易制毒化学品分类和品种由国务院批准调整，涉及药品类易制毒化学品的，由国家药品监督管理部门负责及时调整并予公布。

目前，药品类易制毒化学品分为两类，即麦角酸和麻黄素等物质。药品类易制毒化学品品种目录（2010版）所列物质有：

（1）麦角酸；

（2）麦角胺；

（3）麦角新碱；

（4）麻黄素、伪麻黄素、消旋麻黄素、去甲麻黄素、甲基麻黄素、麻黄浸膏、麻黄浸膏粉等麻黄素类物质。（麻黄素也称为麻黄碱）

需要说明两点：一是上述所列物质包括可能存在的盐类；二是药品类易制毒化学品包括原料药及其单方制剂。

（二）管理部门及职责

国家药品监督管理部门主管全国药品类易制毒化学品生产、经营、购买等方面的监督管理工作。县级以上地方人民政府药品监督管理部门负责本行政区域内的药品类易制毒化学品生产、经营、购买等方面的监督管理工作。

二、药品类易制毒化学品的管理

国家对药品类易制毒化学品实行定点生产、定点经营，以及购买许可制度。

（一）生产、经营许可

生产、经营药品类易制毒化学品的企业，应当依照有关规定取得药品类易制毒化学品生产、经营许可。未取得生产许可或经营许可的企业不得生产或经营药品类易制毒化学品。

药品类易制毒化学品的生产许可，由企业所在地省（自治区、直辖市）药品监督管理部门审批。药品类易制毒化学品以及含有药品类易制毒化学品的制剂不得委托生产。

药品类易制毒化学品单方制剂和小包装麻黄素，纳入麻醉药品销售渠道经营，仅能由麻醉药品全国性批发企业和区域性批发企业经销，不得零售。

未实行药品批准文号管理的品种，纳入药品类易制毒化学品原料药渠道经营。申请经营药品类易制毒化学品原料药的药品经营企业，应具有麻醉药品和第一类精神药品定点经营资格或者第二类精神药品定点经营资格，否则，药品监督管理部门将不予受理。

（二）购买许可

国家对药品类易制毒化学品实行购买许可制度。购买药品类易制毒化学品的，应当办理《药品类易制毒化学品购用证明》（以下简称《购用证明》）。

《购用证明》由国家药品监督管理部门统一印制，有效期为 3 个月。

《购用证明》申请范围是受限制的，具有药品类易制毒化学品生产、经营、使用相应资质的单位，方有申请《购用证明》的资格。

申请《购用证明》的单位，向所在地省（自治区、直辖市）药品监督管理部门或者省、自治区药品监督管理部门确定并公布的设区的市级药品监督管理部门提出申请，经审查，符合规定的，由省（自治区、直辖市）药品监督管理部门发给《购用证明》。

购买药品类易制毒化学品时必须使用《购用证明》原件，不得使用复印件、传真件。《购用证明》只能在有效期内一次使用。《购用证明》不得转借、转让。

（三）购销管理

1. 药品类易制毒化学品原料药的购销要求

购买药品类易制毒化学品原料药的，必须取得《购用证明》。

药品类易制毒化学品生产企业应当将药品类易制毒化学品原料药销售给已取得《购用证明》的药品生产企业、药品经营企业和外贸出口企业。

药品类易制毒化学品经营企业应当将药品类易制毒化学品原料药销售给本省、自治区、直辖市行政区域内取得《购用证明》的单位。

药品类易制毒化学品经营企业之间不得购销药品类易制毒化学品原料药。

2. 教学科研单位购买要求

教学科研单位只能凭《购用证明》从麻醉药品全国性批发企业、区域性批发企业和药品类易制毒化学品经营企业购买药品类易制毒化学品。

3. 单方制剂和小包装麻黄素的购销要求

（1）药品类易制毒化学品生产企业应当将药品类易制毒化学品单方制剂（如盐酸麻黄碱片、盐酸麻黄碱注射液、盐酸麻黄碱滴鼻液等）和小包装麻黄素销售给麻醉药品全国性批发企业。

（2）麻醉药品全国性批发企业、区域性批发企业应当按照《麻醉药品和精神药品管理条例》第三章规定的渠道销售药品类易制毒化学品单方制剂和小包装麻黄素。

（3）麻醉药品区域性批发企业之间不得购销药品类易制毒化学品单方制剂和小包装麻黄素。

（4）麻醉药品区域性批发企业之间因医疗急需等特殊情况需要调剂药品类易制毒化学品单方

制剂的，应当在调剂后 2 日内将调剂情况分别报所在地省（自治区、直辖市）药品监督管理部门备案。

4. 购销的特别规定

药品类易制毒化学品禁止使用现金或者实物进行交易。

药品类易制毒化学品生产企业、经营企业销售药品类易制毒化学品，应当逐一建立购买方档案。

药品类易制毒化学品生产企业、经营企业销售药品类易制毒化学品时，应当核查采购人员身份证明和相关购买许可证明，经核查无误后方可销售，并保存核查记录。

发货应当严格执行出库复核制度，认真核对实物与药品销售出库单是否相符，并确保将药品类易制毒化学品送达购买方《药品生产许可证》或者《药品经营许可证》所载明的地址，或者医疗机构的药库。

在核查、发货、送货过程中发现可疑情况的，应当立即停止销售，并向所在地药品监督管理部门和公安机关报告。

（四）安全管理

药品类易制毒化学品安全管理要求与麻醉药品和第一类精神药品经营管理要求基本相同。药品类易制毒化学品生产企业、经营企业、使用药品类易制毒化学品的药品生产企业和教学科研单位，应当按规定配备相应仓储安全管理设施，制订相应的安全管理制度。

药品类易制毒化学品生产企业、经营企业和使用药品类易制毒化学品的药品生产企业，应建立药品类易制毒化学品专用账册。专用账册保存期限应当自药品类易制毒化学品有效期期满之日起不少于 2 年。

存放药品类易制毒化学品的专库或专柜实行双人双锁管理，药品类易制毒化学品入库应当双人验收，出库应当双人复核，做到账物相符。

【能力训练】

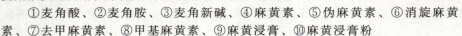

能力训练　识别药品类易制毒化学品

（一）材料准备或背景资料

结合以下药品（或药品标签），对药品类易制毒化学品进行分类，区分是麦角酸类还是麻黄素类？将相应的编码填写到相应的框中。

①麦角酸、②麦角胺、③麦角新碱、④麻黄素、⑤伪麻黄素、⑥消旋麻黄素、⑦去甲麻黄素、⑧甲基麻黄素、⑨麻黄浸膏、⑩麻黄浸膏粉

参考答案

麦角酸	麻黄素

（二）操作步骤或操作要求（参考答案扫描二维码）

序号	步骤	操作说明
1	判断是麦角酸还是麻黄素类药品类易制毒化学品	药品类易制毒化学品属于第一类易制毒化学品，区分比较容易，看药品名称关键词即可准确区分
2	注意区分药品类易制毒化学品与麻醉药品	药品类易制毒化学品单方制剂和小包装麻黄素，纳入麻醉药品销售渠道经营，仅能由麻醉药品全国性批发企业和区域性批发企业经销，不得零售

（三）注意事项或常见问题

1. 易制毒化学品分类和品种由国务院批准调整，涉及药品类易制毒化学品的，由国家药品监督管理部门负责及时调整并予公布，两者不同之处需注意区分。

2. 易制毒化学品流入非法渠道可用于制造毒品，因此其在管理方面与其他特殊管理药品不同，需注意。

（四）评价标准

序号	评分标准	分值	得分
1	药品类易制毒化学品10种，能根据药品名称或标签准确判断所属类别，每判断对一个，计8分	80	
2	规定时间为3分钟，超过规定时间，没有完成一种，扣5分，全部完成，计20分	20	
合计		100	

【课后练习】

1. 纳入麻醉药品销售渠道经营，零售药店不得销售的是（   ）。
   A. 复方甘草片
   B. 复方福尔可定口服溶液
   C. 氨酚氢可酮片
   D. 药品类易制毒化学品单方制剂
   【试题答案】D

2. 属于药品类易制毒化学品品种的是（   ）。
   A. 哌醋甲酯
   B. 哌替啶
   C. 麻黄素
   D. 胰岛素
   【试题答案】C

3. 下列不属于药品类易制毒化学品的是（   ）。
   A. 麦角酸
   B. 麦角胺
   C. A型肉毒毒素
   D. 麦角新碱
   【试题答案】C

4. 关于单方制剂和小包装麻黄素的购销要求，下列说法不正确的是（   ）。
   A. 药品类易制毒化学品生产企业应当将药品类易制毒化学品单方制剂和小包装麻黄素销售给麻醉药品全国性批发企业、区域性批发企业
   B. 麻醉药品区域性批发企业之间不得购销药品类易制毒化学品单方制剂和小包装麻黄素
   C. 药品类易制毒化学品禁止使用现金或者实物进行交易
   D. 麻醉药品区域性批发企业之间因医疗急需等特殊情况需要调剂药品类易制毒化学品单方制剂的，应当在调剂后2日内将调剂情况分别报所在地省级药品监督管理部门备案
   【试题答案】A

5. 有关药品类易制毒化学品购买许可管理的说法，错误的是（   ）。
   A. 购买药品类易制毒化学品时必须使用《药品类易制毒化学品购用证明》原件
   B. 《药品类易制毒化学品购用证明》由省（自治区、直辖市）药品监督管理部门发放
   C. 《药品类易制毒化学品购用证明》有效期为1年
   D. 《购用证明》只能在有效期内一次使用
   【试题答案】C

6. 药品类易制毒化学品甲生产企业向乙批发企业销售药品类易制毒化学品时，应当建立购买方档案。以下不属于购买方档案内容的是（   ）。
   A. 采购人员身份证明文件复印件
   B. 法定代表人授权委托书原件
   C. 《购用证明》或麻醉药品调拨单复印件
   D. 购买方《药品经营许可证》和营业执照复印件
   【试题答案】C

7. 《药品类易制毒化学品购用证明》的有效期是（   ）。
   A. 3个月
   B. 1年
   C. 5年
   D. 3年
   【试题答案】A

8. 根据《药品类易制毒化学品管理办法》，下列小包装麻黄素销售行为，违反规定的是（   ）。
   A. 戊麻醉药品区域性批发企业将其销售给麻醉药品区域性批发企业
   B. 甲药品类易制毒化学品生产企业将生产的该药品销售给乙麻醉药品全国性批发企业
   C. 丙麻醉药品全国性批发企业将其销售给丁麻醉药品区域性批发企业
   D. 庚麻醉药品区域性批发企业将其销售给获得购用证明的教学科研单位
   【试题答案】A

任务三　管理药品类易制毒化学品　　243

任务四　管理含特殊药品复方制剂

含特殊药品复方制剂，从分类管理的角度来看，既有按处方药管理的，也有按非处方药管理的。但是，部分含特殊药品复方制剂（如含麻黄碱类复方制剂、含可待因复方口服溶液、复方地芬诺酯片和复方甘草片），因其所含成分的特性使之具有不同于一般药品的管理风险，如果管理不善导致其从药用渠道流失，则会被滥用或用于提取制毒。

近年来，青少年滥用含可待因复方口服溶液问题日益严重，国内发生多起因滥用复方磷酸可待因口服溶液成瘾甚至致死案（事）件，严重影响青少年身心健康，已造成严重的社会危害。含可待因复方口服溶液、复方甘草片和复方地芬诺酯片等含特殊药品复方制剂在购销环节发生流失的案件仍时有发生。为此，药品监督管理部门和公安部门始终对部分含特殊药品复方制剂的购销实行严格管控，严惩违法犯罪行为。近年来为了加强对含特殊药品复方制剂的监管，国家药品监督管理部门连续发布了多个关于加强含特殊药品复方制剂管理的规范性文件。

【基本知识】

一、含特殊药品复方制剂的界定

1. 口服固体制剂

每剂量单位：含可待因≤15mg；含双氢可待因≤10mg的复方制剂；含羟考酮≤5mg的复方制剂。

具体品种如下：

(1) 阿司待因片；

(2) 阿司可咖胶囊；

(3) 阿司匹林可待因片；

(4) 氨酚待因片；

(5) 氨酚待因片（Ⅱ）；

(6) 氨酚双氢可待因片；

(7) 复方磷酸可待因片；

(8) 可待因桔梗片；

(9) 氯酚待因片；

(10) 洛芬待因缓释片；

(11) 洛芬待因片；

(12) 萘普待因片；

(13) 愈创罂粟待因片。

2. 复方地芬诺酯片

3. 复方甘草片、复方甘草口服溶液

4. 含麻黄碱类复方制剂

5. 其他含麻醉药品口服复方制剂

(1) 复方福尔可定口服溶液；

(2) 复方福尔可定糖浆；

(3) 复方枇杷喷托维林颗粒；

(4) 尿通卡克乃其片。

6. 含曲马多口服复方制剂

（1）复方曲马多片；

（2）氨酚曲马多片；

（3）氨酚曲马多胶囊。

二、含特殊药品复方制剂的管理

具有《药品经营许可证》的企业均可经营含特殊药品复方制剂。药品上市许可持有人、药品生产企业和药品批发企业可以将含特殊药品复方制剂销售给药品批发企业、药品零售企业和医疗机构（另有规定的除外）。

1. 合法资质审核

药品批发企业购销含特殊药品复方制剂时，应对供货单位和购货单位的资质进行严格审核，确认其合法性后，方可进行含特殊药品复方制剂购销活动。

药品批发企业应留存购销合法资质证明复印件、采购人员（销售人员）法人委托书和身份证明复印件、核实记录等，并按 GSP 的要求建立客户档案。

2. 药品购销管理

药品批发企业从药品上市许可持有人、药品生产企业直接购进的复方甘草片、复方地芬诺酯片等含特殊药品复方制剂，可以将此类药品销售给其他批发企业、零售企业和医疗机构；如果从药品批发企业购进的，只能销售给本省（自治区、直辖市）的药品零售企业和医疗机构。

药品批发企业购进含特殊药品复方制剂时，应向供货单位索要符合规定的销售票据。销售票据、资金流和物流必须一致。

药品批发企业销售含特殊药品复方制剂时，必须按规定开具销售票据提供给购货单位。销售票据、资金流和物流必须一致。

根据《关于加强含可待因复方口服液体制剂管理的通知》，自 2015 年 5 月 1 日起，不具备第二类精神药品经营资质的企业不得再购进含可待因复方口服液体制剂，原有库存产品登记造册报所在地设区的市级人民政府负责药品监督管理的部门备案后，按规定售完为止。

自 2016 年 1 月 1 日起，生产和进口的含可待因复方口服液体制剂必须在其包装和说明书上印有规定的标识。之前生产和进口的，在有效期内可继续流通使用。

3. 药品出库复核与配送管理

药品批发企业销售含特殊药品复方制剂时，应当严格执行出库复核制度，认真核对实物与销售出库单是否相符，并确保将药品送达购买方《药品经营许可证》所载明的仓库地址、药品零售企业注册地址，或者医疗机构的药库。

药品批发企业销售出库的含特殊药品复方制剂送达购买方后，购买方应查验货物，查验无误后收货人员应在销售方随货同行单的回执联上签字。销售方应查验返回的随货同行单回执联记载内容有无异常，并保存备查。

4. 药品零售管理

因为含特殊药品复方制剂不是特殊管理药品，所以公众在零售药店是可以购买到的。但是，根据国家药品监督管理部门的相关规定，部分含特殊药品复方制剂零售有一定的管理限制。

药品零售企业销售含特殊药品复方制剂时，应当严格执行处方药与非处方药分类管理有关规定，复方甘草片、复方地芬诺酯片列入必须凭处方销售的处方药管理，严格凭医师开具的处方销售；除处方药外，非处方药一次销售不得超过 5 个最小包装（含麻黄碱复方制剂另有规定除外）。

自 2015 年 5 月 1 日起，含可待因复方口服液体制剂（包括口服溶液剂和糖浆剂）已列入第二类精神药品管理。具有经营资质的药品零售企业，销售含可待因复方口服液体制剂时，必须凭医疗机构使用精神药品专用处方开具的处方销售，单方处方量不得超过 7 日常用量。复方甘草片、复方地芬诺酯片应设置专柜由专人管理、专册登记，上述药品登记内容包括：药品名称、规格、销售数量、生产企业、生产批号。

药品零售企业销售含特殊药品复方制剂时，如发现超过正常医疗需求，大量、多次购买上述药品的，应当立即向当地药品监督管理部门报告。

5. 禁止事项及其他要求

药品上市许可持有人、药品生产企业和药品批发企业禁止使用现金进行含特殊药品复方制剂交易。

含麻黄碱类复方制剂不得委托生产。境内企业不得接受境外厂商委托生产含麻黄碱类复方制剂。

在含特殊药品复方制剂的销售过程中，企业如发现购买方资质可疑或采购人员身份可疑的，应请相关主管部门协助核实，若发现异常应及时报告并终止交易。

三、含麻黄碱类复方制剂的管理

（一）经营资质管理

具有蛋白同化制剂、肽类激素定点批发资质的药品经营企业，方可从事含麻黄碱类复方制剂的批发业务。

严格审核含麻黄碱类复方制剂购买方资质，购买方是药品批发企业的必须具有蛋白同化制剂、肽类激素定点批发资质。药品零售企业应从具有经营资质的药品批发企业购进含麻黄碱类复方制剂。

药品批发企业销售含麻黄碱类复方制剂时，应当核实购买方资质证明材料、采购人员身份证明等情况，核实无误后方可销售，并跟踪核实药品到货情况，核实记录保存至药品有效期后一年备查。

除个人合法购买外，禁止使用现金进行含麻黄碱类复方制剂交易。

发现含麻黄碱类复方制剂购买方存在异常情况时，应当立即停止销售，并向有关部门报告。

（二）销售管理

2012 年 9 月 4 日，原国家食品药品监督管理局、公安部、原卫生部联合发布《关于加强含麻黄碱类复方制剂管理有关事宜的通知》（国食药监办〔2012〕260 号），该通知对含麻黄碱类复方制剂的销售管理作出了新的规定。主要包括以下几个方面。

（1）将单位剂量麻黄碱类药物含量大于 30mg（不含 30mg）的含麻黄碱类复方制剂列入必须凭处方销售的处方药管理。医疗机构应当严格按照《处方管理办法》开具处方。药品零售企业必须凭执业医师开具的处方销售上述药品。

（2）含麻黄碱类复方制剂每个最小包装规格麻黄碱类药物含量口服固体制剂不得超过720mg，口服液体制剂不得超过 800mg。

（3）药品零售企业销售含麻黄碱类复方制剂，应当查验购买者的身份证明，并对其姓名和身份证号码予以登记。除处方药按处方剂量销售外，一次销售不得超过 2 个最小包装。

查验购买者的身份证明，系指购买者合法有效的身份证件，包括居民身份证、军人证件、护照等。

（4）药品零售企业不得开架销售含麻黄碱类复方制剂，应当设置专柜由专人管理、专册登记，登记内容包括药品名称、规格、销售数量、生产企业、生产批号、购买人姓名、身份证号码。

（5）药品零售企业发现超过正常医疗需求，大量、多次购买含麻黄碱类复方制剂的，应当立即向当地药品监督管理部门和公安机关报告。

（6）含麻黄碱类复方制剂的生产企业应当切实加强销售管理，严格管控产品销售渠道，确保所生产的药品在药用渠道流通。

（7）国家药品监督管理部门于 2013 年 10 月 29 日印发《关于加强互联网药品销售管理的通

知》（食药监药化监〔2013〕223 号），明确规定含麻黄碱类复方制剂（含非处方药品种）一律不得通过互联网向个人消费者销售。

（三）广告管理

对按处方药管理的含麻黄碱类复方制剂，其广告只能在医学、药学专业刊物上发布；不得在大众传播媒介发布广告或者以其他方式进行以公众为对象的广告宣传。

【能力训练】

能力训练　含特殊药品复方制剂管理

（一）材料准备或背景资料

结合以下管理要求，进行含特殊药品复方制剂的管理连连看。

管理要求	药品名称
① 具有蛋白同化制剂、肽类激素定点批发资质的药品经营企业，方可从事批发业务的是	复方甘草片
② 列入第二类精神药品管理的是	复方磷酸可待因溶液
③ 零售药店销售时，应当查验、登记购买人身份证明，一次销售不得超过两个最小包装的是	麻黄碱类复方制剂

（二）操作步骤或操作要求（参考答案扫描二维码）

序号	步骤	操作说明
1	判断是哪一类含特殊药品复方制剂	含麻黄碱类复方制剂的管理与其他含特殊药品复方制剂的管理有所不同，零售药店销售时，应当查验、登记购买人身份证明，一次销售不得超过两个最小包装
2	判断是否列入第二类精神药品管理	含可待因复方口服液体制剂已列入第二类精神药品管理

（三）注意事项或常见问题

1. 连连看选项中有干扰项，需注意重点知识的掌握，避免干扰项的影响。
2. 含特殊药品复方制剂的品种较多、剂型较多，在学习中应先掌握类别，再区分关键词帮助记忆。

参考答案

（四）评价标准

序号	评分标准	分值	得分
1	管理要求3个，能根据给出的条件准确判断药品名称，每判断对一个，计30分	90	
2	规定时间为2分钟，超过规定时间，没有完成一种，扣10分，全部完成，计10分	10	
合计		100	

【课后练习】

综合分析选择题

2015 年 4 月 29 日，原国家食品药品监督管理总局、原国家卫生计生委发布《关于加强含可待因复方口服液体制剂管理的通知》，规定 2015 年 5 月 1 日开始，药品经营企业按第二类精神药品购销含可待因复方口服液体制剂，2016 年 1 月 1 日起，生产和进口的该类药品须印有规定标识。甲药品批发企业，经营范围为第二类精神药品、化学药品制剂、抗生素制剂。乙药品批发企业，经营范围为中药材、中药饮片、中成药。丙药品生产企业，生产范围为中成药、第二类精神药品、化学药品制剂。丁药品零售连锁企业，经营范围为化学药品制剂、抗生素制剂，该药店在 2015 年 5 月 1 日前曾采购含可待因复方口服液体制剂 15 盒（有效期内），尚未销售。

1. 未成年人王某向丁企业购买 2015 年 5 月 1 日前库存的 10 盒含可待因复方口服液体制剂时，丁企业对此事的解释，正确的是（   ）。

A. 药品需要经省级药品监督管理部门备案后，才可以向王某销售

B. 零售药店不允许将第二类精神药品销售给未成年人

C. 库存的 10 盒含可待因复方口服液体制剂在有效期内，可向王某销售

D. 需要凭执业医师处方才能为王某调配，由于没有医师处方，故不可以调配

2. 2015 年 5 月 1 日后，关于丁企业继续采购含可待因复方口服液体制剂的行政许可和购销渠道的说法，错误的是（   ）。

A. 丁企业继续采购含可待因复方口服液体制剂前，需由所在地设区的市级药品监督管理部门批准第二类精神药品零售业务，并进行《药品经营许可证》许可事项变更

B. 丁企业经批准可以继续从丙企业购进含可待因复方口服液体制剂

C. 药品零售企业不得经营含可待因复方口服液体制剂，所以丁企业不可以继续购进该药品

D. 丁企业经批准后，甲企业可以向其销售经营范围内的含可待因复方口服液体制剂

【试题答案】B、C

任务五　管理兴奋剂

【基本知识】

一、兴奋剂

含兴奋剂药品在医疗临床上应用广泛，有许多含兴奋剂药品品种在零售药店中就可以购买到，就其治疗作用和不良反应而言，并无特别的含义。对于普通患者，只要按药品说明书和医嘱服用含兴奋剂药品是安全无危害的。加强含兴奋剂药品的管理，主要是针对运动员的职业特点及滥用兴奋剂对人体健康造成的危害。

为提高竞技能力而使用能够暂时性改变身体条件和精神状态的药物和技术，不仅损害奥林匹克精神，破坏运动竞赛的公平原则，而且严重危害运动员身体健康。为此，国际奥委会严禁运动员使用兴奋剂。我国政府对兴奋剂实行严格管理，禁止使用兴奋剂。

为了防止在体育运动中使用兴奋剂，保护体育运动参加者的身心健康，维护体育竞赛的公平竞争，2004 年 1 月 13 日国务院发布《反兴奋剂条例》（国务院令第 398 号），自 2004 年 3 月 1 日起施行。2014 年 7 月 29 日《国务院关于修订部分行政法规的决定》（国务院令第 653 号）对其中个别条款做了修订。

（一）兴奋剂含义

兴奋剂在英语中称"dope"，原意为"供赛马使用的一种鸦片麻醉混合剂"。由于运动员为提高成绩而最早服用的药物大多属于兴奋剂药物——刺激剂类，所以尽管后来被禁用的其他类型药物并不都具有兴奋性（如利尿剂），甚至有的还具有抑制性（如 β 受体阻滞剂），国际上对禁用药物仍习惯沿用兴奋剂的称谓。因此，如今通常所说的兴奋剂不再是单指那些起兴奋作用的药物，而是对禁用药物和技术的统称。

《反兴奋剂条例》所称兴奋剂，是指兴奋剂目录所列的禁用物质等。

（二）兴奋剂目录

兴奋剂目录由国务院体育主管部门会同国务院药品监督管理部门、国务院卫生健康主管部门、国务院商务主管部门和海关总署制定，每年调整并公布。现行兴奋剂目录是《2023 年兴奋剂目录》。国家体育总局、商务部、国家卫生健康委、海关总署、国家药品监督管理局于 2022 年12 月 30 日联合发布 2023 年兴奋剂目录公告，《2023 年兴奋剂目录》自 2023 年 1 月 1 日起施行。

《2023 年兴奋剂目录》分为两个部分。第一部分：兴奋剂品种；第二部分：对运动员进行兴奋剂检查的有关规定。

我国公布的《2023 年兴奋剂目录》，将兴奋剂品种分为七大类，共计 375 个品种（比 2022 年兴奋剂目录新增 8 个品种），具体品种详见《2023 年兴奋剂目录》。该目录中品种类别分布如下：

- 蛋白同化制剂品种 92 个。
- 肽类激素品种 68 个。
- 麻醉药品品种 14 个。
- 刺激剂（含精神药品）品种 80 个。
- 药品类易制毒化学品种 3 个。
- 医疗用毒性药品品种 1 个。

- 其他品种（β受体阻滞剂、利尿剂等）117 个。

需要说明的有两点，一是目录所列物质包括其可能存在的盐及光学异构体，所列蛋白同化制剂品种包括其可能存在的盐、酯、醚及光学异构体；二是目录所列物质中属于药品的，还包括其原料药及单方制剂。

兴奋剂目录所列品种从药物作用方面而言，主要涉及心血管、呼吸、神经、内分泌、泌尿等系统用药；从药品管理方面来讲，主要是麻醉药品、精神药品、医疗用毒性药品等特殊管理药品和易制毒药品、激素等处方药药品。

（三）兴奋剂分类

1968 年反兴奋剂运动刚开始时，国际奥委会规定的违禁物质为四大类，随后逐渐增加，目前兴奋剂种类已达到七大类。包括：刺激剂、麻醉止痛剂、蛋白同化制剂、肽类激素及类似物、利尿剂、β受体阻滞剂、血液兴奋剂等。

1. 刺激剂

刺激剂是最早使用，也是最早禁用的一批兴奋剂，也是最原始意义上的兴奋剂，因为只有这一类兴奋剂对神经肌肉的药理作用才是真正的"兴奋作用"。这类药物按药理学特点和化学结构可分为以下几种：

① 精神刺激药：包括苯丙胺和它的相关衍生物及其盐类。

② 拟交感神经胺类药物：这是一类仿内源性儿茶酚胺的肾上腺素和去甲肾上腺素作用的物质，以麻黄碱和它们的衍生物及其盐类为代表。

③ 咖啡因类：此类又称为黄嘌呤类，因其带有黄嘌呤基团。

④ 杂类中枢神经刺激物质：如尼可刹米、胺苯唑和士的宁等。

2. 麻醉止痛剂

这类药物按药理学特点和化学结构可分为两大类：

① 哌替啶类：杜冷丁、二苯哌己酮和美沙酮，以及它们的盐类和衍生物，其主要功能性化学基团是哌替啶。

② 阿片生物碱类：包括吗啡、可待因、乙基吗啡（狄奥宁）、海洛因、喷他佐辛（镇痛新），以及它们的盐类和衍生物，化学核心基团是从阿片中提取出来的吗啡生物碱。

3. 蛋白同化制剂（合成类固醇）

蛋白同化制剂又称同化激素，俗称合成类固醇，是合成代谢类药物，具有促进蛋白质合成和减少氨基酸分解的特征，可促进肌肉增生，提高动作力度和增强男性的性特征。滥用这类药物会导致人生理、心理的不良后果，还会形成强烈的心理依赖。

作为兴奋剂使用的蛋白同化制剂（合成类固醇），其衍生物和商品剂型品种特别繁多，多数为雄性激素的衍生物。这是目前使用范围最广，使用频度最高的一类兴奋剂，也是药检中的重要对象。国际奥委会只是禁用了一些主要品种，但其禁用谱一直在不断扩大。

4. 肽类激素及类似物

这类物质大多以激素的形式存在于人体。肽类激素的作用是通过刺激肾上腺皮质生长、红细胞生成等实现促进人体的生长、发育，大量摄入会降低自身内分泌水平，损害身体健康，还可能引起心血管疾病、糖尿病等。滥用肽类激素也会形成较强的心理依赖。

肽类激素包括：

① 人生长激素（HGH）及其类似物；

② 红细胞生成素（EPO）及其类似物；

③ 胰岛素、胰岛素样生长因子及其类似物；

④ 促性腺激素；

⑤ 促皮质素类。

5. 利尿剂

此类药物的临床效应是通过影响肾脏的尿液生成过程，来增加尿量排出，从而缓解或消除水肿等症状。有的人滥用此类药物的目的：

① 通过快速排出体内水分，减轻体重。

② 增加尿量以尽快减少体液和排泄物中其他兴奋剂代谢产物，以此来造成药检的假阴性结果。

③ 加速其他兴奋剂及其他代谢产物的排泄过程，从而缓解某些副作用。

6. β 受体阻滞剂

此类药物以抑制性为主，在体育运动中运用比较少，是临床常用的治疗高血压与心律失常的药物。但是，这类药物可降低心律，使肌肉放松，减轻比赛前的紧张和焦虑，有时还用于帮助休息和睡眠。1988 年国际奥委会决定将这类药物新增为禁用兴奋剂。

7. 血液兴奋剂

血液兴奋剂又称为血液红细胞回输技术，1988 年汉城奥运会正式被国际奥委会列入禁用范围。

二、含兴奋剂药品的管理

《反兴奋剂条例》规定，国家对兴奋剂目录所列禁用物质实行严格管理，任何单位和个人不得非法生产、销售、进出口。《反兴奋剂条例》对蛋白同化制剂、肽类激素的生产、经营、销售流向、进出口环节的管理作出了严格规定，同时对含兴奋剂药品的警示语也作出了明确规定。

（一）兴奋剂的管理层次

依照《反兴奋剂条例》的规定，我国对含兴奋剂药品的管理可体现为三个层次。

1. 实施特殊管理

兴奋剂目录所列禁用物质属于麻醉药品、精神药品、医疗用毒性药品和药品类易制毒化学品的，其生产、销售、进口、运输和使用，依照《药品管理法》和有关行政法规的规定实施特殊管理。

2. 实施严格管理

兴奋剂目录所列禁用物质属于我国尚未实施特殊管理的蛋白同化制剂、肽类激素的，依照《药品管理法》《反兴奋剂条例》的规定，参照我国有关特殊管理药品的管理措施和国际通行做法，其生产、销售、进口和使用环节实施严格管理。

3. 实施处方药管理

除上述实施特殊管理和严格管理的品种外，兴奋剂目录所列的其他禁用物质，实施处方药管理。

（二）含兴奋剂药品标签和说明书管理

《反兴奋剂条例》第十七条规定，药品中含有兴奋剂目录所列禁用物质的，生产企业应当在包装标识或者产品说明书上注明"运动员慎用"字样。药品经营企业在验收含兴奋剂药品时，应检查药品标签或说明书上是否按规定标注"运动员慎用"字样。

根据《国家食品药品监督管理总局关于兴奋剂目录调整后有关药品管理的通告》（2015 年第 54 号）的要求，兴奋剂目录发布执行后的第 9 个月首日起，药品生产企业所生产的含兴奋剂目录新列入物质的药品，必须在包装标识或产品说明书上标注"运动员慎用"字样。之前生产的，在有效期内可继续流通使用。

（三）蛋白同化制剂、肽类激素的经营管理

依法取得《药品经营许可证》的药品批发企业，具备一定条件并经所在地省（自治区、直辖

市）药品监督管理部门批准后，方可经营蛋白同化制剂、肽类激素；否则，不得经营蛋白同化制剂、肽类激素。

经营蛋白同化制剂、肽类激素时，应严格审核蛋白同化制剂、肽类激素供货单位和购货单位的合法资质证明材料，建立客户档案。对进口的蛋白同化制剂、肽类激素品种的审核，除查验《进口药品注册证》（或者《医药产品注册证》）复印件外，还应当查验药品《进口准许证》复印件和《进口药品检验报告书》复印件。上述复印件应盖有供货单位公章。蛋白同化制剂、肽类激素的验收、检查、保管、销售和出入库登记记录应当保存至超过蛋白同化制剂、肽类激素有效期2年。蛋白同化制剂、肽类激素应储存在专库或专储药柜中，应有专人负责管理。除胰岛素外，药品零售企业不得经营蛋白同化制剂或者其他肽类激素。

国家对蛋白同化制剂、肽类激素实行进出口准许证管理。进出口管理按照《蛋白同化制剂和肽类激素进出口管理办法》（2014年8月5日总局令第9号公布，根据2017年11月7日总局局务会议《关于修改部分规章的决定》修正）的有关规定办理。进口蛋白同化制剂、肽类激素，进口单位应当向所在地省、自治区、直辖市药品监督管理部门提出申请。进口供医疗使用，或因教学、科研需要的蛋白同化制剂、肽类激素，进口单位应当提交申请，符合相关的条件，发给《进口准许证》。进口单位持省（自治区、直辖市）药品监督管理部门核发的药品《进口准许证》向海关办理报关手续。进口蛋白同化制剂、肽类激素无须办理《进口药品通关单》。出口蛋白同化制剂、肽类激素，出口单位应当向所在地省（自治区、直辖市）药品监督管理部门提出申请，并符合条件，发给《出口准许证》。个人因医疗需要携带或者邮寄进出境自用合理数量范围内的蛋白同化制剂、肽类激素的，海关按照卫生计生部门有关处方的管理规定凭医疗机构处方予以验放。药品《进口准许证》有效期1年。药品《出口准许证》有效期不超过3个月（有效期时限不跨年度）。药品《进口准许证》《出口准许证》实行"一证一关"，只能在有效期内一次性使用，证面内容不得更改。因故延期进出口的，可以持原进出口准许证办理一次延期换证手续。

（四）蛋白同化制剂、肽类激素的销售及使用管理

（1）蛋白同化制剂、肽类激素的生产企业只能向医疗机构、具有同类资质的生产企业、具有蛋白同化制剂、肽类激素经营资质的药品批发企业销售蛋白同化制剂、肽类激素。

（2）蛋白同化制剂、肽类激素的批发企业只能向医疗机构、蛋白同化制剂、肽类激素的生产企业和其他具有经营资质的药品批发企业销售蛋白同化制剂、肽类激素。

（3）蛋白同化制剂、肽类激素的生产企业或批发企业除按上述规定销售外，还可以向药品零售企业销售肽类激素中的胰岛素。

（4）医疗机构只能凭依法享有处方权的执业医师开具的处方向患者提供蛋白同化制剂、肽类激素。处方应当保存2年。

（5）严禁药品零售企业销售胰岛素以外的蛋白同化制剂或其他肽类激素。药品零售企业必须凭处方销售胰岛素以及其他按规定可以销售的含兴奋剂药品。零售药店的执业药师应对购买含兴奋剂药品的患者或消费者提供用药指导。

（6）根据《国家食品药品监督管理总局关于兴奋剂目录调整后有关药品管理的通告》（2015年第54号）的要求，自兴奋剂目录发布执行之日起，不具备蛋白同化制剂和肽类激素经营资格的药品经营企业不得购进目录所列蛋白同化制剂和肽类激素，之前购进的新列入兴奋剂目录的蛋白同化制剂和肽类激素，应当按照《反兴奋剂条例》规定销售至医疗机构，蛋白同化制剂、肽类激素的生产企业或批发企业。药品零售企业已购进的新列入兴奋剂目录的蛋白同化制剂和肽类激素可以继续销售，但应当严格按照处方药管理，处方保存2年。

药师需要了解哪些常用的感冒药含有麻黄素类成分，哪些降血压药含有利尿剂成分，哪些中药制剂含有天然的违禁成分等，在调剂处方时要加强对处方的审核，发现处方中有含兴奋剂药品且患者为运动员时，须进一步核对并确认无误后，方可调剂该类药品，并提供详细的用药指导，严格防范含兴奋剂药品的使用疏漏。

【能力训练】

能力训练　兴奋剂的管理

（一）材料准备或背景资料

结合以下管理要求，进行兴奋剂的管理连连看。

管理要求	药品类别
在药品管理中明确实施特殊管理的兴奋剂是	胰岛素
属于肽类激素，但在药品零售企业可以经营的兴奋剂是	蛋白同化制剂
属于参照特殊管理药品实施严格管理的兴奋剂是	麻醉止痛剂

（二）操作步骤或操作要求（参考答案扫描二维码）

序号	步骤	操作说明
1	判断是哪一类兴奋剂	我国将兴奋剂分为七大类，品种类别较多
2	判断该类兴奋剂的管理要求是什么	从药品管理方面来讲，兴奋剂目录所列禁用物质属于麻醉药品、精神药品、医疗用毒性药品等特殊管理药品和易制毒药品、激素等处方药品，应注意其管理要求

（三）注意事项或常见问题

1. 需重点注意蛋白同化制剂、肽类激素的经营、销售、使用要求。
2. 在分辨兴奋剂类与其他药品时，要注意观察其包装标识或者产品说明书上是否注明"运动员慎用"字样。

参考答案

（四）评价标准

序号	评分标准	分值	得分
1	管理要求3个，能根据给出的条件准确判断药品类别，每判断对一个，计20分	60	
2	规定时间为2分钟，超过规定时间，没有完成一种，扣10分，全部完成，计40分	40	
合计		100	

【课后练习】

综合分析选择题

甲药品零售企业的经营类别有药品、医疗器械、保健食品，其《药品经营许可证》的经营范围有中药饮片、中成药、化学药制剂、抗生素制剂。2022 年 4 月，甲企业的采购人员发现原来本企业一直可以购进的 A 药不能再购进了，经查实，A 药属于 2022 年新列入《2022 年兴奋剂目录》的肽类激素，同时发现库存还有 A 药 20 盒（都在有效期内）。另外，本企业仓库保管人员发现新购进的 B 药的包装标签与现库存该药品的包装标签不同，新购进的 B 药包装新增了"运动员慎用"的字样。甲企业现有库存老包装的 B 药 40 盒（在有效期内）。

1. 根据《国家食品药品监督管理总局关于兴奋剂目录调整后有关药品管理的通告》及上述信息，关于购销新列入《2022 年兴奋剂目录》的 A 药的说法，正确的是（　　）。

A. A 药属于甲企业药品经营许可证核定的经营范围（化学药制剂），按照处方药管理

B. 甲企业应对 A 药参照特殊管理药品的管理措施实施严格管理

C. A 药是药品零售企业禁止购销的品种，甲企业不能再从具备经营资格的药品批发企业购进 A 药

D. 甲企业可以市场短缺、没有可供货源为由，向省（自治区、直辖市）药品监督管理部门申请临时购进 A 药

2. 根据《国家食品药品监督管理总局关于兴奋剂目录调整后有关药品管理的通告》及上述信息，关于甲企业库存 20 盒 A 药的处理方式的说法正确的是（　　）。

A. 在有效期内可以继续销售和使用，严格按处方药管理

B. 在 2022 年版《2022 年兴奋剂目录》发布后不得继续销售

C. 将 20 盒 A 药按规定销售至医疗机构

D. 20 盒 A 药应在药品监督管理部门监督下销毁

3. 根据《国家食品药品监督管理总局关于兴奋剂目录调整后有关药品管理的通告》及上述信息，关于 B 药及包装标签变化后管理的说法，错误的是（　　）。

A. 老包装的 B 药必须在变更包装、标注"运动员慎用"后，才能继续流通使用

B. B 药应按含兴奋剂药品管理

C. 新老包装的 B 药均应按处方药严格管理

D. 老包装的 B 药在有效期内可继续流通使用

4. 甲企业加强了对新列入兴奋剂目录的药品管理，在购销、调剂含兴奋剂药品时采取的管理措施，正确的是（　　）。

A. 加强处方审核，如果患者为运动员时，应该拒绝调剂

B. 对包装标签标示"运动员慎用"的药品一律不得上架陈列

C. 对含兴奋剂的药品必须采用专柜双人双锁，专用账册

D. 对调剂的处方保存不少于 5 年

【试题答案】C、A、A、D

任务六　管理疫苗

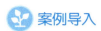 案例导入

××××疫苗事件

2018年7月15日，国家药品监督管理局通告：近日，国家药监局根据线索组织检查组对××××生物科技有限责任公司（以下简称"××公司"）生产现场进行飞行检查。检查组发现，××公司在冻干人用狂犬病疫苗生产过程中存在记录造假等严重违反《药品生产质量管理规范》（药品GMP）行为。根据检查结果，国家药监局迅速责成吉林省食品药品监督管理局收回××公司相关《药品GMP证书》。2018年7月21日，××公司2017年被发现25万支"吸附无细胞百白破联合疫苗"检验不符合规定，而这25万支疫苗几乎已经全部销售到山东，库存中仅剩186支。吉林××公司违法违规生产疫苗案一经曝光，迅速引起国内外媒体和社会舆论的广泛关注。高层批示彻查重处，一批地方官员和国家药监局官员被撤职或查处。

从对××公司违法行为的调查结果及证据资料来看，该公司实施的违反药品管理法律法规的行为主要有：

一、将不同批次的原液进行勾兑配制，再对勾兑合批后的原液重新编造生产批号；

二、更改部分批次涉案产品的生产批号或实际生产日期；

三、使用过期原液生产部分涉案产品；

四、未按规定方法对成品制剂进行效价测定；

五、生产药品使用的离心机变更未按规定备案；

六、销毁生产原始记录，编造虚假的批生产记录；

七、通过提交虚假资料骗取生物制品批签发合格证；

八、为掩盖违法事实而销毁硬盘等证据。

国家药监局和吉林省食药监局分别对××公司作出了多项行政处罚：

国家药监局撤销××公司狂犬病疫苗（国药准字S20120016）药品批准证明文件；撤销涉案产品生物制品批签发合格证，并处罚款1203万元。

吉林省食品药品监督管理局吊销其《药品生产许可证》；没收违法生产的疫苗、违法所得18.9亿元，处违法生产、销售货值金额三倍罚款72.1亿元，罚没款共计91亿元。

除了对企业罚款之外，并对相关责任人问责：

吉林省、长春市、国家局省部级7人，其他60多人。

对涉案的高某等十四名直接负责的主管人员和其他直接责任人员作出依法被终身禁止从事药品生产经营活动的行政处罚。

企业以涉嫌生产、销售劣药罪，对××公司董事长高某等18名犯罪嫌疑人向检察机关提请批准逮捕。涉嫌犯罪的由司法机关依法追究刑事责任。

××公司股票"退市"，连续33个跌停，其股价也从疫苗事件爆发前收盘的24.55元，跌至8月31日报收的3.26元，市值已经跌去207亿元。

2018年12月11日××公司被深交所强制退市！

2019年11月8日深交所宣告××公司破产！

××××问题疫苗案件是一起疫苗生产者逐利枉法、违反国家药品标准和药品生产质量管理规范、编造虚假生产检验记录、地方政府和监管部门失职失察、个别工作人员渎职的严重违规违法生产疫苗的重大案件，情节严重，性质恶劣，造成严重不良影响，既暴露出监管不到位

等诸多漏洞，也反映出疫苗生产流通使用等方面存在的制度缺陷。

疫苗作为用于健康人体预防和控制传染性疾病的预防性生物制品，其科学管理与维护公众健康密切相关。

2019年6月29日，十三届全国人大常委会第十一次会议表决通过了《疫苗管理法》，于2019年12月1日起施行。《疫苗管理法》在总结以往实践经验的基础上，针对疫苗监管的特殊性，系统制定了疫苗研制、生产、流通、预防接种等方面的管理制度，旨在进一步加强疫苗管理，保证疫苗质量和供应，规范预防接种，促进疫苗行业发展，保障公众健康，维护公共卫生安全。该法共分十一章，除总则和附则外，详细规定了疫苗研制和注册、疫苗生产和批签发、疫苗流通、预防接种、异常反应监测和处理、疫苗上市后管理、保障措施、监督管理和法律责任。在中华人民共和国境内从事疫苗研制、生产、流通和预防接种及其监督管理活动，适用该法律。国家对疫苗实行最严格的管理制度，坚持安全第一、风险管理、全程管控、科学监管、社会共治。国家坚持疫苗产品的战略性和公益性。

【基本知识】

一、疫苗分类与免疫规划制度

（一）疫苗的分类和标识

1. 疫苗的界定

《疫苗管理法》所称疫苗，是指为预防、控制疾病的发生、流行，用于人体免疫接种的预防性生物制品。

2. 疫苗的分类

疫苗可有不同的分类。《疫苗管理法》规定，疫苗分为两类：免疫规划疫苗和非免疫规划疫苗。

免疫规划疫苗，是指居民应当按照政府的规定接种的疫苗，包括国家免疫规划确定的疫苗，省（自治区、直辖市）人民政府在执行国家免疫规划时增加的疫苗，以及县级以上人民政府或者其卫生健康主管部门组织的应急接种或者群体性预防接种所使用的疫苗。

居住在中国境内的居民，依法享有接种免疫规划疫苗的权利，履行接种免疫规划疫苗的义务。政府免费向居民提供免疫规划疫苗，接种单位接种免疫规划疫苗不得收取任何费用。

非免疫规划疫苗，是指由居民自愿接种的其他疫苗。接种单位接种非免疫规划疫苗，除收取疫苗费用外，还可以收取接种服务费。接种服务费的收费标准由省（自治区、直辖市）人民政府价格主管部门会同财政部门制定。

3. 疫苗的包装标识

原国家食品药品监督管理局、原卫生部于2005年6月6日发布《关于纳入国家免疫规划疫苗包装标注特殊标识的通知》（国食药监注〔2005〕257号），决定自2006年1月1日起，凡纳入国家免疫规划的疫苗制品的最小外包装上，须标明"免费"字样以及"免疫规划"专用标识。

（1）目前国家免疫规划的疫苗包括：麻疹疫苗、脊髓灰质炎疫苗、百白破联合疫苗、卡介苗、乙型肝炎疫苗（不包括成人预防用乙型肝炎疫苗），以及各省、自治区、直辖市人民政府增加的免费向公民提供的疫苗。

（2）"免费"字样应当标注在疫苗最小外包装的显著位置，字样颜色为红色，宋体字，大小可与疫苗通用名称相同。

（3）"免疫规划"专用标识应当印刷在疫苗最小外包装的顶面的正中处，标识样式如图6-4

所示（颜色为宝石蓝色）。

（4）自2006年1月1日起上市的纳入国家免疫规划的疫苗，其包装必须标注"免费"字样以及"免疫规划"专用标识。

（二）管理部门及职责

国务院药品监督管理部门负责全国疫苗监督管理工作。国务院卫生健康主管部门负责全国预防接种监督管理工作。国务院其他有关部门在各自职责范围内负责与疫苗有关的监督管理工作。

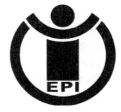

图6-4　"免疫规划"专用标识

省（自治区、直辖市）人民政府药品监督管理部门负责本行政区域疫苗监督管理工作。设区的市级、县级人民政府承担药品监督管理职责的部门（以下称药品监督管理部门）负责本行政区域疫苗监督管理工作。县级以上地方人民政府卫生健康主管部门负责本行政区域预防接种监督管理工作。县级以上地方人民政府其他有关部门在各自职责范围内负责与疫苗有关的监督管理工作。

二、疫苗研制与生产管理

（一）疫苗临床试验和上市许可规定

1. 疫苗研制规划的制定

国家根据疾病流行情况、人群免疫状况等因素，制定相关研制规划，安排必要资金，支持多联多价等新型疫苗的研制。国家组织疫苗上市许可持有人、科研单位、医疗卫生机构联合攻关，研制疾病预防、控制急需的疫苗。

2. 疫苗临床试验要求

（1）开展疫苗临床试验，应当经国务院药品监督管理部门依法批准。疫苗临床试验应当由符合国务院药品监督管理部门和国务院卫生健康主管部门规定条件的三级医疗机构或者省级以上疾病预防控制机构实施或者组织实施。国家鼓励符合条件的医疗机构、疾病预防控制机构等依法开展疫苗临床试验。

（2）疫苗临床试验申办者应当制定临床试验方案，建立临床试验安全监测与评价制度，审慎选择受试者，合理设置受试者群体和年龄组，并根据风险程度采取有效措施，保护受试者合法权益。

（3）开展疫苗临床试验，应当取得受试者的书面知情同意；受试者为无民事行为能力人的，应当取得其监护人的书面知情同意；受试者为限制民事行为能力人的，应当取得本人及其监护人的书面知情同意。

3. 疫苗上市许可

（1）在中国境内上市的疫苗应当经国务院药品监督管理部门批准，取得药品注册证书；申请疫苗注册，应当提供真实、充分、可靠的数据、资料和样品。对疾病预防、控制急需的疫苗和创新疫苗，国务院药品监督管理部门应当予以优先审评审批。

（2）应对重大突发公共卫生事件急需的疫苗或者国务院卫生健康主管部门认定急需的其他疫苗，经评估获益大于风险的，国务院药品监督管理部门可以附条件批准疫苗注册申请。出现特别重大突发公共卫生事件或者其他严重威胁公众健康的紧急事件，国务院卫生健康主管部门根据传染病预防、控制需要提出紧急使用疫苗的建议，经国务院药品监督管理部门组织论证同意以后在一定范围和期限内紧急使用。

（3）国务院药品监督管理部门在批准疫苗注册申请时，对疫苗的生产工艺、质量控制标准和说明书、标签予以核准。国务院药品监督管理部门应当在其网站上及时公布疫苗说明书、标签内容。

（二）疫苗生产和批签发管理要求

1. 疫苗生产管理制度

（1）国家对疫苗生产实行严格准入制度。从事疫苗生产活动，应当经省级以上人民政府药品监督管理部门批准，取得药品生产许可证。从事疫苗生产活动，除符合《药品管理法》规定的从事药品生产活动的条件外，还应当具备下列条件：

① 具备适度规模和足够的产能储备；

② 具有保证生物安全的制度和设施、设备；

③ 符合疾病预防、控制需要。

疫苗上市许可持有人应当具备疫苗生产能力；超出疫苗生产能力确需委托生产的，应当经国务院药品监督管理部门批准。接受委托生产的，应当遵守《疫苗管理法》规定和国家有关规定，保证疫苗质量。

（2）疫苗上市许可持有人的法定代表人、主要负责人应当具有良好的信用记录，生产管理负责人、质量管理负责人、质量受权人等关键岗位人员应当具有相关专业背景和从业经历。

疫苗上市许可持有人应当加强对上述规定人员的培训和考核，及时将其任职和变更情况向省（自治区、直辖市）人民政府药品监督管理部门报告。

（3）疫苗应当按照经核准的生产工艺和质量控制标准进行生产和检验，生产全过程应当符合药品生产质量管理规范的要求。疫苗上市许可持有人应当按照规定对疫苗生产全过程和疫苗质量进行审核、检验。

（4）疫苗上市许可持有人应当建立完整的生产质量管理体系，持续加强偏差管理，采用信息化手段如实记录生产、检验过程中形成的所有数据，确保生产全过程持续符合法定要求。

2. 疫苗批签发制度

（1）每批疫苗销售前或者进口时，应当经国务院药品监督管理部门指定的批发机构按照相关技术要求进行审核、检验。符合要求的，发给批签发证明；不符合要求的，发给不予批签发通知书。

不予批签发的疫苗不得销售，并应当由省（自治区、直辖市）人民政府药品监督管理部门监督销毁；不予批签发的进口疫苗应当由口岸所在地药品监督管理部门监督销毁或者依法进行其他处理。

国务院药品监督管理部门、批签发机构应当及时公布上市疫苗批签发结果，供公众查询。

（2）申请疫苗批签发应当按照规定向批签发机构提供批生产及检验记录摘要等资料和同批号产品等样品。进口疫苗还应当提供原产地证明、批签发证明；在原产地免予批签发的，应当提供免予批签发证明。

（3）预防、控制传染病疫情或者应对突发事件急需的疫苗，经国务院药品监督管理部门批准，免予批签发。

（4）疫苗批签发应当逐批进行资料审核和抽样检验。疫苗批签发检验项目和检验频次应当根据疫苗质量风险评估情况进行动态调整。

对疫苗批签发申请资料或者样品的真实性有疑问，或者存在其他需要进一步核实的情况的，批签发机构应当予以核实，必要时应当采用现场抽样检验等方式组织开展现场核实。

（5）批签发机构在批签发过程中发现疫苗存在重大质量风险的，应当及时向国务院药品监督管理部门和省、自治区、直辖市人民政府药品监督管理部门报告。

接到报告的部门应当立即对疫苗上市许可持有人进行现场检查，根据检查结果通知批签发机构对疫苗上市许可持有人的相关产品或者所有产品不予批签发或者暂停批签发，并责令疫苗上市许可持有人整改。疫苗上市许可持有人应当立即整改，并及时将整改情况向责令其整改的部门报告。

（6）对生产工艺偏差、质量差异、生产过程中的故障和事故以及采取的措施，疫苗上市许可持有人应当如实记录，并在相应批产品申请批签发的文件中载明；可能影响疫苗质量的，疫苗上市许可持有人应当立即采取措施，并向省（自治区、直辖市）人民政府药品监督管理部门报告。

三、疫苗上市后管理

（一）疫苗采购、配送和储存要求

1. 疫苗的采购规定

国家免疫规划疫苗由国务院卫生健康主管部门会同国务院财政部门等组织集中招标或者统一谈判，形成并公布中标价格或者成交价格，各省、自治区、直辖市实行统一采购。国家免疫规划疫苗以外的其他免疫规划疫苗、非免疫规划疫苗由各省、自治区、直辖市通过省（自治区、直辖市）公共资源交易平台组织采购。

疫苗上市许可持有人应当按照采购合同约定，向疾病预防控制机构供应疫苗。疾病预防控制机构应当按照规定向接种单位供应疫苗。

疾病预防控制机构以外的单位和个人不得向接种单位供应疫苗，接种单位不得接收该疫苗。

2. 疫苗的销售与配送规定

疫苗上市许可持有人在销售疫苗时，应当提供加盖其印章的批签发证明复印件或者电子文件；销售进口疫苗的，还应当提供加盖其印章的进口药品通关单复印件或者电子文件。疾病预防控制机构、接种单位在接收或者购进疫苗时，应当索取前述的证明文件，并保存至疫苗有效期满后不少于五年备查。

疫苗上市许可持有人应当按照采购合同约定，向疾病预防控制机构或者疾病预防控制机构指定的接种单位配送疫苗。疫苗上市许可持有人、疾病预防控制机构可以自行配送疫苗，也可以委托符合条件的疫苗配送单位配送疫苗。疾病预防控制机构配送非免疫规划疫苗可以收取储存、运输费用，具体办法由国务院财政部门会同国务院价格主管部门制定，收费标准由省（自治区、直辖市）人民政府价格主管部门会同财政部门制定。

疫苗上市许可持有人应当按照规定，建立真实、准确、完整的销售记录，并保存至疫苗有效期满后不少于五年备查。疾病预防控制机构、接种单位、疫苗配送单位应当按照规定，建立真实、准确、完整的接收、购进、储存、配送、供应记录，并保存至疫苗有效期满后不少于五年备查。疾病预防控制机构、接种单位接收或者购进疫苗时，应当索取本次运输、储存全过程温度监测记录，并保存至疫苗有效期满后不少于五年备查；对不能提供本次运输、储存全过程温度监测记录或者温度控制不符合要求的，不得接收或者购进，并应当立即向县级以上地方人民政府药品监督管理部门、卫生健康主管部门报告。

3. 疫苗的储存规定

疾病预防控制机构、接种单位应当建立疫苗定期检查制度，对存在包装无法识别、储存温度不符合要求、超过有效期等问题的疫苗，采取隔离存放、设置警示标志等措施，并按照国务院药品监督管理部门、卫生健康主管部门、生态环境主管部门的规定处置。疾病预防控制机构、接种单位应当如实记录处置情况，处置记录应当保存至疫苗有效期满后不少于五年备查。

（二）疫苗全程冷链储运管理制度

冷链，是指为保证疫苗从疫苗生产企业到接种单位运转过程中的质量而装备的储存、运输冷藏设施、设备。

《疫苗管理法》规定，疫苗上市许可持有人、疾病预防控制机构自行配送疫苗应当具备疫苗冷链储存、运输条件。疾病预防控制机构、接种单位、疫苗上市许可持有人、疫苗配送单位应当遵守疫苗储存、运输管理规范，保证疫苗质量。疫苗在储存、运输全过程中应当处于规定的温度环境，冷链储存、运输应当符合要求，并定时监测、记录温度。疫苗储存、运输管理规范由国务院药品监督管理部门、国务院卫生健康主管部门共同制定。

《疫苗储存和运输管理规范（2017年版）》（国卫疾控发〔2017〕60号）规定，本规范适用于疾病预防控制机构、接种单位、疫苗生企业、疫苗配送企业、疫苗仓储企业的疫苗储存、运输管理，其中疫苗生产企业、疫苗配送企业、疫苗仓储企业的疫苗储存、运输管理还应当遵守《药品经营质量管理规范》。疾病预防控制机构、接种单位、疫苗生产企业、疫苗配送企业、疫苗仓储企业应当装备保障疫苗质量的储存、运输冷链设施设备。有条件的地区或单位应当建立自动温度监测系统。自动温度监测系统的测量范围、精度、误差等技术参数能够满足疫苗储存、运输管理需要，具有不间断监测、连续记录、数据存储、显示及报警功能。疾病预防控制机构、接种单位、疫苗生产企业、疫苗配送企业、疫苗仓储企业应当建立健全冷链设备档案，并对疫苗储存、运输设施设备运行状况进行记录。

（三）疫苗上市后风险管理要求

疫苗上市许可持有人应当建立健全疫苗全生命周期质量管理体系，制订并实施疫苗上市后风险管理计划，开展疫苗上市后研究，对疫苗的安全性、有效性和质量可控性进行进一步确证。

疫苗上市许可持有人应当对疫苗进行质量跟踪分析，持续提升质量控制标准，改进生产工艺，提高生产工艺稳定性。生产工艺、生产场地、关键设备等发生变更的，应当进行评估、验证，按照国务院药品监督管理部门有关变更管理的规定备案或者报告；变更可能影响疫苗安全性、有效性和质量可控性的，应当经国务院药品监督管理部门批准。

疫苗上市许可持有人应当根据疫苗上市后研究、预防接种异常反应等情况持续更新说明书、标签，并按照规定申请核准或者备案。国务院药品监督管理部门应当在其网站上及时公布更新后的疫苗说明书、标签内容。

疫苗上市许可持有人应当建立疫苗质量回顾分析和风险报告制度，每年将疫苗生产流通、上市后研究、风险管理等情况按照规定如实向国务院药品监督管理部门报告。

国务院药品监督管理部门可以根据实际情况，责令疫苗上市许可持有人开展上市后评价或者直接组织开展上市后评价。对预防接种异常反应严重或者其他原因危害人体健康的疫苗，国务院药品监督管理部门应当注销该疫苗的药品注册证书。

【能力训练】

能力训练　疫苗管理

（一）材料准备或背景资料

结合以下管理要求，进行疫苗的管理连连看。

管理要求	类别/部门
由国务院卫生健康主管部门会同国务院财政部门等组织集中招标或者统一谈判，形成并公布中标价格或者成交价格，各省、自治区、直辖市实行统一采购的疫苗	非免疫规划疫苗
由各省、自治区、直辖市通过省（自治区、直辖市）公共资源交易平台组织采购的疫苗	国家免疫规划疫苗
开展疫苗临床试验以及在中国境内申请疫苗上市的批准部门	省级以上人民政府药品监督管理部门
从事疫苗生产活动的批准部门	国务院药品监督管理部门

（二）操作步骤或操作要求（参考答案扫描二维码）

序号	步骤	操作说明
1	判断是哪一类疫苗	疫苗分为免疫规划疫苗和非免疫规划疫苗两类
2	判断开展疫苗临床试验、生产活动是由哪个部门批准	从事疫苗生产活动，省级以上人民政府药品监督管理部门负责批准；开展疫苗临床试验，应当经国务院药品监督管理部门依法批准

（三）注意事项或常见问题

1. 规划疫苗的外包装必须注明"免费"字样以及"免疫规划"标识，这也是其区别于非免疫规划疫苗的关键点。
2. 关于疫苗临床试验要求及注册应结合"药品研制与注册管理"章节所学的知识理解。

参考答案

（四）评价标准

序号	评分标准	分值	得分
1	管理要求4个，能根据给出的条件准确判断类别或部门，每判断对一个，计20分	80	
2	规定时间为2分钟，超过规定时间，没有完成一种，扣10分，全部完成，计20分	20	
合计		100	

【课后练习】

综合分析选择题

甲是某省具有疫苗配送业务资质的药品批发企业，乙是非连锁药品零售企业，丙是药品上市许可持有人，持有品种包括疫苗。2019年1月，药品监督管理部门对甲实施监督检查，发现下列四种情形：（1）注册在甲企业的执业药师丁为该企业质量负责人，经核查，目前丁在丙企业工作。（2）甲将磷酸可待因糖浆销售给乙，并如实开具了销售发票，出具了随货同行单。（3）甲接收乙退回的药品时，发现药品已过有效期，但仍然接受退货。（4）甲从丙购进药品时未索取购进发票。

2019年3月，药品监督管理部门对乙实施监督检查，发现乙企业负责人是一名从业药师，没有配备执业药师。

2019年5月，药品监督管理部门对丙实施监督检查，发现下列四种情形：（5）经质量授权人签字放行后，丙将国家免疫规划疫苗储存于配备温湿度自动监测系统的成品阴凉库；（6）丙委托甲为其配送某非免疫规划疫苗至某县级疾病预防控制机构；（7）由于甲的配送能力限制，部分配送目的地距离超出甲的物流配送能力，经甲与丙协商，甲将一部分疫苗配送业务二次委托转包给另一家具备冷链配送能力的社会物流企业；（8）丙委托甲向接种单位配送非免疫规划疫苗在运输途中全程未脱离冷链控制，但接种单位拒绝接收。2019年6月，药品监督管理部门发现丙自行配送某批次非免疫规划疫苗时，运输过程中冷链车设备发生故障，该车中的疫苗储存温度发生轻微偏差。

1. 丙对运输中发生温度异常的疫苗的处理方式，正确的是（　　）。

A. 丙认为温度轻微偏差属于可控范围，向卫生健康主管部门和药品监督管理部门报告后，可继续使用

B. 丙立即评估异常情况对产品质量的影响，再决定是否继续使用

C. 丙向药品监督管理部门备案后即可销毁该批次疫苗

D. 丙在质量管理负责人认可后销毁该车次配送的疫苗

2. 对丙实施监督检查时发现的四种情形中，符合国家对疫苗管理要求的是（　　）。

A. 情形（5）、情形（6）　　　　　　　B. 情形（6）、情形（7）

C. 情形（6）、情形（8）　　　　　　　D. 情形（7）、情形（8）

【试题答案】B、C

任务七　管理血液制品

【基本知识】

一、血液制品的界定

血液制品，是特指各种人血浆蛋白制品，包括人血白蛋白、人胎盘血白蛋白、静脉注射用人免疫球蛋白、肌注人免疫球蛋白、组织胺人免疫球蛋白、特异性免疫球蛋白、免疫球蛋白（乙型肝炎、狂犬病、破伤风免疫球蛋白）、人凝血因子Ⅷ、人凝血酶原复合物、人纤维蛋白原、抗人淋巴细胞免疫球蛋白等。血液制品的原料是血浆，原料血浆是指由单采血浆站采集的专用于血液制品生产原料的血浆。供血浆者是采集供应血液制品生产用原料血浆的单位，是根据地区血源资源按照有关标准和要求并经严格审批而设立的。

二、血液制品管理

（一）　血液制品生产管理

1. 血液制品的生产管理

新建、改建或者扩建血液制品生产单位，经国务院药品监督管理部门根据总体规划进行立项审查同意后，由省、自治区、直辖市人民政府药品监督管理部门依照《药品管理法》的规定审核批准。

血液制品生产单位必须达到《药品生产质量管理规范》规定的标准，经国务院药品监督管理部门审查合格，并依法向市场监督管理部门申领营业执照后，方可从事血液制品的生产活动。严禁血液制品生产单位出让、出租、出借以及与他人共用《药品生产许可证》和产品批准文号。

血液制品出厂前，必须经过质量检验；经检验不符合国家标准的，严禁出厂。

2. 血液制品的上市许可

血液制品生产单位应当积极开发新品种，提高血浆综合利用率。血液制品生产单位生产国内已经生产的品种，必须依法向国务院药品监督管理部门申请产品批准文号；国内尚未生产的品种，必须按照国家有关新药审批的程序和要求申报。

3. 血液制品的原料管理

血液制品生产单位不得向无《单采血浆许可证》的单采血浆站或者未与其签订质量责任书的单采血浆站及其他任何单位收集原料血浆。血液制品生产单位不得向其他任何单位供应原料血浆。

血液制品生产单位在原料血浆投料生产前，必须使用有产品批准文号并经国家药品生物制品检定机构逐批检定合格的体外诊断试剂，对每一人份血浆进行全面复检，并作检测记录。原料血浆经复检不合格的，不得投料生产，并必须在省（自治区、直辖市）药品监督管理部门监督下按照规定程序和方法予以销毁，并作记录。原料血浆经复检发现有血液途径传播疾病的，必须通知供应血浆的单采血浆站，并及时上报所在地省、自治区、直辖市人民政府卫生健康主管部门。

（二）血液制品经营管理

开办血液制品经营单位，由省（自治区、直辖市）人民政府药品监督管理部门审核批准。

血液制品经营单位应当具备与所经营的产品相适应的冷藏条件和熟悉所经营品种的业务

人员。

血液制品生产经营单位生产、包装、储存、运输、经营血液制品，应当符合国家规定的卫生标准和要求。

（三）进出口血液制品的审批

国务院药品监督管理部门负责全国进出口血液制品的审批及监督管理。

违反相关规定，擅自进出口血液制品或者出口原料血浆的，由省级以上药品监督管理部门没收所进出口的血液制品或者所出口的原料血浆和违法所得，并处所进出口的血液制品或者所出口的原料血浆总值 3 倍以上 5 倍以下的罚款。

【能力训练】

能力训练　血液制品管理

（一）材料准备或背景资料

结合以下管理要求，进行血液制品的管理连连看。

血液制品生产管理相关规定　　　　　　　　部门/条件
①审批　　　　　　　　　　　　　国药监审查合格＋工商申领执照
②GMP标准　　　　　　　　　　　国药监立项审查同意＋省级药监部门审核批准
③生产国内已经生产的品种　　　　按照国家有关新药审批的程序和要求申报
④生产国内尚未生产的品种　　　　向国家药监部门申请产品批准文号

（二）操作步骤或操作要求（参考答案扫描二维码）

序号	步骤	操作说明
1	判断新建、改建或扩建血液制品生产单位应当经谁审批	新建、改建或者扩建血液制品生产单位,经国务院药品监督管理部门根据总体规划进行立项审查同意后,由省、自治区、直辖市人民政府药品监督管理部门依照《药品管理法》的规定审核批准
2	判断血液制品生产单位达到GMP标准后应经谁审查	血液制品生产单位必须达到《药品生产质量管理规范》规定的标准,经国务院药品监督管理部门审查合格,并依法向市场监督管理部门申领营业执照后,方可从事血液制品的生产活动

（三）注意事项或常见问题

1. 血液制品种类较多，其生产原料为血浆，与其他特殊管理规定的药品有所不同。
2. 应注意总结归纳血液制品在生产管理和经营管理中与其他特殊管理规定的药品有哪些不同。

参考答案

（四）评价标准

序号	评分标准	分值	得分
1	血液制品生产管理相关规定4项,能根据给出的部门或条件准确判断,每判断对一个,计20分	80	
2	规定时间为2分钟,超过规定时间,没有完成一种,扣10分,全部完成,计20分	20	
合计		100	

【课后练习】

单项选择题

1. 下列关于血液制品生产管理的叙述，不正确的是（　　）。

A. 血液制品生产企业依法向省药品监督管理局申领营业执照后，方可从事血液制品的生产活动

B. 血液制品生产单位生产国内已经生产的品种，必须依法向国务院药品监督管理部门申请产品批准文号

C. 严禁血液制品生产单位出让、出租、出借以及与他人共用《药品生产许可证》和产品批准文号

D. 血液制品生产单位不得向其他任何单位供应原料血浆

【试题答案】A

2. 违反相关规定，擅自进出口血液制品或者出口原料血浆的，应处所进出口的血液制品或者所出口的原料血浆的罚款是（　　）。

A. 1～3 倍　　　　　　　　　　B. 3～5 倍

C. 10～20 倍　　　　　　　　　D. 15～30 倍

【试题答案】B

3. 关于血液制品经营管理要求的说法，错误的是（　　）。

A 开办血液制品经营单位，由省、自治区、直辖市人民政府药品监督管理部门审核批准

B. 血液制品经营单位应当具备与所经营的产品相适应的冷藏条件和熟悉所经营品种的业务人员

C. 血液制品生产经营单位生产、包装、储存、运输、经营血液制品，应当符合国家规定的卫生标准和要求

D. 委托生产的血液制品可以在网上药店销售

【试题答案】D

项目七 中药管理

【学习目标】

知识目标：掌握国家重点保护野生物种的分级及药材名称、中药品种保护的范围和登记划分以及保护条件，熟悉中药的概念及其分类、中药材生产经营使用的相关规定、中药饮片管理、中药保护品种的保护措施，了解中药制剂管理、中药注射剂管理、进口药材的管理规定。

技能目标：能区分国家重点保护野生药材的级别、具体品种，以及中药品种保护等级，开展与此相关的工作；能依法合规生产、经营、使用中药材及中药饮片，能运用法规分析问题、解决问题。

素质目标：培养学生树立热爱中医药事业，弘扬中医药文化的意识；培养学生严谨的工作态度，树立药品质量第一的理念；培养学生在中药管理过程中具有中医药思维，增强文化自信。

【知识导图】

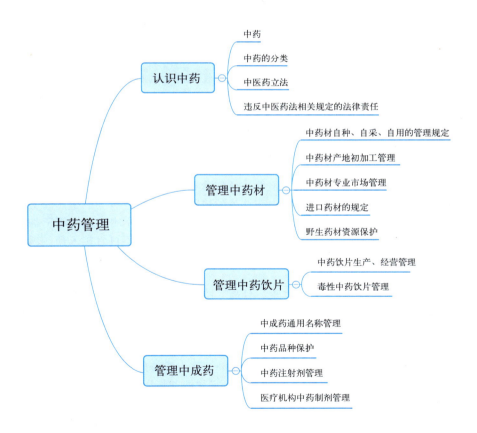

任务一　认识中药

【基本知识】

一、中药

中药是指在我国传统医药理论指导下，用于预防、治疗、诊断疾病，并具有康复与保健作用的药用物质及其制剂。中药不同于天然药物。天然药物是指在现代医药理论指导下使用的天然药用物质及其制剂。

中药具有独特的理论体系和形式，充分反映了我国历史、文化、自然资源等方面的特点，它是我国传统药物的重要组成部分。中药在人们防病治病中具有不可替代的作用。中药的资源优势、疗效优势、预防保健优势及市场前景越来越被国际社会认可，对促进世界医药科学的发展和人类健康产生积极影响。

二、中药的分类

（一）中药的管理分类和内涵

中药包括中药材、中药饮片和中成药（含传统民族用药）等。

1. 中药材

中药材是指来源于药用植物、药用动物等资源，经规范化的种植（含生态种植、野生抚育和仿野生栽培）、养殖、采收和产地加工后，用于生产中药饮片、中药制剂的药用原料。如板蓝根、大青叶、金银花、朱砂、羚羊角等。

国家制定中药材种植、养殖、采集、贮存和初加工的技术规范、标准，加强对中药材生产流通全过程的质量监督管理，保障中药材质量安全。

2. 中药饮片

中药饮片是指在中医药理论指导下，根据辨证施治和调剂、制剂的需要，对产地初加工的中药材进行特殊加工炮制后形成的制成品。中药饮片的炮制是药品生产行为，生产者必须取得药品生产许可证，且必须按照法定的 GMP 标准组织生产。只有中药饮片才可直接用于临床配方或制剂生产，中医处方调配和中成药生产投料均应为中药饮片，中药材不可直接入药。国家保护中药饮片传统炮制技术和工艺，支持应用传统工艺炮制中药饮片，鼓励运用现代科学技术开展中药饮片炮制技术研究。

中药配方颗粒是由单味中药饮片经水提、分离、浓缩、干燥、制粒而成的颗粒，在中医药理论指导下，按照中医临床处方调配后，供患者冲服使用。中药配方颗粒的质量监管纳入中药饮片管理范畴。

3. 中成药

"成药"一词的发明系晋代葛洪（公元 283～363 年）。葛洪在《肘后备急方》中第一次提出"成药剂"的名词。主张药物按处方配好，加工成一定剂型备临床急需。所以说，"成药"是根据疗效确切、应用范围广泛的处方、验方或秘方，具备一定质量规格，批量生产供应的药物。为了有别于"西药"，这类"成药"称之为"中成药"。如丸、散、膏、丹、露、酒、锭、片剂、冲剂、糖浆等。

现代中成药是指以中药饮片为原料，在中医药理论指导下，按规定的处方和方法，加工制成一定的剂型，标明药物作用、规格、功能主治、剂量、服法、注意事项等，以供医生、患者直接选用。中成药的原料是中药饮片并非中药材。中成药应由依法取得药品生产许可证的企业生产，质量符合国家药品标准，包装、标签、说明书符合《药品管理法》规定。

国家鼓励和支持中药新药的研制和生产；保护传统中药加工技术和工艺，支持传统剂型中成药的生产，鼓励运用现代科学技术研究开发传统中成药。

（二）中药的注册分类

根据《药品注册管理办法》，中药可分为中药创新药、中药改良型新药、古代经典名方中药复方制剂、同名同方药等。

三、中医药立法

《药品管理法》涵盖了中药的管理，其中第四条规定，国家发展现代药和传统药，充分发挥其在预防、医疗和保健中的作用。国家保护野生药材资源和中药品种，鼓励培育道地中药材。同时，还提出国家鼓励运用现代科学技术和传统中药研究方法开展中药科学技术研究和药物开发，建立和完善符合中药特点的技术评价体系，促进中药传承创新。

2016年12月25日，十二届全国人大常委会第二十五次会议审议通过了《中医药法》，自2017年7月1日起施行。《中医药法》以继承和弘扬中医药，保障和促进中医药事业发展，保护人民健康为宗旨，遵循中医药发展规律，坚持继承和创新相结合，保持和发挥中医药特色和优势，运用现代科学技术，促进中医药理论和实践的发展，从法律层面明确了中医药的重要地位、发展方针和扶持措施，为中医药事业发展提供了法律保障。《中医药法》对中药保护、发展和中医药传承的具体规定见本章各节。

2019年12月28日，第十三届全国人民代表大会常务委员会第十五次会议通过《中华人民共和国基本医疗卫生与健康促进法》，其中第九条规定，国家大力发展中医药事业，坚持中西医并重、传承与创新相结合，发挥中医药在医疗卫生与健康事业中的独特作用。第六十六条规定，国家加强中药的保护与发展，充分体现中药的特色和优势，发挥其在预防、保健、医疗、康复中的作用。

四、违反中医药法相关规定的法律责任

2016年12月25日，十二届全国人大常委会第二十五次会议审议通过了《中医药法》。其中，在加大对中医药事业的扶持力度、加强对中医医疗服务和中药生产经营的监管的同时，加大对中医药违法行为的处罚力度。

（一）违反举办中医诊所、炮制中药饮片、委托配制中药制剂备案管理规定的法律责任

根据《中医药法》第五十六条规定，举办中医诊所、炮制中药饮片、委托配制中药制剂应当备案而未备案，或者备案时提供虚假材料的，由中医药主管部门和药品监督管理部门按照各自职责分工责令改正，没收违法所得，并处三万元以下罚款，向社会公告相关信息；不改正的，责令停止执业活动或者责令停止炮制中药饮片、委托配制中药制剂活动，其直接责任人员五年内不得从事中医药相关活动。

医疗机构应用传统工艺配制中药制剂未依照规定备案，或者未按照备案材料载明的要求配制中药制剂的，按生产假药给予处罚。

（二）中药材种植过程中使用剧毒、高毒农药的法律责任

根据《中医药法》第五十八条规定，在中药材种植过程中使用剧毒、高毒农药的，依照有关法律、法规规定给予处罚；情节严重的，可以由公安机关对其直接负责的主管人员和其他直接责任人员处五日以上十五日以下拘留。

【能力训练】

能力训练　识别中药材、中药饮片和中成药

（一）材料准备或背景资料

　　课前准备中药材、中药饮片、中成药的包装展开平面图片，如下图所示。要求学生观察中药材与中药饮片的不同之处，在药品包装展开平面图上标注中成药与中药材、中药饮片的不同之处。让学生对中药材、中药饮片、中成药这三者有更直观和更深刻的认识。

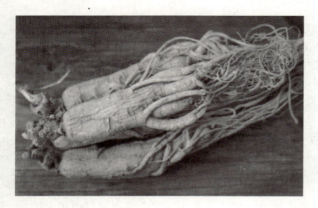
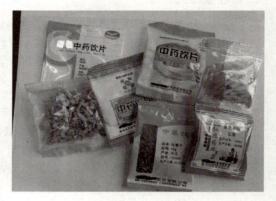

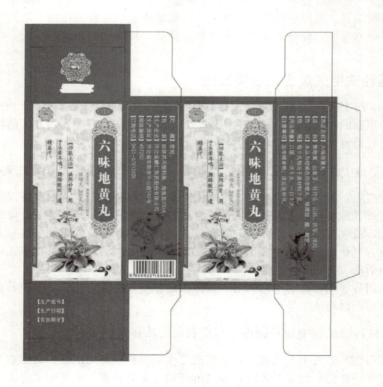

（二）操作步骤或操作要求

序号	步骤	操作说明
1	中药材与中药饮片的区别	中药材一般按农产品管理,不得直接临床使用或投料生产;中药饮片是经过加工炮制,可直接用于临床配方或制剂生产,中药饮片的包装必须印有或贴有标签
2	中成药需注明:药品批准文号	即国药准字 Z 或 2 位字母＋四位年号＋四位顺序号
3	中成药需注明:功能主治	功能与主治,是根据中医药学理论注明药物的功能和能够治疗的病症,需在说明书或标签上注明
4	中成药需注明:剂型、规格	即方药经过加工配制成的制剂形式。剂型的种类繁多,既有汤、丸、散、膏、丹等传统的剂型,又有在保持传统制剂的基础上,采用现代制剂的方法研究出的针剂、片剂、糖浆、胶囊、气雾剂等新的剂型
5	中成药需注明:时限性	体现在药品包装上,就是药品的生产日期、有效期、生产批号
6	中成药需注明:科学的用法用量	即用法用量

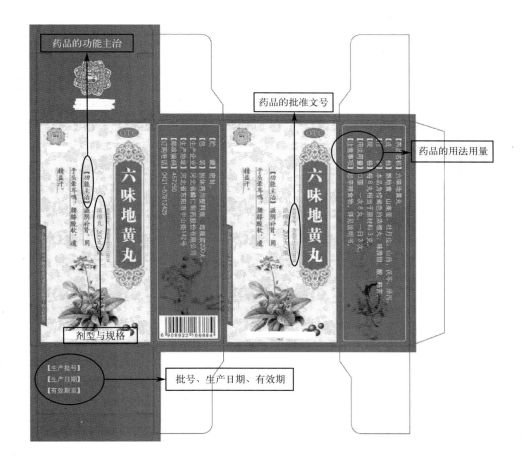

任务一　认识中药　273

（三）注意事项或常见问题

1. 注意区分中药材与中药饮片，这两者容易混淆。
2. 中药饮片的包装必须印有或贴有标签，需注意标签上应该注明的内容有哪些。

（四）评价标准

序号	药品特征	分值	得分
1	中药材与中药饮片的区别	20	
2	中成药的批准文号	20	
3	中成药的功能主治	20	
4	中成药的剂型规格、用法用量	20	
5	中成药的生产日期、有效期、批号	20	
合计		100	

【课后练习】

配伍选择题 [1～3题共用备选答案]

A. 道地药材　　　　　　　　B. 中药饮片

C. 中成药　　　　　　　　　D. 中药注射剂

1. 经过中医临床长期应用优选出来的,产在特定地域,与其他地区所产同种中药材相比,品质和疗效更好,且质量稳定,具有较高知名度的中药材是(　　)。

2. 以中药饮片为原料,在中医药理论指导下,按规定的处方和方法,加工制成一定的剂型,标明药物作用、规格、功能主治、剂量、服法、注意事项等,以供医生、患者直接选用的是(　　)。

3. 从药材中提取的有效物质制成的可供注入人体内,包括肌内、穴位、静脉注射和静脉滴注使用的灭菌溶液或乳状液、混悬液,以及供临用前配成溶液的无菌粉末或浓溶液等注入人体的制剂的是(　　)。

【试题答案】 A、C、D

任务二　管理中药材

【基本知识】

一、中药材自种、自采、自用的管理规定

自种、自采、自用中草药是指乡村中医药技术人员自己种植、采收、使用，不需特殊加工炮制的植物中草药。《中共中央、国务院关于进一步加强农村卫生工作的决定》提出了在规范农村中医药管理和服务的基础上，允许乡村中医药技术人员自种、自采、自用中草药的要求。《中医药法》规定，在农村医疗机构执业的中医医师、具备中药材知识和识别能力的乡村医生，按照国家有关规定可以自种、自采地产中药材并在其执业活动中使用。

为了加强乡村中医药技术人员自种自采自用中草药的管理，规范其服务行为，切实减轻农民医药负担，保障农民用药安全有效，2006 年 7 月 31 日，卫生部、国家中医药管理局发布《关于加强乡村中医药技术人员自种自采自用中草药管理的通知》（以下简称《通知》）。《通知》要求自种自采自用中草药的人员应同时具备以下条件：①熟悉中草药知识和栽培技术，具有中草药辨识能力；②熟练掌握中医基本理论、技能和自种自采中草药的性味功用、临床疗效、用法用量、配伍禁忌、毒副反应、注意事项等。

乡村中医药技术人员不得自种自采自用下列中草药：①国家规定需特殊管理的医疗用毒性中草药；②国家规定需特殊管理的麻醉药品原植物；③国家规定需特殊管理的濒稀野生植物药材。

根据当地实际工作需要，乡村中医药技术人员自种自采自用的中草药，只限于其所在的村医疗机构内使用，不得上市流通，不得加工成中药制剂。自种自采自用的中草药应当保证药材质量，不得使用变质、被污染等影响人体安全、药效的药材。对有毒副反应的中草药，乡村中医药技术人员应严格掌握其用法用量，并熟悉其中毒的预防和救治。发现可能与用药有关的毒副反应，应按规定及时向当地主管部门报告。乡村民族医药技术人员自种自采自用民族草药的管理参照上述条款执行。

二、中药材产地初加工管理

中药材产地初加工是指在产地对地产中药材进行洁净、除去非药用部位、干燥等处理，是防止霉变虫蛀、便于储存运输、保障中药材质量的重要手段。采集、贮存中药材以及对中药材进行初加工，应当符合国家有关技术规范、标准和管理规定。各地要结合地产中药材的特点，加强对中药材产地初加工的管理，逐步实现初加工集中化、规范化、产业化。

地产中药材应当逐品种制订产地初加工规范，统一质量控制标准，改进加工工艺，提高中药材产地初加工水平，避免粗制滥造导致中药材有效成分流失、质量下降。严禁滥用硫黄熏蒸等方法，二氧化硫等物质残留必须符合国家规定。严厉打击产地初加工过程中掺杂使假、染色增重、污染霉变、非法提取等违法违规行为。

采集应坚持"最大持续产量"原则，野生或半野生药用动植物的采集应坚持"最大持续产量"原则，"最大持续产量"即不危害生态环境，可持续生产（采收）的最大产量。

确定适宜的采收时间和方法，有计划地进行野生抚育、轮采与封育，以利生物的繁衍与资源的更新。根据产品质量及植物单位面积产量或动物养殖数量，并参考传统采收经验等因素确定适宜的采收时间，包括采收期、采收年限，以及采收方法。

采收机械、器具应保持清洁、无污染，存放在无虫鼠害和禽畜的干燥场所。

加工场地应清洁、通风，具有遮阳、防雨和防鼠、虫及禽畜的设施。

对药用部分采收后的要求：药用部分采收后，经过拣选、清洗、切制或修整等适宜的加工，需干燥的应采用适宜的方法和技术迅速干燥，并控制温度和湿度，使中药材不受污染，有效成分不被破坏。

鲜用药材可采用冷藏、砂藏、罐贮、生物保鲜等适宜的保鲜方法，尽可能不使用保鲜剂和防腐剂。如必须使用时，应符合国家对食品添加剂的有关规定。采收及初加工过程中应尽可能排除非药用部分及异物，特别是杂草及有毒物质，剔除破损、腐烂变质的部分。地道药材加工时，应按传统方法进行加工。如有改动，应提供充分试验数据，不得影响药材质量。

药品生产企业销售中药材，必须标明产地。发运中药材必须有包装。在每件包装上必须注明品名、产地、日期、调出单位，并附有质量合格的标志。

三、中药材专业市场管理

我国现有的 17 个中药材专业市场，是 1996 年经国家中医药管理局、医药管理局、卫生部、国家工商行政管理总局审核批准设立，从设立之初就要求由地方政府直接领导的市场管理委员会进行管理，后来没有审批新的中药材专业市场。

《药品管理法》及其实施条例规定，城乡集市贸易市场可以出售中药材，国务院另有规定的除外。另外，《关于进一步加强中药材管理的通知》指出：除现有 17 个中药材专业市场外，各地一律不得开办新的中药材专业市场。中药材专业市场所在地人民政府要按照"谁开办，谁管理"的原则，承担起管理责任，明确市场开办主体及其责任。中药材专业市场要建立健全交易管理部门和质量管理机构，完善市场交易和质量管理的规章制度，逐步建立起公司化的中药材经营模式。要构建中药材电子交易平台和市场信息平台，建设中药材流通追溯系统，配备使用具有药品现代物流水平的仓储设施设备，提高中药材仓储、养护技术水平，切实保障中药材质量。严禁销售假劣中药材，严禁未经审批以任何名义或方式经营中药饮片、中成药和其他药品，严禁销售国家规定的 27 种毒性药材，严禁非法销售国家规定的 42 种濒危药材。

中药材市场经营者应完善购进记录、验收、储存、运输、调剂、临方炮制等过程的管理制度和措施。严禁从事饮片分包装、改换标签等活动。严禁从中药材市场或其他不具备饮片生产经营资质的单位或个人采购中药饮片，确保中药饮片安全。市场监督管理部门要指导市场开办单位建立各项市场管理制度，规范经营行为，国家规定禁止进入市场的中成药及有关药品严禁进入中药材市场，查处制售假冒伪劣品的行为，维护市场经营秩序。

我国中药材专业市场存在的制假售假、掺杂掺假、增重染色、以劣充好等违法违规行为，是假劣中药材的重要来源。中药材专业市场所在地的药品监督管理部门要制定该市场的质量检查制度，对该市场经营品种组织抽验。严厉打击经销假劣药材的行为；查清并阻断假劣中药材流向，严防假劣中药材进入正规生产流通领域；坚决查处中药材专业市场销售中药饮片、毒性药材、药品制剂等经营行为，规范中药材专业市场经营秩序。发现中药材质量有问题的，依据《药品管理法》进行处罚。对中药材专业市场存在超范围经营的问题，要按照《药品管理法》及有关规定，严格加强监督管理，加大惩处力度，限期整顿，整顿不合格的，坚决予以关闭。

🌱 **知识链接** ....

我国 17 个中药材专业市场：安徽亳州中药材市场、河南省禹州中药材市场、成都市荷花池药材市场、江西樟树中药材市场、河北省安国中药材市场、广州市清平中药材市场、山东鄄城县舜王城药材市场、重庆市解放路药材市场、哈尔滨三棵树药材市场、兰州市黄河中药材市场、西安万寿路中药材市场、湖北省蕲州中药材市场、湖南岳阳花板桥中药材市场、湖南邵东县廉侨中药材市场、广西玉林中药材市场、广东省普宁中药材市场、昆明菊花园中药材市场。

四、进口药材的规定

为加强进口药材监督管理，保证进口药材质量，2019 年 5 月 24 日，国家市场监督管理总局发布修订后的《进口药材管理办法》（国家市场监督管理总局令第 9 号）。该办法共 7 章 35 条，适用于进口药材申请、审批、备案、口岸检验以及监督管理。

（一）管理部门与管理要求

药材应当从国务院批准的允许药品进口的口岸或者允许药材进口的边境口岸进口。

国家药品监督管理局主管全国进口药材监督管理工作。国家药品监督管理局委托省（自治区、直辖市）药品监督管理部门实施首次进口药材审批，并对委托实施首次进口药材审批的行为进行监督指导。

省（自治区、直辖市）药品监督管理部门依法对进口药材进行监督管理，并在委托范围内以国家药品监督管理局的名义实施首次进口药材审批。允许药品进口的口岸或者允许药材进口的边境口岸所在地的口岸药品监督管理部门负责进口药材的备案，组织口岸检验并进行监督管理。

药材进口单位是指办理首次进口药材审批的申请人或者办理进口药材备案的单位，应当是中国境内的中成药上市许可持有人、中药生产企业，以及具有中药材或者中药饮片经营范围的药品经营企业。

首次进口药材应当按照规定取得进口药材批件后，向口岸药品监督管理部门办理备案。首次进口药材是指非同一国家（地区）、非同一申请人、非同一药材基原的进口药材。

非首次进口药材应当按照规定直接向口岸药品监督管理部门办理备案。非首次进口药材实行目录管理，具体目录由国家药品监督管理局制定并调整。尚未列入目录，但申请人、药材基原以及国家（地区）均未发生变更的，按照非首次进口药材管理。

进口的药材应当符合国家药品标准。中国药典现行版未收载的品种，应当执行进口药材标准；中国药典现行版、进口药材标准均未收载的品种，应当执行其他的国家药品标准。少数民族地区进口当地习用的少数民族药药材，尚无国家药品标准的，应当符合相应的省、自治区、直辖市药材标准。

（二）首次进口药材申请与审批

首次进口药材，申请人应当通过国家药品监督管理局的信息系统填写进口药材申请表，并向所在地省（自治区、直辖市）药品监督管理部门报送规定的资料，省（自治区、直辖市）药品监督管理部门收到首次进口药材申报资料后，应当出具受理通知书；申请人收到首次进口药材受理通知书后，应当及时将检验样品报送所在地省（自治区、直辖市）药品检验机构。省（自治区、直辖市）药品检验机构完成样品检验，向申请人出具进口药材检验报告书，并报送省级药品监督管理部门。省级药品监督管理部门对符合要求的，发给一次性进口药材批件。

进口药材批件编号格式为：（省、自治区、直辖市简称）药材进字＋4 位年号＋4 位顺序号。

变更进口药材批件批准事项的，申请人应当通过信息系统填写进口药材补充申请表，向原发出批件的省级药品监督管理部门提出补充申请。补充申请的申请人应当是原进口药材批件的持有者，并报送规定的资料，省（自治区、直辖市）药品监督管理部门决定予以批准的，向申请人送达进口药材批件或者进口药材补充申请批件。

（三）进口药材的备案

首次进口药材申请人应当在取得进口药材批件后 1 年内，从进口药材批件注明的到货口岸组织药材进口。药材进口时，进口单位应当向口岸药品监督管理部门备案，通过信息系统填报进口药材报验单，并报送规定的资料。办理首次进口药材备案的，还应当报送进口药材批件的复印件。办理非首次进口药材备案的，还应当报送进口单位的药品生产许可证或者药品经营许可证复印件、出口商主体登记证明文件复印件、购货合同及其公证文书复印件。进口单位为中成药上市许可持有人的，应当提供相关药品批准证明文件复印件。

口岸药品监督管理部门应当对备案资料的完整性、规范性进行形式审查，符合要求的，发给进口药品通关单，同时向口岸药品检验机构发出进口药材口岸检验通知书，并附备案资料一份。

药材经检验合格后，进口单位持进口药品通关单向海关办理报关验放手续。

（四）口岸检验

口岸药品检验机构收到进口药材口岸检验通知书后，按时到规定的存货地点进行现场抽样。现场抽样时，进口单位应当出示产地证明原件。口岸药品检验机构应当对产地证明原件和药材实际到货情况与口岸药品监督管理部门提供的备案资料的一致性进行核查。符合要求的，予以抽样，填写进口药材抽样记录单，在进口单位持有的进口药品通关单原件上注明"已抽样"字样，并加盖抽样单位公章。

口岸药品检验机构完成检验工作，出具进口药材检验报告书。口岸药品检验机构应当将进口药材检验报告书报送口岸药品监督管理部门，并告知进口单位。

经口岸检验合格的进口药材方可销售使用。

已列入《非首次进口药材品种目录》的中药材进口品种主要有：西洋参、乳香、没药及血竭、西红花、高丽红参、甘草、石斛、豆蔻、沉香、砂仁、胖大海等。

五、野生药材资源保护

国家重视中药材资源的保护、利用和可持续发展。为了保护和合理利用野生药材资源，适应人民医疗保健事业的需要，1987年10月30日，国务院发布《野生药材资源保护管理条例》。国家对野生药材资源实行保护、采猎相结合的原则，加强中药材野生资源的采集和抚育管理，并创造条件开展人工种养。在我国境内采集使用国家保护品种的任何单位或个人，都要严格按规定履行审批手续。国家保护野生中药材资源，严禁非法贩卖野生动物和非法采挖野生中药材资源。另外，《中医药法》对药用野生动植物资源保护进行特别规定，明确国家保护药用野生动植物资源，对药用野生动植物资源实行动态监测和定期普查，建立药用野生动植物资源种质基因库，鼓励发展人工种植养殖，支持依法开展珍贵、濒危药用野生动植物的保护、繁育及其相关研究，扶持濒危动植物中药材人工代用品的研究和开发利用。

（一）国家重点保护野生药材物种的分级和管理

国家重点保护的野生药材物种分为三级管理。

一级保护野生药材物种系指濒临灭绝状态的稀有珍贵野生药材物种。

二级保护野生药材物种系指分布区域缩小，资源处于衰竭状态的重要野生药材物种。

三级保护野生药材物种系指资源严重减少的主要常用野生药材物种。

国家重点保护的野生药材物种名录共收载了野生药材物种76种，中药材42种。其中一级保护的野生药材物种有4种，中药材4种；二级保护的野生药材物种27种，中药材17种；三级保护的野生药材物种45种，中药材21种。

国家药品监督管理部门会同野生动物、植物管理部门负责制定国家重点保护的野生药材物种名录的工作。县级以上药品监督管理部门会同同级野生动物、植物管理部门制定采猎、收购二、三级保护野生药材物种的计划，报一级药品监督管理部门批准。县级以上药品监督管理部门会同同级野生动物、植物管理部门确定禁止采猎区、禁止采猎期和禁止使用采猎的工具。国家药品监督管理部门负责确定采药证的格式，县级以上药品监督管理部门会同同级野生动物、植物管理部门负责采药证的核发。

国家药品监督管理部门会同国务院有关部门负责确定实行限量出口和出口许可证制度的品种，确定野生药材的规格、等级标准。

280　　项目七　中药管理

（二）国家重点保护野生药材采猎管理

《野生药材资源保护管理条例》规定，禁止采猎一级保护野生药材物种。采猎、收购二、三级保护野生药材物种必须按照批准的计划执行。采猎者必须持有采药证，需要进行采伐或狩猎的，必须申请采伐证或狩猎证。不得在禁止采猎期、禁止采猎区采猎二、三级保护野生药材物种，并不得使用禁用工具进行采猎。二、三级保护野生药材物种属于国家计划管理的品种，由中国药材公司统一经营管理，其余品种由产地县药材公司或其他单位按照计划收购。

（三）国家重点保护的野生药材出口管理规定

一级保护野生药材物种属于自然淘汰的，其药用部分由各级药材公司负责经营管理，但不得出口。

二、三级保护野生药材物种的药用部分，除国家另有规定外，实行限量出口。

违反保护野生药材物种出口管理的，由工商行政管理部门或者有关部门没收其野生药材和全部违法所得，并处以罚款。

（四）国家重点保护的野生药材名录

（1）一级保护药材名称：虎骨、豹骨、羚羊角、鹿茸（梅花鹿）。

（2）二级保护药材名称：鹿茸（马鹿）、麝香（3个品种）、熊胆（2个品种）、穿山甲、蟾酥（2个品种）、蛤蟆油、金钱白花蛇、乌梢蛇、蕲蛇、蛤蚧、甘草（3个品种）、黄连（3个品种）、人参、杜仲、厚朴（2个品种）、黄柏（2个品种）、血竭。

（3）三级保护药材名称：川贝母（4个品种）、伊贝母（2个品种）、刺五加、黄芩、天冬、猪苓、龙胆（4个品种）、防风、远志（2个品种）、胡黄连、肉苁蓉、秦艽（4个品种）、细辛（3个品种）、紫草、五味子（2个品种）、蔓荆子（2个品种）、诃子（2个品种）、山茱萸、石斛（5个品种）、阿魏（2个品种）、连翘（2个品种）、羌活（2个品种）。

【能力训练】

能力训练　野生药材资源保护分级管理

（一）材料准备或背景资料

结合以下国家重点保护野生药材，对野生药材进行分级，判断野生药材属于几级保护。将相应的编码填写到相应的框中。

①羚羊角、②鹿茸、③麝香、④熊胆、⑤人参、⑥杜仲、⑦厚朴、⑧蟾酥、⑨穿山甲、⑩黄芩、⑪天冬、⑫防风、⑬远志、⑭紫草、⑮山茱萸、⑯石斛、⑰连翘、⑱肉苁蓉、⑲秦艽、⑳五味子

参考答案

一级保护药材	二级保护药材	三级保护药材

（二）操作步骤或操作要求（参考答案扫描二维码）

序号	步骤	操作说明
1	判断一级保护野生药材物种	将相应的药材序号填入对应的框中
2	判断二级保护野生药材物种	将相应的药材序号填入对应的框中
3	判断三级保护野生药材物种	将相应的药材序号填入对应的框中

（三）注意事项或常见问题

1. 一二三级保护野生药材物种定义较为相近，需注意区分关键词。
2. 一二三级保护药材品种较多，尤其是二级与三级容易混淆，注意区分。

（四）评价标准

序号	评分标准	分值	得分
1	保护野生药材20个，能根据药材名称准确判断物种分级，每判断对一个，计4分	80	
2	规定时间为3分钟，超过规定时间，没有完成一种，扣4分，全部完成，计20分	20	
合计		100	

项目七　中药管理

【课后练习】

综合分析选择题 [1～4题共用题干]

近年来，我国过度采集药用植物野生种群的现象愈演愈烈。川贝母、甘草等野生资源破坏严重，人参、杜仲的野生个体已经很难发现。未来很可能需要通过进口药材来解决用药需求。已列入《非首次进口药材品种目录》的中药材进口品种主要有：西洋参、乳香、没药及血竭、西红花、高丽红参、甘草、石斛、豆蔻、沉香、砂仁、胖大海等。

1. 案例情景中的野生药材属于三级保护药材的是（　　）。

A. 川贝母　　　　　　　　　　　　B. 甘草

C. 人参　　　　　　　　　　　　　D. 杜仲

2. 国家重点保护野生药材物种杜仲的特点是（　　）。

A. 濒临灭绝状态的稀有珍贵野生药材物种

B. 分布区域缩小，资源处于衰竭状态的重要野生药材物种

C. 资源严重减少的主要常用野生药材物种

D. 濒临资源衰竭状态的稀有珍贵野生药材物种

3. 国家重点保护野生药材物种川贝母的管理措施是（　　）。

A. 川贝母与人参都禁止采猎

B. 川贝母与杜仲都不得出口

C. 川贝母的管理措施与甘草相同

D. 川贝母的管理措施与梅花鹿鹿茸相同

4. 如果首次进口上述情景中濒危的药材物种，需要发的证件名称及有效期分别为（　　）。

A. 一次性进口药材批件，1年

B. 两次性进口药材批件，2年

C. 三次性进口药材批件，3年

D. 多次性进口药材批件，2年

【试题答案】A、B、C、A

任务二　管理中药材　　283

任务三　管理中药饮片

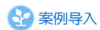 案例导入

瓜蒌劣药案

2020年7月28日，福建省药监局发布了一则行政处罚信息公开表，福建××医药有限公司因销售劣药瓜蒌，被罚没1110903.49元。

行政处罚决定书显示，福建××医药有限公司销售的瓜蒌（生产厂家：安徽某中药饮片科技有限公司；剂型：中药饮片；包装规格：0.5kg/包；批号：180101），经泉州市食品药品检验所检验，【性状】不符合《中国药典（2015年版）》一部规定要求，检验结论为不符合规定。

值得注意的是，因该案件横跨新药品管理法实施前后，同时适用于新、旧药品管理法，故××医药销售劣药瓜蒌的行为，在2019年12月1日以前的，违反了《中华人民共和国药品管理法（2015年修正）》第四十九条第一款规定。在2019年12月1日以后的，违反了《中华人民共和国药品管理法（2019年修订）》第九十八条第一款规定。

据了解，2019年1月22日，××医药从安徽某中药饮片有限公司以26.5元/kg的价格购进该批次药品171.5kg，总计购入价款4544.75元。2019年1月23日至2019年12月30日，××医药先后以14种不同价格分别销售给永泰状元综合门诊部等203家（次）涉药单位，共计153kg，销售所得5323元。2020年1月3日至2020年1月13日，××医药在现场核查后追回该批次药品24.754kg，共计862.14元。综上，××医药实际销售28.246kg，库存43.254kg，销售所得4460.86元。

旧法：罚货值1.3倍，销售所得4301.66元，罚款6442.63元。

其中，2019年1月23日至2019年11月30日，××医药销售该批次药品142.5kg，销售所得4959.5元，追回18.81kg，退款657.84元。××医药实际销售123.69kg，销售所得159.2元，4301.66元。

因违法行为发生在2019年12月1日新《药品管理法》正式实施以前，故处违法销售劣药瓜蒌中药饮片货值金额1.3倍罚款，计6442.63元。

新法：罚货值11倍，销售所得159.2元，罚款110万。

2019年12月1日至2019年12月30日，××医药销售该批次药品10.5kg，销售所得363.5元；追回5.944kg，退款204.3元。××医药实际销售4.556kg，销售所得159.2元。

因违法行为发生在2019年12月1日新《药品管理法》正式实施以后，故处违法销售劣药瓜蒌中药饮片货值金额11倍罚款（违法的药品货值金额不足十万元的，按十万元计算）计1100000元。

经查，××医药在知道或应当知道该批次瓜蒌为不合格药品的情况下，仍未依法采取停售措施，而继续销售劣药，且未按《药品经营质量管理规范》第七十八条规定进行验收，导致不合格药品流入市场，违反了新旧两版《药品管理法》多条规定。与此同时，××医药所销售的瓜蒌与药典标准规定不符，且经专家集体讨论认为"一是基本认定当事人销售的该批次药品是采用尚未成熟的果实加工而成；二是尚没有足够数据证明未成熟瓜蒌与瓜蒌的安全性、有效性一致"。因此，××医药所销售的瓜蒌不符合《中华人民共和国药品管理法》（2019年修订）第一百一十七条第二款"豁免"规定。

依照相关法律法规，福建省药监局对××医药完整处罚如下：

1. 没收劣药瓜蒌中药饮片 43.254kg；

2. 没收销售劣药瓜蒌中药饮片违法所得 4460.86 元；

3. 违法行为发生在 2019 年 12 月 1 日以前的，处违法销售劣药瓜蒌中药饮片货值金额 1.3 倍罚款计 6442.63 元；

4. 违法行为发生在 2019 年 12 月 1 日以后的，处违法销售劣药瓜蒌中药饮片货值金额 11 倍罚款（违法的药品货值金额不足十万元的，按十万元计算）计 1100000 元。

合计罚没款 1110903.49 元。

【基本知识】

为加强中药饮片生产经营管理，2011 年 1 月 5 日，国家食品药品监督管理局、卫生部、国家中医药管理局印发《关于加强中药饮片监督管理的通知》（国食药监安〔2011〕25 号）。中药饮片生产经营必须依法取得许可证照，按照法律法规及有关规定组织开展生产经营活动。严禁未取得合法资质的企业和个人从事中药饮片生产、中药提取。各地要坚决取缔无证生产经营中药饮片的非法窝点，严厉打击私切滥制等非法加工、变相生产中药饮片的行为。要加强对药品生产经营企业的管理，严厉打击药品生产经营企业出租出借许可证照、将中药饮片生产转包给非法窝点或药农、购买非法中药饮片改换包装出售等违法行为。鼓励和引导中药饮片、中成药生产企业逐步使用可追溯的中药材为原料，在传统主产区建立中药材种植养殖和生产加工基地，保证中药材质量稳定。

一、中药饮片生产、经营管理

（一）中药饮片生产管理

中药饮片既可根据中药处方直接调配煎汤（剂）服用，又可作为中成药生产的原料供制药厂使用，其质量好坏，直接影响中医临床疗效，直接关系到公众用药安全和中药现代化的进程。

《药品管理法》规定，中药饮片应当按照国家药品标准炮制，国家药品标准没有规定的，必须按照省（自治区、直辖市）人民政府药品监督管理部门制定的炮制规范炮制。在中国境内上市的药品，应当经国务院药品监督管理部门批准，取得药品注册证书；但是，未实施审批管理的中药材和中药饮片除外。实施审批管理的中药材、中药饮片品种目录由国务院药品监督管理部门会同国务院中医药管理部门制定。

《药品管理法实施条例》规定，生产中药饮片应当选用与药品性质相适应的包装材料和容器；包装不符合规定的中药饮片，不得销售。

《中医药法》规定，国家保护中药饮片传统炮制技术和工艺，支持应用传统工艺炮制中药饮片，鼓励运用现代科学技术开展中药饮片炮制技术研究。

中药饮片包装必须印有或贴有标签。中药饮片的标签必须注明品名、规格、产地、生产企业、产品批号、生产日期，实施批准文号管理的中药饮片还必须注明批准文号。

针对中药饮片存在无包装或包装不符合法定规定的情况，《关于加强中药饮片包装监督管理的通知》（国食药监办〔2003〕358 号）指出：严禁选用与药品性质不相适应和对药品质量可能产生影响的包装材料。中药饮片在发运过程中必须要有包装。每件包装上必须注明品名、产地、日期、调出单位等，并附有质量合格的标志。对不符合上述要求的中药饮片，一律不准销售。生产中药饮片必须持有《药品生产许可证》，应当遵守药品生产质量管理规范；必须以中药材为起始原料，使用符合药用标准的中药材（购进未实施审批管理的中药材除外），并应尽量固定药材产地；必须严格执行国家药品标准和地方中药饮片炮制规范、工艺规程；必须在符合药品 GMP 条件下组织生产，出厂的中药饮片应检验合格，并随货附纸质或电子版的检验报告书。中药饮片应当按照国家药品标准炮制；国家药品标准没有规定的，应当按照省（自治区、直辖市）药品监督管理部门制定的炮制规范炮制。省（自治区、直辖市）药品监督管理部门制定的炮制规范应当报国务院药品监督管理部门备案。不符合国家药品标准或者不按照省（自治区、直辖市）药品监督管理部门制定的炮制规范炮制的，不得出厂、销售。

中药饮片生产企业履行药品上市许可持有人的相关义务，对中药饮片生产、销售实行全过程管理，建立中药饮片追溯体系，保证中药饮片安全、有效、可追溯。

（二）中药饮片经营管理

批发零售中药饮片必须持有《药品经营许可证》，遵守药品经营质量管理规范，建立健全药品经营质量管理体系，保证药品经营全过程持续符合法定要求。应当从药品上市许可持有人或者具有药品生产、经营资格的企业购进药品；但是，购进未实施审批管理的中药材除外。批发企业销售给医疗机构、药品零售企业和使用单位的中药饮片，应随货附加盖单位公章的生产、经营企业资质证书及检验报告书（复印件）。

为保证中药饮片质量，《药品经营质量管理规范》对药品经营企业中影响中药饮片质量的关键环节及人员资质提出要求。

1. 药品批发企业

质量负责人应当具有大学本科以上学历、执业药师资格和 3 年以上药品经营质量管理工作经历，在质量管理工作中具备正确判断和保障实施的能力。

企业质量管理部门负责人应当具有执业药师资格和 3 年以上药品经营质量管理工作经历，能独立解决经营过程中的质量问题。

从事中药材、中药饮片验收工作的，应当具有中药学专业中专以上学历或者具有中药学中级以上专业技术职称。

从事中药材、中药饮片养护工作的，应当具有中药学专业中专以上学历或者具有中药学初级以上专业技术职称；直接收购地产中药材的，验收人员应当具有中药学中级以上专业技术职称。

经营中药材、中药饮片的，应当有专用的库房和养护工作场所，直接收购地产中药材的应当设置中药样品室（柜）。采购中药材、中药饮片的还应当标明产地。

中药材的验收记录应当包括品名、产地、供货单位、到货数量、验收合格数量等内容。中药饮片验收记录应当包括品名、规格、批号、产地、生产日期、生产厂商、供货单位、到货数量、验收合格数量等内容，实施批准文号管理的中药饮片还应当记录批准文号。

2. 药品零售企业

法定代表人或者企业负责人应当具备执业药师资格。企业应当按照国家有关规定配备执业药师，负责处方审核，指导合理用药。

从事中药饮片质量管理、验收、采购人员应当具有中药学中专以上学历或者具有中药学专业初级以上专业技术职称。中药饮片调剂人员应当具有中药学中专以上学历或者具备中药调剂员资格。

储存中药饮片应当设立专用库房。中药饮片柜斗谱的书写应当正名正字；装斗前应当复核，防止错斗、串斗；应当定期清斗，防止饮片生虫、发霉、变质；不同批号的饮片装斗前应当清斗并记录；企业应当定期对陈列、存放的药品进行检查，重点检查拆零药品和易变质、近效期、摆放时间较长的药品以及中药饮片。

发现有质量疑问的药品应当及时撤柜，停止销售，由质量管理人员确认和处理，并保留相关记录。毒性中药品种和罂粟壳不得陈列。

销售中药饮片做到计量准确，并告知煎服方法及注意事项；提供中药饮片代服务，应当符合国家有关规定。

（三）中药配方颗粒的监管

中药配方颗粒是由单味中药饮片经水提、分离、浓缩、干燥、制粒而成的颗粒，在中医药理论指导下，按照中医临床处方调配后，供患者冲服使用。国内以前称单味中药浓缩颗粒剂，商品名及民间称呼还有免煎中药饮片、新饮片、精制饮片、饮料型饮片、科学中药等。中药配方颗粒实行单味定量包装，供药剂人员遵临床医嘱随证处方，按规定剂量调配给病人直接服用。应该说这是中药汤剂改革的一种尝试，提倡者大多强调其在生产、调配、使用上的优越性，认为免去了中药煎煮、浓缩、醇沉等工序，缩短了制备时间，不受煎煮时间的限制，且提取工艺科学、先进，其推广应用不但可以节省中药材资源，而且能够推动中药饮片现代化以及有关标准的完善。

但中药配方颗粒在疗效、价格及包装规格方面还存在争议。有业内人士认为，中药配方颗粒作为传统饮片的代用品也存在一些值得探讨的问题：无论是从物理还是化学角度考虑，配方颗粒未经 pH、温度、不同性质成分共处等物理化学环境影响，不会有"群药共煎"的所有有效成分，或者说按此工艺制备的配方颗粒不会完全包含中医用药要求的有效成分。单味中药浓缩颗粒的简单混合使用与饮片合煎可能存在差别而影响疗效，价格亦高于饮片，包装规格较单一，因要迁就包装规格而影响临床使用。

2013 年 6 月 26 日，国家食品药品监督管理总局办公厅发布《关于严格中药饮片炮制规范及中药配方颗粒试点研究管理等有关事宜的通知》（食药监办药化管〔2013〕28 号）。2021 年 1 月26 日，国家药品监督管理局发布《中药配方颗粒质量控制与标准制定技术要求》。2021 年 2 月 1日，国家药品监督管理局、国家中医药管理局、国家卫生健康委员会、国家医疗保障局发布《关于结束中药配方颗粒试点工作的公告》（2021 年第 22 号），决定结束中药配方颗粒试点工作，该公告自 2021 年 11 月 1 日起施行，《关于印发〈中药配方颗粒管理暂行规定〉的通知》（国药监注〔2001〕325 号）予以废止。

2021 年 1 月 26 日，国家药品监督管理局发布《中药配方颗粒质量控制与标准制定技术要求》（2021 年第 16 号）。2021 年 10 月 29 日，国家药品监督管理局综合司发布《关于中药配方颗粒备案工作有关事项的通知》（药监综药注〔2021〕94 号）。2021 年 11 月 16 日，国家卫生健康委办公厅国家中医药管理局办公室发布《关于规范医疗机构中药配方颗粒临床使用的通知》（国中医药办医政函〔2021〕290 号）。

1. 备案管理

中药配方颗粒品种实施备案管理，不实施批准文号管理，在上市前由生产企业报所在地省（自治区、直辖市）药品监督管理部门备案。

2. 生产管理

生产中药配方颗粒的中药生产企业应当取得《药品生产许可证》，并同时具有中药饮片和颗粒剂生产范围。中药配方颗粒生产企业应当具备中药炮制、提取、分离、浓缩、干燥、制粒等完整的生产能力，并具备与其生产、销售的品种数量相应的生产规模。生产企业应当自行炮制用于中药配方颗粒生产的中药饮片。中药配方颗粒生产企业应当履行药品全生命周期的主体责任和相关义务，实施生产全过程管理，建立追溯体系，逐步实现来源可查、去向可追，加强风险管理。中药饮片炮制、水提、分离、浓缩、干燥、制粒等中药配方颗粒的生产过程应当符合药品 GMP相关要求。生产中药配方颗粒所需中药材，能人工种植养殖的，应当优先使用来源于符合中药材生产质量管理规范要求的中药材种植养殖基地的中药材。提倡使用道地药材。中药配方颗粒应当按照备案的生产工艺进行生产，并符合国家药品标准。国家药品标准没有规定的，应当符合省（自治区、直辖市）药品监督管理部门制定的标准。省（自治区、直辖市）药品监督管理部门应当在其制定的标准发布后 30 日内将标准批准证明文件、标准文本及编制说明报国家药典委员会备案。不具有国家药品标准或省（自治区、直辖市）药品监督管理部门制定标准的中药配方颗粒不得上市销售。

3. 销售要求

跨省销售使用中药配方颗粒的，生产企业应当报使用地省（自治区、直辖市）药品监督管理部门备案。无国家药品标准的中药配方颗粒跨省使用的，应当符合使用地省（自治区、直辖市）药品监督管理部门制定的标准。中药配方颗粒不得在医疗机构以外销售。医疗机构使用的中药配方颗粒应当通过省级药品集中采购平台阳光采购、网上交易。由生产企业直接配送，或者由生产企业委托具备储存、运输条件的药品经营企业配送。接受配送中药配方颗粒的企业不得委托配送。医疗机构应当与生产企业签订质量保证协议。

4. 医保支付

中药饮片品种已纳入医保支付范围的，各省（自治区、直辖市）医保部门可综合考虑临床需要、基金支付能力和价格等因素，经专家评审后将与中药饮片对应的中药配方颗粒纳入支付范围，并参照乙类管理。

5. 调剂要求

中药配方颗粒调剂设备应当符合中医临床用药习惯，应当有效防止差错、污染及交叉污染，直接接触中药配方颗粒的材料应当符合药用要求。使用的调剂软件应对调剂过程实现可追溯。

6. 标签要求

直接接触中药配方颗粒包装的标签至少应当标注备案号、名称、中药饮片执行标准、中药配方颗粒执行标准、规格、生产日期、产品批号、保质期、贮藏条件、生产企业、生产地址、联系方式等内容。

（四）医疗机构中药饮片的管理

为遵循中医药发展规律，发挥中医药特色优势，满足人民群众临床用药需求，《中医药法》中对医疗机构中药饮片炮制和使用进行特别规定。另外，国家中医药管理部门专门对医院中药饮片管理制定规范，加强医疗机构中药饮片管理。

1.《中医药法》对医疗机构中药饮片管理的规定

对市场上没有供应的中药饮片，医疗机构可以根据本医疗机构医师处方的需要，在本医疗机构内炮制、使用。医疗机构应当遵守中药饮片炮制的有关规定，对其炮制的中药饮片的质量负责，保证药品安全。医疗机构炮制中药饮片，应当向所在地设区的市级人民政府药品监督管理部门备案。根据临床用药需要，医疗机构可以凭本医疗机构医师的处方对中药饮片进行再加工。

2. 医院中药饮片管理规范

2007 年 3 月 12 日，国家中医药管理局、卫生部印发《医院中药饮片管理规范》（国中医药发〔2007〕11 号），明确对各级各类医院中药饮片的人员配备要求、采购、验收、保管、调剂、临方炮制、煎煮等管理进行了规定。

（1）人员要求 医院应配备与医院级别相适应的中药学技术人员。直接从事中药饮片技术工作的，应当是中药学专业技术人员。三级医院应当至少配备一名副主任中药师以上专业技术人员，二级医院应当至少配备一名主管中药师以上专业技术人员，一级医院应当至少配备一名中药师或相当于中药师以上专业技术水平的人员。

负责中药饮片验收的，在二级以上医院应当是具有中级以上专业技术职称和饮片鉴别经验的人员；在一级医院应当是具有初级以上专业技术职称和饮片鉴别经验的人员。

负责中药饮片临方炮制工作的，应当是具有三年以上炮制经验的中药学专业技术人员。

中药饮片煎煮工作应当由中药学专业技术人员负责，具体操作人员应当经过相应的专业技术培训。

（2）中药饮片的采购 医院应当建立健全中药饮片采购制度。医院采购中药饮片，由仓库管理人员依据本单位临床用药情况提出计划，经本单位主管中药饮片工作的负责人审批签字后，依照药品监督管理部门有关规定从合法的供应单位购进中药饮片。应当验证生产经营企业的《药品生产许可证》或《药品经营许可证》《企业法人营业执照》和销售人员的授权委托书、资格证明、身份证，并将复印件存档备查。购进国家实行批准文号管理的中药饮片，还应当验证注册证书并将复印件存档备查。医院与中药饮片供应单位应当签订"质量保证协议书"。医院应当定期对供应单位供应的中药饮片质量进行评估，并根据评估结果及时调整供应单位和供应方案。严禁擅自提高饮片等级、以次充好，为个人或单位谋取不正当利益。

（3）中药饮片的验收　医院对所购的中药饮片应按有关规定验收。医院对所购的中药饮片应当按照国家药品标准和省、自治区、直辖市药品监督管理部门制定的标准和规范进行验收，验收不合格的不得入库。对购入的中药饮片质量有疑义需要鉴定的，应当委托国家认定的药检部门进行鉴定。有条件的医院，可以设置中药饮片检验室、标本室，并能掌握《中国药典》收载的中药饮片常规检验方法。购进中药饮片时，验收人员应当对品名、产地、生产企业、产品批号、生产日期、合格标识、质量检验报告书、数量、验收结果及验收日期逐一登记并签字。购进国家实行批准文号管理的中药饮片，还应当检查核对批准文号。发现假冒、劣质中药饮片，应当及时封存并报告当地药品监督管理部门。

（4）保管　医院对中药饮片的保管应符合要求。中药饮片仓库应当有与使用量相适应的面积，具备通风、调温、调湿、防潮、防虫、防鼠等条件及设施。中药饮片出入库应当有完整记录。中药饮片出库前，应当严格进行检查核对，不合格的不得出库使用。应当定期进行中药饮片养护检查并记录检查结果。养护中发现质量问题，应当及时上报本单位领导处理并采取相应措施。

（5）调剂与临方炮制　医院对中药饮片调剂和临方炮制要符合国家有关规定。中药饮片调剂室应当有与调剂量相适应的面积，配备通风、调温、调湿、防潮、防虫、防鼠、除尘设施，工作场地、操作台面应当保持清洁卫生。中药饮片调剂室的药斗等储存中药饮片的容器应当排列合理，有品名标签。药品名称应当符合《中国药典》或省（自治区、直辖市）药品监督管理部门制定的规范名称。标签和药品要相符。

中药饮片装斗时要清斗，认真核对，装量适当，不得错斗、串斗。医院调剂用计量器具应当按照质量技术监督部门的规定定期校验，不合格的不得使用。

中药饮片调剂人员在调配处方时，应当按照《处方管理办法》和中药饮片调剂规程的有关规定进行审方和调剂。对存在"十八反""十九畏"、妊娠禁忌、超过常用剂量等可能引起用药安全问题的处方，应当由处方医生确认（"双签字"）或重新开具处方后方可调配。

中药饮片调配后，必须经复核后方可发出。二级以上医院应当由主管中药师以上专业技术人员负责调剂复核工作，复核率应当达到100%。医院应当定期对中药饮片调剂质量进行抽查并记录检查结果。中药饮片调配每剂重量误差应当在±5%以内。

罂粟壳不得单方发药，必须凭有麻醉药处方权的执业医师签名的淡红色处方方可调配，每张处方不得超过三日用量，连续使用不得超过七天，成人一次的常用量为每天3～6克。处方保存三年备查。

医院进行临方炮制，应当具备与之相适应的条件和设施，严格遵照国家药品标准和省（自治区、直辖市）药品监督管理部门制定的炮制规范炮制，并填写"饮片炮制加工及验收记录"，经医院质量检验合格后方可投入临床使用。

（6）煎煮　医院开展中药饮片煎煮服务，应当有与之相适应的场地及设备，卫生状况良好，具有通风、调温、冷藏等设施。医院应当建立健全中药饮片煎煮的工作制度、操作规程和质量控制措施并严格执行。中药饮片煎煮液的包装材料和容器应当无毒、卫生、不易破损，并符合有关规定。

此外，加强对医疗机构中药饮片采购行为监管，严禁医疗机构从中药材市场或其他没有资质的单位和个人违法采购中药饮片调剂使用。医疗机构如加工少量自用特殊规格饮片，应将品种、数量、加工理由和特殊性等情况向所在地市级以上药品监管部门备案。

二、毒性中药饮片管理

（一）定点管理

国家药品监督管理部门对毒性中药材的饮片实行统一规划，合理布局，定点生产。毒性中药材的饮片定点生产原则如下：

（1）对于市场需求量大，毒性药材生产较多的地区定点要合理布局，相对集中，按省区确定2～3个定点企业。

（2）对于一些产地集中的毒性中药材品种，如朱砂、雄黄、附子等，要全国集中统一定点生产，供全国使用。逐步实现以毒性中药材主产区为中心择优定点。

（3）毒性中药材的饮片定点生产企业要符合《医疗用毒性药品管理办法》等规范要求。

（二）生产管理

建立健全毒性中药材的饮片的各项生产管理制度，包括生产管理、质量管理、仓储管理、营销管理等。强化和规范毒性中药材的饮片生产工艺技术管理，制订切实可行的工艺操作规程，建立批生产记录，保证生产过程的严肃性、规范性。

加强毒性中药材的饮片包装管理，毒性中药材的饮片严格执行《中药饮片包装管理办法》，包装要有突出、鲜明的毒药标志。

建立毒性中药材的饮片生产、技术经济指标统计报告制度。定点生产的毒性中药饮片应销往具有经营毒性中药饮片资格的经营单位或直销到医疗单位。

（三）经营管理

具有经营毒性中药资格的企业采购毒性中药饮片，必须从持有毒性中药材的饮片定点生产证的中药饮片生产企业和具有经营毒性中药资格的批发企业购进，严禁从非法渠道购进毒性中药饮片。

毒性中药饮片必须按照国家有关规定，实行专人、专库（柜）、专账、专用衡器，双人双锁保管。做到账、货、卡相符。

【能力训练】

能力训练　中药饮片经营人员管理

（一）材料准备或背景资料

结合以下中药饮片经营管理条件，进行人员资质连连看。

人员	条件
医疗机构负责中药饮片临方炮制	中药学专业中专以上学历或者具有中药学中级以上专业技术职称
二级以上医院负责中药饮片验收	具有三年以上炮制经验的中药学专业技术人员
一级以上医院负责中药饮片验收	具有中药学中专以上学历或者具有中药学专业初级以上专业技术职称
药品批发企业质量负责人	具有中药学中专以上学历或者具备中药调剂员资格
药品批发企业中药材验收	中级以上专业技术职称＋饮片鉴别经验的人员
药品批发企业中药材养护	本科以上学历＋执业药师＋3年以上药品经营质量管理工作经验
药品零售企业中药饮片质量管理、验收、采购人员	初级以上专业技术职称＋饮片鉴别经验的人员
药品零售企业中药饮片调剂人员	

（二）操作步骤或操作要求

序号	步骤	操作说明
1	判断是药品批发企业、零售企业还是医疗机构	不同类型药品经营企业对人员资质要求不同
2	判断是验收人员、采购人员、养护人员、质量负责人还是调剂人员	不同岗位对学历、职称、工作经验要求不同

参考答案

（三）评价标准

序号	评分标准	分值	得分
1	8种岗位，能根据不同岗位准确判断人员要求，每判断对一个，计10分	80	
2	规定时间为3分钟，超过规定时间，没有完成一种，扣10分，全部完成，计20分	20	
合计		100	

【课后练习】

一、单项选择题

1. 某省中医院（三级甲等）根据《中华人民共和国中医药法》，可以炮制中药饮片、配制医疗机构中药制剂。该中医院已经达到了《医院中药饮片管理规范》以及医疗机构制剂管理规范的要求，并且其提供的中医、中药方面的服务已经进入了基本医疗保险目录。根据上述信息，该医院炮制中药饮片需要遵循的规定不包括（　　）。

A. 应当向所在地设区的市级人民政府药品监督管理部门批准

B. 根据临床用药需要，医疗机构可以凭本医疗机构医师的处方对中药饮片进行再加工

C. 至少配备一名副主任中药师以上的专业技术人员

D. 负责中药饮片临方炮制工作的，应当是具有三年以上炮制经验的中药学专业技术人员

【试题答案】A

2. 某中医医院通过查找中医古籍文献，发现有中药验方对治疗脑卒中有效。经专家反复讨论和论证，决定在临床上使用，但发现有一味中药饮片市场上没有供应，导致医师无法开方使用，决定自行炮制。同时，该医院决定应用传统工艺将其配制成中药制剂。关于该院自行炮制市场没有供应的中药饮片的说法，正确的是（　　）。

A. 该院不得自行炮制中药饮片，但可以采购功能相近的中药饮片代替

B. 炮制中药饮片应当向省级药品监督管理部门申请，经批准后方可按照本省的中药饮片炮制规范炮制

C. 在保证质量的情况下，向设区的市级药品监督管理部门备案后，可以在该院内炮制和使用该中药饮片

D. 向所在地卫生健康主管部门备案后，可以委托有经验的老药工按照中药材炮制规范代为加工后使用该中药饮片

【试题答案】C

3. 关于中药饮片的生产、经营行为，下列说法不正确的是（　　）。

A. 生产中药饮片必须持有《药品生产许可证》，应当遵守药品生产质量管理规范

B. 生产中药饮片必须使用符合药用标准的中药材，并尽量固定药材产地

C. 中药饮片的生产必须严格执行国家药品标准和省（自治区、直辖市）中药饮片炮制规范

D. 经营中药饮片的企业应在符合要求的场所从事中药饮片分包装活动

【试题答案】D

4. 有关医疗机构对罂粟壳管理的说法，不正确的是（　　）。

A. 罂粟壳不得单方发药，必须凭有麻醉药处方权的执业医师签名的淡红色处方方可调配

B. 每张处方不得超过 7 日用量

C. 连续使用不得超过 7 天

D. 处方保存 3 年备查

【试题答案】B

5. 下列关于具有经营毒性中药饮片资格的甲药店采购、储存和调配生附子的行为，不合法的是（　　）。

A. 甲药店从具有经营毒性中药资格的批发企业购进生附子

B. 甲药店凭执业医师所在的医疗机构公章的正式处方供应和调配生附子

C. 甲药店对生附子实行专人、专库（柜）、专账、专用衡器和双人双锁保管

D. 甲药店为患者调配处方剂量为 3 日剂量的生附子

【试题答案】D

二、配伍选择题

A. 一级医院   B. 二级医院
C. 三级医院   D. 个体诊所

1. 应至少配备一名主管中药师以上专业技术人员的为（   ）。

2. 应至少配备一名中药师或相当于中药师以上专业技术水平的人员的为（   ）。

3. 应至少配备一名副主任中药师以上专业技术人员的为（   ）

A. 中药学专业大专以上学历或者具有中药学中级以上专业技术职称

B. 中药学中专以上学历或者具备中药调剂员资格

C. 中药学专业中专以上学历或者具有中药学中级以上专业技术职称

D. 中药学专业中专以上学历或者具有中药学初级以上专业技术职称

4. 在中药饮片零售企业中，从事中药饮片质量管理、验收、采购的人员应当具备（   ）。

5. 在中药饮片零售企业中，从事中药饮片调剂的人员应当具备（   ）。

6. 在中药饮片批发企业中，从事中药材、中药饮片养护工作的人员应当具备（   ）。

7. 在中药饮片批发企业中，从事中药材、中药饮片验收工作的人员应当具备（   ）。

【试题答案】B、A、C、D、B、D、C

任务四　管理中成药

【基本知识】

一、中成药通用名称管理

中成药目前没有商品名，只有通用名。为规范中成药命名，体现中医药特色，2017 年 11 月 20 日，国家食品药品监督管理总局组织制定了《中成药通用名称命名技术指导原则》，中成药新药应根据技术指导原则的要求进行命名。

（一）中成药通用名称命名基本原则

（1）"科学简明，避免重名"原则。中成药通用名称应科学、明确、简短、不易产生歧义和误导，避免使用生涩用语。一般字数不超过 8 个字（民族药除外，可采用约定俗成的汉译名）。不应采用低俗、迷信用语。名称中应明确剂型，且剂型应放在名称最后。名称中除剂型外，不应与已有中成药通用名重复，避免同名异方、同方异名的产生。

（2）"规范命名，避免夸大疗效"原则。中成药通用名称一般不应采用人名、地名、企业名称或濒危受保护动、植物名称命名。不应采用代号、固有特定含义名词的谐音命名。如：×0×、名人名字的谐音等。不应采用现代医学、药理学、解剖学、生理学、病理学或治疗学的相关用语命名。如：癌、消炎、降糖、降压、降脂等。不应采用夸大、自诩、不切实际的用语。如：强力、速效、御制、秘制以及灵、宝、精等（名称中含药材名全称及中医术语的除外）。

（3）"体现传统文化特色"原则。将传统文化特色赋予中药方剂命名是中医药的文化特色之一，因此，中成药命名可借鉴古方命名充分结合美学观念的优点，使中成药的名称既科学规范，又体现一定的中华传统文化底蕴。但是，名称中所采用的具有文化特色的用语应当具有明确的文献依据或公认的文化渊源，并避免夸大疗效。

（二）已上市中成药通用名称命名的规范

对于已上市中成药，如存在：明显夸大疗效，误导医生和患者的名称不正确、不科学，有低俗用语和迷信色彩的；处方相同而药品名称不同，药品名称相同或相似而处方不同的，对存在以上三种情形的，必须更名。对于药品名称有地名、人名、姓氏，药品名称中有"宝""精""灵"等，但品种有一定的使用历史，已经形成品牌，公众普遍接受的，可不更名。来源于古代经典名方的各种中成药制剂也不予更名。

中成药通用名称更名工作由国家药典委员会负责。国家药典委员会组织专家提出需更名的已上市中成药名单。新的通用名称批准后，给予 2 年过渡期，过渡期内采取新名称后括注老名称的方式，让患者和医生逐步适应。

二、中药品种保护

《药品管理法》规定国家保护中药品种。1992 年 10 月 14 日，国务院颁布了《中药品种保护条例》，自 1993 年 1 月 1 日起施行。2018 年 9 月 28 日，《国务院关于修改部分行政法规的决定》（国务院令第 703 号），对《中药品种保护条例》部分条款进行修改。《中药品种保护条例》规定，国家鼓励研制开发临床有效的中药品种，对质量稳定、疗效确切的中药品种实行分级保护制度。另外，《中医药法》规定国家建立中医药传统知识保护数据库、保护名录和保护制度。中医药传统知识持有人对其持有的中医药传统知识享有传承使用的权利，对他人获取、利用其持有的中医药传统知识享有知情同意和利益分享等权利。国家对经依法认定属于国家秘密的传统中药处方组成和生产工艺实行特殊保护。

（一）中药品种保护的目的和意义

根据《中药品种保护条例》，实施中药品种保护的目的是提高中药品种的质量，保护中药生产企业的合法权益，促进中药事业的发展。中药品种保护制度的实施，促进了中药质量和信誉的提升，起到了保护先进、促进老药再提高的作用；保护了中药生产企业的合法权益，使一批传统名贵中成药和创新中药免除了被低水平仿制，调动了企业研究开发中药新药的积极性；维护了正常的生产秩序，促进了中药产业的集约化、规模化和规范化生产，促进了中药名牌产品的形成和科技进步。

（二）《中药品种保护条例》的适用范围

适用于中国境内生产制造的中药品种，包括中成药、天然药物的提取物及其制剂和中药人工制品。

申请专利的中药品种，依照专利法的规定办理，不适用《中药品种保护条例》。

国家药品监督管理部门负责全国中药品种保护的监督管理工作。

（三）中药保护品种的范围和等级划分

1. 中药保护品种的范围

依照《中药品种保护条例》，受保护的中药品种必须是列入国家药品标准的品种。

2. 中药保护品种的等级划分

对受保护的中药品种分为一级和二级进行管理。中药一级保护品种的保护期限分别为 30 年、20 年、10 年，中药二级保护品种的保护期限为 7 年。

（1）申请中药一级保护品种应具备的条件：符合下列条件之一的中药品种，可以申请一级保护。①对特定疾病有特殊疗效的；②相当于国家一级保护野生药材物种的人工制成品；③用于预防和治疗特殊疾病的。

对特定疾病有特殊疗效，是指对某一疾病在治疗效果上取得重大突破性进展。

相当于国家一级保护野生药材物种的人工制成品是指列为国家一级保护物种药材的人工制成品；或目前虽属于二级保护物种，但其野生资源已处于濒危状态物种药材的人工制成品。

"特殊疾病"，是指严重危害百姓身体健康和正常社会生活、经济秩序的重大疑难疾病、危急重症、烈性传染病和罕见病。用于预防和治疗特殊疾病的中药品种，其疗效应明显优于现有治疗方法。

（2）申请中药二级保护品种应具备的条件：符合下列条件之一的中药品种，可以申请二级保护。①符合上述一级保护的品种或者已经解除一级保护的品种；②对特定疾病有显著疗效的；③从天然药物中提取的有效物质及特殊制剂。

对特定疾病有显著疗效，是指能突出中医辨证施治、对症下药的理法特色，具有显著临床应用优势，或对主治的疾病、证候或症状的疗效优于同类品种。

从天然药物中提取的有效物质及特殊制剂，是指从中药、天然药物中提取的有效成分、有效部位制成的制剂，且具有临床应用优势。

（四）中药保护品种的保护措施

1. 中药一级保护品种的保护措施

（1）该品种的处方组成、工艺制法在保护期内由获得《中药保护品种证书》的生产企业和有关的药品监督管理部门、单位和个人负责保密，不得公开。负有保密责任的有关部门、企业和单位应按照国家有关规定，建立必要的保密制度。

（2）向国外转让中药一级保护品种的处方组成、工艺制法，应当按照国家有关保密的规定办理。

（3）因特殊情况需要延长保护期的，由生产企业在该品种保护期满前6个月，依照中药品种保护的申请办理程序申报。由国家药品督管理部门确定延长的保护期限不得超过第一次批准的保护期限。

2. 中药二级保护品种的保护措施

中药二级保护品种在保护期满后可以延长保护期限，时间为7年，由生产企业在该品种保护期满前6个月依据条例规定的程序申报。

3. 其他规定

除临床用药紧张的中药保护品种另有规定外，被批准保护的中药品种在保护期内仅限于已获得《中药保护品种证书》的企业生产。

对已批准保护的中药品种，如果在批准前是由多家企业生产的，其中未申请《中药保护品种证书》的企业应当自公告发布之日起6个月内向国家药品监督管理部门申报，按规定提交完整的资料，经指定的药品检验机构对申报品种进行质量检验，达到国家药品标准的，经国家药品监督管理部门审批后，补发批准文件和《中药保护品种证书》，对未达到国家药品标准的，国家药品监督管理部门依照药品管理的法律、行政法规的规定，撤销该中药品种的批准文号。

中药保护品种在保护期内向国外申请注册时，必须经过国家药品监督管理部门批准同意。否则，不得办理。

对临床用药紧缺的中药保护品种的仿制，须经国务院药品监督管理部门批准并发给批准文号。仿制企业应当付给持有《中药保护品种证书》并转让该中药品种的处方组成、工艺制法的企业合理的使用费。

（五）申请中药品种保护的程序

1. 中药品种保护的申请

中药生产企业向所在地省级药品监督管理部门提出申请，经初审签署意见后，报国家药品监督管理部门。在特殊情况下，中药生产企业也可以直接向国家药品监督管理部门提出申请。

2. 中药品种保护的审评

国家药品监督管理部门委托国家中药品种保护审评委员会进行审评。

3. 中药品种保护的批准

国家药品监督管理部门根据审评结论，决定对申请的中药品种是否给予保护。

经批准保护的中药品种，由国家药品监督管理部门发给《中药保护品种证书》。

（六）中药品种保护指导原则

2009年2月3日，国家药品监督管理局发布《关于印发中药品种保护指导原则的通知》（国食药监注〔2009〕57号），就加强中药品种保护管理工作，突出中医药特色，鼓励创新，促进提高，保护先进，保证中药品种保护工作的科学性、公正性和规范性，针对进一步做好中药品种保护管理工作的有关事项通知如下：

（1）对已受理的中药品种保护申请，将在国家药品监督管理局政府网站予以公示。自公示之日起至作出行政决定期间，各地一律暂停受理该品种的仿制申请。

（2）对批准保护的品种，国家药品监督管理局将在政府网站和《中国医药报》上予以公告。生产该品种的其他生产企业应自公告发布之日起6个月内向局受理中心提出同品种保护申请并提交完整资料；对逾期提出申请的，局受理中心将不予受理。申请延长保护期的生产企业，应当在该品种保护期届满6个月前向局受理中心提出申请并提交完整资料。

（3）有下列情形之一的，国家药品监督管理局将终止中药品种保护审评审批，予以退审：①

在审评过程中发现申报资料不真实的，或在资料真实性核查中不能证明其申报资料真实性的。②未在规定时限内按要求提交资料的。③申报企业主动提出撤回申请的。④其他不符合国家法律、法规及有关规定的。

（4）未获得同品种保护的企业，应按《中药品种保护条例》规定停止该品种的生产，如继续生产的，将中止其该品种药品批准文号的效力，并按《中药品种保护条例》第23条的有关规定进行查处。

已受理同品种保护申请和延长保护期申请的企业，在该品种审批期间可继续生产、销售。

（5）在保护期内的品种，有下列情形之一的，国家药品监督管理局将提前终止保护，收回其保护审批件及证书：①保护品种生产企业的《药品生产许可证》被撤销、吊销或注销的。②保护品种的品批准文号被撤销或注销的。③申请企业提供虚假的证明文件、资料、样品或者采取其他欺骗手段取得保护审批件及证书的。④保护品种生产企业主动提出终止保护的。⑤累计2年不缴纳保护品种年费的。⑥未按照规定完成改进提高工作的。⑦其他不符合法律、法规规定的。

（6）已被终止保护的品种的生产企业，不得再次申请该品种的中药品种保护。申请企业对审批结论有异议的，可以在收到审批意见之日起60日内向国家药品监督管理局提出复审申请并说明复审理由。复审仅限于原申报资料，国家药品监督管理局应当在50日内做出结论，如需进行技术审查的，由国家中药品种保护审评委员会按照原申请时限组织审评。

三、中药注射剂管理

（一）概述

中药注射剂是指从药材中提取的有效物质制成的可供注入人体内，包括肌内、穴位、静脉注射和静脉滴注使用的灭菌溶液或乳状液、混悬液，以及供临用前配成溶液的无菌粉末或浓溶液等注入人体的制剂。

1. 中药注射剂的理论基础是中医理论

由于注射剂直接注入体内，质量要求很高，组成药味越多越难研制，故其组成药味数宜少，最好不超过3味。纳入国家标准的109种中药注射剂涉及原料药143种，其中在药物组成中只出现1次的100种，出现2次及超过2次的43种。这43种原料药共计在单方和复方中重复出现160次。以上重复出现的原料药，其功能较多地集中在清热（15种，其中清热解毒药10种）、补益（5种）和活血化瘀（4种）方面。显然，供制备中药注射剂的常用原料药，只是常用中药的一小部分，远不如制备汤剂或中成药所用的原料药品种类多。

2. 中药注射剂的处方组成

除植物药材以外，还包括珍珠母（珍珠粉）、水牛角、山羊角、麝香、鹿茸、水蛭、没药（一种树脂）、地龙、明矾、斑蝥（一种昆虫）等动物及矿物材料。

3. 中药中所含的成分过于复杂

由于单味中药材中化学成分从几十种到几百种不等，难以分离、提纯，仅依靠目前所拥有的技术手段还不能完全弄清其中的有效和有害成分。而且中药原材料受产地、气候、种植方式、储存方式等影响，其有效或有害成分相差很大。

（二）加强中药注射剂生产管理

中药注射剂大多由成方加工或提取中药有效成分而成，因使用方便和起效快捷而逐渐得到广泛运用。但同时也出现了一些不良反应，严重者甚至危及生命，引起了临床的高度重视。

针对中药注射剂在临床使用中出现的问题，2008年12月24日，卫生部、原国家食品药品监督管理局、国家中医药管理局发布《关于进一步加强中药注射剂生产和临床使用管理的通知》（卫医政发〔2008〕71号）。《通知》指出：近年来，"鱼腥草注射液""刺五加注射液""炎毒清注射液""复方蒲公英注射液""鱼金注射液"等多个品种的中药注射剂因发生严重不良事件或存在严重不良反应被暂停销售使用。为保障医疗安全和患者用药安全，进一步加强中药注射剂生产和临床使用管理，药品生产企业应严格按照《药品生产质量管理规范》组织生产，加强中药注射剂生产全过程的质量管理和检验，确保中药注射剂生产质量。

药品生产企业应加强中药注射剂销售管理，必要时应能及时全部召回售出药品。药品生产企业要建立健全药品不良反应报告、调查、分析、评价和处理的规章制度。指定专门机构或人员负责中药注射剂不良反应报告和监测工作；对药品质量投诉和药品不良反应应详细记录，并按照有关规定及时向当地药品监督管理部门报告；对收集的信息及时进行分析、组织调查，发现存在安全隐患的，主动召回。药品生产企业应制定药品退货和召回程序。因质量原因退货和召回的中药注射剂，应按照有关规定销毁，并有记录。

（三）加强中药注射剂临床使用管理

中药注射剂应当在医疗机构内凭医师处方使用，医疗机构应当制定对过敏性休克等紧急情况进行抢救的规程。

医疗机构要加强对中药注射剂采购、验收、储存、调剂的管理。药学部门要严格执行药品进货检查验收制度，建立真实完整的购进记录，保证药品来源可追溯，坚决杜绝不合格药品进入临床；要严格按照药品说明书中规定的药品储存条件储存药品；在发放药品时严格按照《药品管理法》《处方管理办法》进行审核。

医疗机构要加强对中药注射剂临床使用的管理。要求医护人员按照《中药注射剂临床使用基本原则》，严格按照药品说明书使用，严格掌握功能主治和禁忌；加强用药监测，医护人员使用中药注射剂前，应严格执行用药查对制度，发现异常，立即停止使用，并按规定报告；临床药师要加强中药注射剂临床使用的指导，确保用药安全。

医疗机构要加强中药注射剂不良反应（事件）的监测和报告工作。要准确掌握使用中药注射剂患者的情况，做好临床观察和病历记录，发现可疑不良事件要及时采取应对措施，对出现损害的患者及时救治，并按照规定报告；妥善保留相关药品、患者使用后的残存药液及输液器等，以备检验。

（四）中药注射剂临床使用基本原则

1. 合理选择给药途径

凡是能口服给药的，不选用注射给药；能肌内注射给药的，不选用静脉注射或滴注给药。必须选用静脉注射或滴注给药的应加强监测。

2. 辨证施药，严格掌握功能主治

临床使用应辨证用药，严格按照药品说明书规定的功能主治使用，禁止超功能主治用药。

3. 严格掌握用法用量及疗程

按照药品说明书推荐剂量、调配要求、给药速度、疗程使用药品。不超剂量、过快滴注和长期连续用药。

4. 严禁混合配伍，谨慎联合用药

中药注射剂应单独使用，禁忌与其他药品混合配伍使用。谨慎联合用药，如确需联合使用其他药品时，应谨慎考虑与中药注射剂的间隔时间以及药物相互作用等问题。

5. 关注患者用药历史

用药前应仔细询问过敏史，对过敏体质者应慎用。

6. 严格控制特殊人群给药

对老人、儿童、肝肾功能异常患者等特殊人群和初次使用中药注射剂的患者应慎重使用，加强监测。对长期使用的在每疗程间要有一定的时间间隔。

7. 加强用药监护

用药过程中，应密切观察用药反应，特别是开始30分钟。发现异常，立即停药，采取积极

救治措施，救治患者。

四、医疗机构中药制剂管理

医疗机构中药制剂是医疗机构根据本单位临床需要经批准而配制、自用的固定的中药处方制剂。国家鼓励医疗机构根据本医疗机构临床用药需要配制和使用中药制剂，支持应用传统工艺配制中药制剂，支持以中药制剂为基础研制中药新药。

医疗机构配制中药制剂，应当依照《药品管理法》的规定取得医疗机构制剂许可证，或者委托取得药品生产许可证的药品生产企业、取得医疗机构制剂许可证的其他医疗机构配制中药制剂。委托配制中药制剂，应当向委托方所在地省（自治区、直辖市）药品监督管理部门备案。医疗机构对其配制的中药制剂的质量负责；委托配制中药制剂的，委托方和受托方对所配制的中药制剂的质量分别承担相应责任。

医疗机构配制的中药制剂品种，应当依法取得制剂批准文号。但是，仅应用传统工艺配制的中药制剂品种，向医疗机构所在地省、自治区、直辖市人民政府药品监督管理部门备案后即可配制，不需要取得制剂批准文号。

2018年2月9日，国家药品监督管理部门发布《关于对医疗机构应用传统工艺配制中药制剂实施备案管理的公告》（2018年第19号），对传统中药制剂的备案管理事项进一步明确。需备案管理的传统中药制剂包括：①由中药饮片经粉碎或仅经水或油提取制成的固体（丸剂、散剂、丹剂、锭剂等）、半固体（膏滋、膏药等）和液体（汤剂等）传统剂型；②由中药饮片经水提取制成的颗粒剂以及由中药饮片经粉碎后制成的胶囊剂；③由中药饮片用传统方法提取制成的酒剂、酊剂。医疗机构所备案的传统中药制剂应与其《医疗机构执业许可证》所载明的诊疗范围一致。属于下列情形之一的，不得备案：①《医疗机构制剂注册管理办法（试行）》中规定的不得作为医疗机构制剂申报的情形；②与市场上已有供应品种相同处方的不同剂型品种；③中药配方颗粒；④其他不符合国家有关规定的制剂。另外，根据卫生部、国家中医药管理局、国家药品监督管理局2010年8月24日发布的《关于加强医疗机构中药制剂管理的意见》规定，下列情况不纳入医疗机构中药制剂管理范围：①中药加工成细粉，临用时加水、酒、醋、蜜、麻油等中药传统基质调配、外用，在医疗机构内由医务人员调配使用；②鲜药榨汁；③受患者委托，按医师处方（一人一方）应用中药传统工艺加工而成的制品。

医疗机构应严格论证中药制剂立题依据的科学性、合理性和必要性，并对其配制的中药制剂实施全过程的质量管理，对制剂安全、有效负总责。医疗机构应当进一步积累临床使用中的有效性数据，严格履行不良反应报告责任，建立不良反应监测及风险控制体系。

传统中药制剂备案号格式为：×药制备字Z＋4位年号＋4位顺序号＋3位变更顺序号（首次备案3位变更顺序号为000）。×为省份简称。传统中药制剂不得在市场上销售或者变相销售，不得发布医疗机构制剂广告。传统中药制剂仅限于取得该制剂品种备案号的医疗机构使用，一般不得调剂使用，需要调剂使用的，按照国家相关规定执行。

【能力训练】

能力训练　中药品种保护管理

（一）材料准备或背景资料

结合以下条件，进行中药品种保护期限、保护分级连连看。

保护期限	保护等级	条件
10 年	二级	从天然药物中提取的有效物质及特殊制剂
7 年		相当于国家一级保护野生药材物种的人工制成品
30 年		对特定疾病有显著疗效的
20 年	一级	对特定疾病有特殊疗效的
		用于预防和治疗特殊疾病的
		已经解除一级保护的品种

（二）操作步骤或操作要求（参考答案扫描二维码）

序号	步骤	操作说明
1	判断一级、二级保护期限	如果是一级，为 30 年、20 年、10 年；如果是二级，为 7 年
2	判断是一级保护还是二级保护	申请中药一级保护的条件为：对特定疾病有特殊疗效的；相当于国家一级保护野生药材物种的人工制成品；用于预防和治疗特殊疾病的。 申请中药二级保护的条件为：符合上述一级保护的品种或者已经解除一级保护的品种；对特定疾病有显著疗效的；从天然药物中提取的有效物质及特殊制剂

（三）注意事项或常见问题

1. 中药一级、二级保护品种应具备的条件，部分字词较为接近，需注意区分关键词的意思。

2. 注意中药一级保护品种的保护期限分别为 30 年、20 年、10 年，保护期满申请延长保护期的，不得超过第一次批准的保护期限。

参考答案

（四）评价标准

序号	评分标准	分值	得分
1	条件 6 个，能根据给出的条件准确判断保护等级，每判断对一个，计 10 分	60	
2	保护期限 4 个，能根据给出的期限准确判断保护等级，每判断对一个，计 5 分	20	
3	规定时间为 3 分钟，超过规定时间，没有完成一种，扣 10 分，全部完成，计 20 分	20	
合计		100	

【课后练习】

一、单项选择题

1. 根据《中华人民共和国中医药法》规定，不需要取得制剂批准文号的是（　　）。

A. 甲药品生产企业生产符合国家规定条件的来源于古代经典名方的中药复方制剂

B. 乙医疗机构仅应用传统工艺配制中药制剂

C. 丙医疗机构委托丁药品生产企业配制中药制剂

D. 丙医疗机构配制中药制剂

【试题答案】B

2. 根据《中华人民共和国中医药法》，需要同时依法取得《医疗机构制剂许可证》和制剂批准文号的情形是（　　）。

A. 医疗机构仅应用传统工艺配制中药制剂品种的

B. 医疗机构委托取得《药品生产许可证》的药品生产企业配制中药制剂的

C. 医疗机构委托取得《医疗机构制剂许可证》的其他医疗机构配制中药制剂的

D. 医疗机构应用现代工艺配制来源于古代经典名方的中药复方制剂的

【试题答案】D

3. 仿制临床紧缺的中药保护品种必须经过哪个部门的批准并发给批准文号（　　）。

A. 国家药品监督管理部门　　　　　　　　B. 省级药品监督管理部门

C. 市级药品监督管理部门　　　　　　　　D. 市级卫生行政部门

【试题答案】A

4. 根据《中成药通用名称命名技术指导原则》，不属于中成药通用名称命名基本原则的是（　　）。

A. 科学简明，避免重名　　　　　　　　　B. 规范命名，避免夸大疗效

C. 体现传统文化特色　　　　　　　　　　D. 古今互通，拒绝迷信

【试题答案】D

5. 根据《关于对医疗机构应用传统工艺配制中药制剂实施备案管理的公告》，不得实行备案管理的是（　　）。

A. 由中药饮片仅经油提取制成的丸剂

B. 由中药饮片经粉碎后制成的胶囊剂

C. 由中药饮片用传统方法提取制成的酒剂

D. 由中药饮片提取制成的中药配方颗粒

【试题答案】D

二、配伍选择题

A. 7年、7年　　　　　　　　　　　　　B. 10年、10年

C. 10年、20年　　　　　　　　　　　　D. 10年、30年

1. 从天然药物中提取的有效物质，申请中药保护品种的保护期限和延长的保护期限分别为（　　）。

2. 对特定疾病有特殊疗效的野生药材人工制成品，申请中药保护品种的保护期限和延长的保护期限分别为（　　）。

3. 相当于国家一级保护野生药材物种的人工制成品，申请中药保护品种的保护期限和最长的延长保护期限分别为（　　）。

4. 从天然药物中提取的有效物质及特殊制剂，申请中药保护品种的保护期限和延长的保护期限分别为（　　）。

【试题答案】A、B、B、A

参考文献

[1] 国家药品监督管理局执业药师资格认证中心. 国家执业药师职业资格考试指南——药事管理与法规教材（2021）[M]. 北京：中国医药科技出版社，2021.
[2] 邵蓉. 中国药事法理论与实务 [M]. 3 版. 北京：中国医药科技出版社，2020.
[3] 段立华. 药事管理实务 [M]. 北京：化学工业出版社，2018.
[4] 韩宝来. 药事管理与法规 [M]. 4 版. 北京：化学工业出版社，2021.
[5] 万仁甫. 药事管理与法规 [M]. 3 版. 北京：人民卫生出版社，2018.
[6] 田侃，吕雄文. 药事管理学 [M]. 北京：中国医药科技出版社，2021.

中华人民共和国药品管理法

药品 GSP 附录